艾贝母婴研究中心 ★ 编著

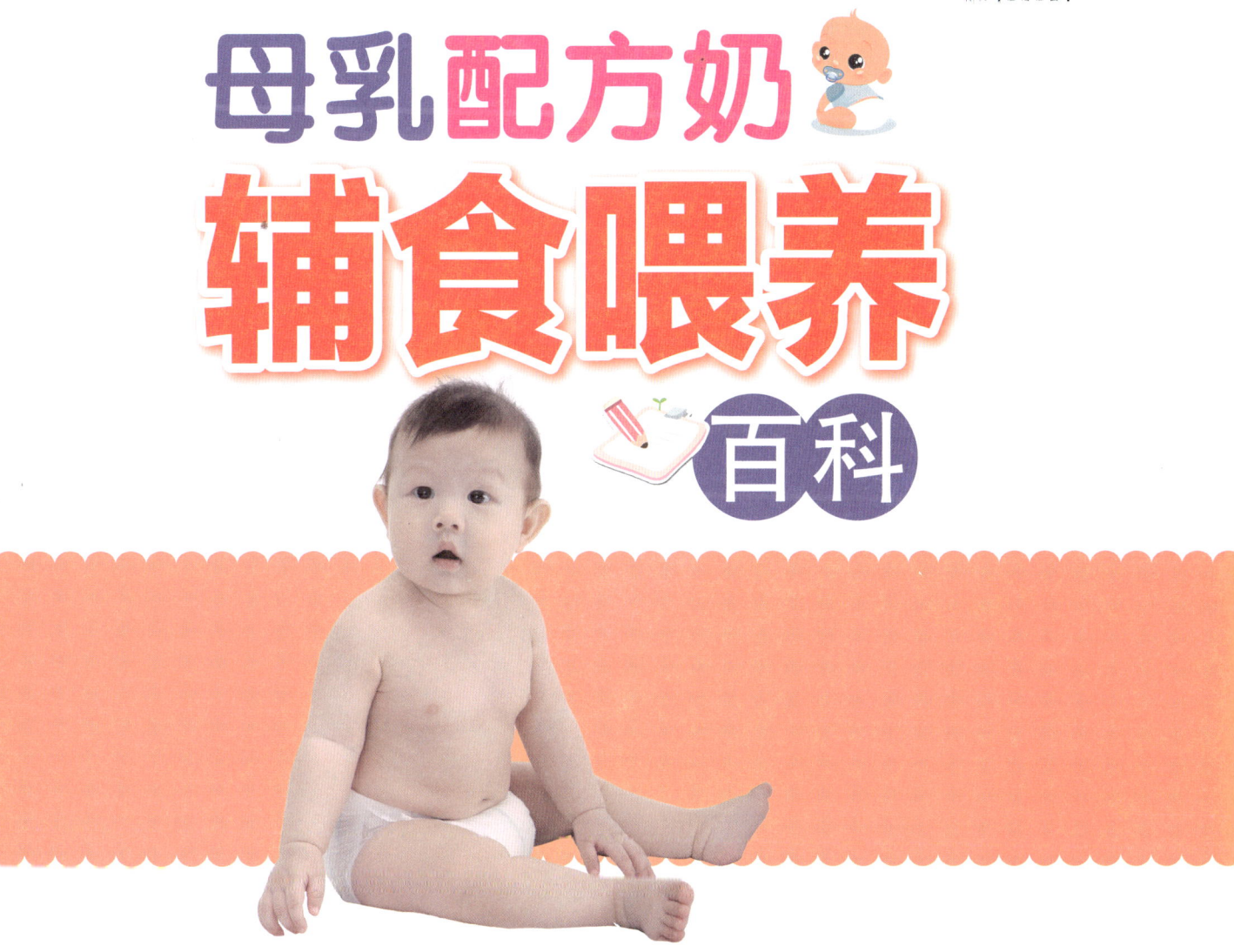

母乳配方奶
辅食喂养
百科

四川科学技术出版社
·成都·

前言

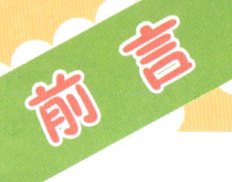

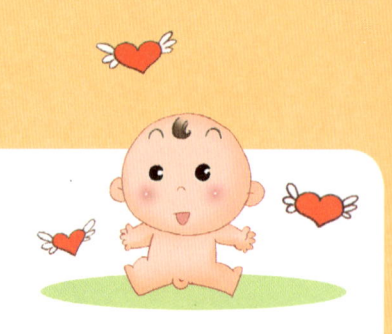

让宝宝吃得更健康

从刚出生到1岁，宝宝的吃、喝、拉、撒、睡中，吃是最重要的，无论是喂母乳，还是喂配方奶，还是添加辅食，每个过程中，新手妈妈面临的新问题可以说是一个接一个。这些问题，妈妈不仅仅想要解决，关键想用最好的办法解决，既照顾到宝宝的小身体，又不伤害他的小心灵，还要帮他建立起规律，培养好习惯等等，为了让妈妈的养育过程更顺利，我们特编写本书，与妈妈一起关注宝宝的成长。

养育宝宝，我们主张尽量遵循自然规律，尊重宝宝身体需求和心理特点，尽量体谅宝宝，理解宝宝，一切从宝宝的角度出发，这是贯穿本书的宗旨，也应该是每个妈妈都愿意去做的。希望妈妈在使用本书的过程中能与我们一起完善更有利于宝宝的理念和方法。

我们认为养育宝宝应该少一些大人们想当然的想法和做法，因为大人的某些想法和做法看似有利于宝宝，却容易在不知不觉中伤害宝宝的心灵，是宝宝所不需要的，我们也不提倡的。希望使用本书的妈妈也能对自己的观念和做法进行合理取舍，不要想什么更正确，只去考虑什么更适合自己的宝宝，自己的宝宝需要什么，这样才是真正为宝宝好。

养育宝宝重要，妈妈照顾好自己也重要，而且只有照顾好自己才能照顾好宝宝，所以我们也关心妈妈，妈妈的身体和心理从宝宝出生到宝宝1岁也会经历一系列前所未有的变化，这些变化，本书会跟妈妈一起面对。

我们只有一个希望，希望所有的宝宝和妈妈都健健康康。

目录 Contents

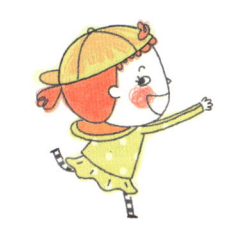

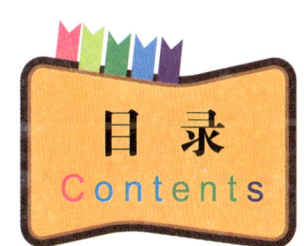

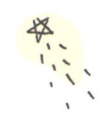

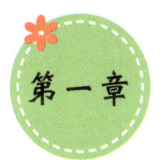

第一章 0~1个月：首选母乳喂养

宝宝出生了 002
新生宝宝发育数据参考 002
新生宝宝食量、大小便、睡眠情况概览 003
新生宝宝身体能力观察 004

喂养宝宝首选母乳 005
坚信自己可以母乳喂养 005
早开奶、多吮吸 006
教宝宝用正确的方式含乳 008
正确的喂奶姿势 008
乳头凹陷别灰心 010
宝宝出生后，该不该喂点奶粉或糖水 ... 011
夜间哺乳注意安全 012
哺乳妈妈补点钙 013
怎样把握按需哺乳的"需" 014
暂时不能喂母乳,时预防回奶 017

新生儿期避免添加奶粉 018

合理用配方奶喂养宝宝 019
人工喂养首选配方奶 019
如何选择配方奶 020
怎样保存奶粉 021
哪种水冲奶粉更好 022
新生儿初期最好别用全奶 023
每次冲多少配方奶 023
配方奶冲调要严格按照说明进行 ... 024
注意奶水的流速和温度 025
配方奶喂养新生宝宝按需还是按时 ... 026
用喂母乳的姿势喂配方奶 027
给宝宝选舒适的奶嘴、安全的奶瓶 ... 028
及时清洗、消毒、更换奶瓶和奶嘴 ... 031

001

- 判断新生宝宝是否吃饱的方法 ………… 032
  - 大小便的量，可看出宝宝是否吃饱 ………… 032
  - 体重反映宝宝是否吃饱 ………… 033
  - 睡眠可反映宝宝是否吃饱 ………… 034
- 妈妈给宝宝准备好"粮袋" ………… 035
  - 胀奶了，乳腺管却不通怎么办 ………… 035
  - 怎样缓解乳头疼痛 ………… 037
  - 怎样预防乳腺炎 ………… 038
  - 经典催奶汤增加乳汁分泌 ………… 040
  - 喝催奶汤的禁忌 ………… 041
  - 避免导致奶少、奶差的因素 ………… 042
- 哺乳妈妈一日5~6餐 ………… 044
- 哺乳妈妈饮食要求营养丰富、种类多样 ………… 045
- 哺乳妈妈饮食禁忌 ………… 046
- 不适合喂母乳别勉强 ………… 047
- 喂养要点 ………… 049
  - 喂鱼肝油要避免中毒 ………… 049
  - 预防宝宝溢奶 ………… 051
- 特别关注：早产宝宝 ………… 052
  - 早产宝宝的生理特点 ………… 052
  - 怎样喂养早产宝宝 ………… 053

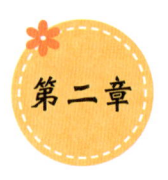

第二章　2~3个月：喂养逐渐形成规律

- 宝宝一天一个样地长大 ………… 056
  - 2~3个月宝宝发育数据参考 ………… 056
  - 2~3个月宝宝食量、大小便和睡眠概览 ………… 057
  - 2~3个月宝宝身体能力观察 ………… 057
- 坚持母乳喂养 ………… 059
  - 纯母乳喂养至少坚持6个月 ………… 059
  - 让泌乳和哺乳达到供需平衡 ………… 063
- 按摩增加奶水量 ………… 064
- 奶水的两种怪现象 ………… 066
- 催奶贵在坚持 ………… 067
- 母乳喂养的3点要求 ………… 068
- 别让宝宝边吃边玩 ………… 069
- 别排斥夜间哺乳，学会躺着喂 ………… 070
- 感冒时能喂母乳吗 ………… 071

经期可以喂母乳吗 072
母乳喂养的宝宝是否需要喂水 073

✦ 配方奶喂养逐渐规律 074
定时、定量喂养还需微调 074
配方奶喂养谨防过量 075
准备配方奶的宜与忌 076
奶粉，没有最好只有更适合 078
不要频繁更换奶粉 079
需要尽快更换奶粉的情形 079
配方奶喂养的宝宝要喂水 081
配方奶喂养的宝宝可喝点蔬果水 082

✦ 混合喂养以母乳为主 083
混合喂养的两种方式 083
怎样判断需要添加奶粉了 084
混合喂养以母乳为主 085
让宝宝乳头、奶嘴都喜欢 086
发生了"乳头错觉"怎么办 087
混合喂养Q & A 088

✦ 看大便监测宝宝消化 091
不同喂养方式大便不同 091
大便反映宝宝消化与喂养问题 091
母乳喂养的宝宝也会便秘 092

✦ 哺乳妈妈健康哺乳两不误 093
正确穿戴哺乳胸罩 093
哺乳妈妈生病及时治疗 095
哺乳妈妈要了解的用药禁忌 095

✦ 焦点问题 097
宝宝体重不达标怎么办 097
宝宝饿了有何表现 099
宝宝吃饱了有何表现 100
宝宝吃奶不专心怎么办 101

✦ 特别关注：双胞胎宝宝 102
双胞胎宝宝的身体特质 102
让双胞胎宝宝都吃饱、吃好 102

第三章 4~6个月：准备转奶加辅食

❖ 宝宝仍在快速生长 106
4~6个月宝宝发育数据参考 106
4~6个月宝宝食量、大小便和睡眠概览 107
4~6个月宝宝身体能力观察 108

❖ 职场妈妈喂母乳 110
让宝宝提前适应妈妈上班后的喂养方式 110
装备好，做个"背奶"妈妈 111
练习挤奶、储存和喂食 113
了解母乳的保质期限 115
职场妈妈挤母乳Q & A 115
"背奶"妈妈要克服哪些困难 118
学学"奶阵刺激法"，挤奶更轻松 121
职场妈妈避免漏奶尴尬 122
出差要保证奶质、奶量 123

❖ 转高段配方奶 124
认识奶粉"段数" 124
6个月给宝宝转二段奶 125
转奶的注意事项 126

❖ 正式添加辅食 127
辅食添加要适时 127
加辅食操作总纲 129
做辅食需要的工具 130
每次加一样，每周加一种 131
1顿到3顿，1/4个到1个 131
由糊状食物到固体食物 132
烹调辅食要求无糖、无盐、无调味品 133
准备实用的辅食餐具 134
宝宝的第一顿辅食很重要 136
让宝宝顺利接受辅食 137

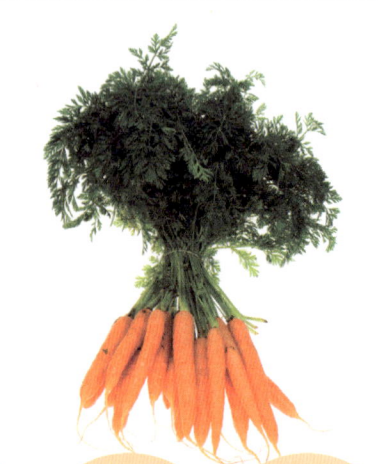

辅食要绝对安全 138
各种辅食制作方法 139
如何选购、食用成品泥糊状辅食 141
如何选购、冲调婴儿米粉 142
选购辅食要注意避开3个误区 143

✦ 大便与辅食的关系 144
大便性状因辅食而改变 144
宝宝吃辅食消化不良怎么办 145
看大便判断消化道健康 147

✦ 焦点问题 148
宝宝厌奶 148

辅食过敏 151

✦ 特别关注：宝宝贫血 153
预防宝宝贫血 153
补铁治疗宝宝缺铁性贫血 154

✦ 本阶段宝宝辅食精选 156
1. 番茄汁 156
2. 油菜水 156
3. 苹果泥 157
4. 南瓜泥 157
5. 蛋黄羹 158
6. 粳米油 158

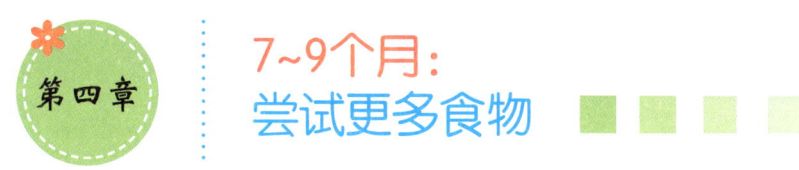

第四章 7~9个月：尝试更多食物

✦ 宝宝生长发育放缓 160
7~9个月宝宝发育数据参考 160
7~9个月宝宝食量、大小便和睡眠概览 ... 161
7~9个月宝宝身体能力观察 162

✦ 辅食选择增多 165
从一餐到两餐 165

从半固体食物到固体食物 166
不能给宝宝吃的或多吃的食物 167
适当添加粗粮辅食 168
开始用少量油脂烹调辅食 170
为宝宝准备磨牙食品 171

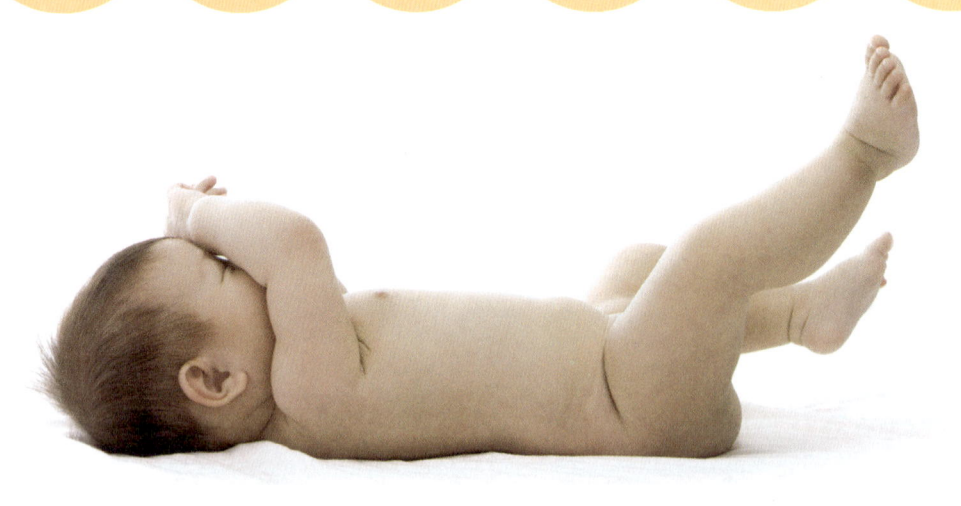

◆ 奶不能少 172
奶仍然是宝宝的主要营养来源 172
宝宝只吃辅食不吃奶要纠正 173
奶与辅食如何搭配 174

◆ 不适当的喂养方法要避免 175
汤泡饭不宜经常吃 175
不要用奶瓶吃辅食 176
不宜久吃粥汤泡配方奶粉 177
改掉睡前醒后吃奶的习惯 178
别用酸奶替代配方奶 179
别用豆奶粉代替配方奶粉 180
辅食中的不安全因素要消除 181
不要嚼食喂宝宝 182
不要过量喂食 183
别给宝宝吃大人饭 184

◆ 进入断奶准备期 185
尝试断掉夜奶 185
减少宝宝对妈妈的依恋 186
妈妈预防自己出现断奶反应 187

◆ 宝宝喝水 188
宝宝喝什么水好 188
喝水选对时机 190
宝宝不喜欢喝水怎么办 191

◆ 宝宝吃水果 192
为宝宝选水果避开误区 192
慧眼识别"有毒"水果 193
宝宝吃水果的注意事项 195
怎样给宝宝选果汁 196
不要用果汁代替水果 197

❋ 焦点问题 198
保证宝宝好食欲 198
宝宝是否应该吃营养强化食品 201
提高宝宝免疫力不要依赖保健品 204

❋ 特别关注：宝宝补钙 206
关注宝宝缺钙问题 206
避免不当补钙法 208
宝宝补钙Q & A 209

❋ 本阶段宝宝辅食精选 211
1. 鸡肝糊 211
2. 蛋花豆腐羹 211
3. 鱼肉糊 212
4. 豆腐糊 212
5. 红嘴绿鹦哥面 213
6. 鲜玉米糊 213

第五章 10~12个月：正确断奶才不会影响宝宝健康

❋ 宝宝即将满1岁了 216
10~12个月宝宝发育数据参考 216
10~12个月宝宝食量、大小便和睡眠概览 217
10~12个月宝宝身体能力观察 218

❋ 饮食模式成人化 221
吃什么、怎么吃逐渐接近成人 221
培养宝宝饮食好习惯 222
让宝宝学习独立进食 224
用餐形成程序 225

纠正不当进食方式 225
宝宝咀嚼、吞咽能力差要坚持锻炼 227

❋ 合理安排宝宝饮食 228
科学搭配，让辅食更有营养 228
留住蔬菜中的维生素 230
宝宝吃什么拉什么怎么办 231
预防宝宝偏食 231
纠正宝宝偏食 232
不要依赖偏食奶粉 234

- ★ **正式开始断奶** 235
  - 断奶采用自然断奶法 235
  - 断还是不断要看宝宝情况 237
  - 断奶需选择好时机 238
  - 适当的母子分离可促进断奶 239
  - 断奶不能反反复复 241
  - 断奶后妈妈怎么回奶 241
  - 断奶后不能断乳类食品 242
  - 预防宝宝患上断奶综合征 243

- ★ **宝宝食品安全** 245
  - 了解无公害、绿色与有机食品 245
  - 宝宝是否该吃有机食品 246
  - 防治食物中毒 248

- ★ **焦点问题** 251
  - 宝宝感冒怎么安排饮食 251
  - 宝宝咳嗽饮食禁忌 253
  - 宝宝腹泻时的饮食调理 254
  - 宝宝便秘怎么调整饮食 255
  - 宝宝身体发育4疑问 256

- ★ **特别关注：宝宝肥胖** 258
  - 宝宝肥胖危害多多 258
  - 宝宝要谨防肥胖 259
  - 宝宝减肥不能节食 262

- ★ **本阶段宝宝辅食精选** 263
  - 1. 苹果蛋黄粥 263
  - 2. 骨汤面 263
  - 3. 番茄鸡蛋什锦面 264
  - 4. 鸡肝粥 264
  - 5. 南瓜粥 265
  - 6. 三色豆腐虾泥 265

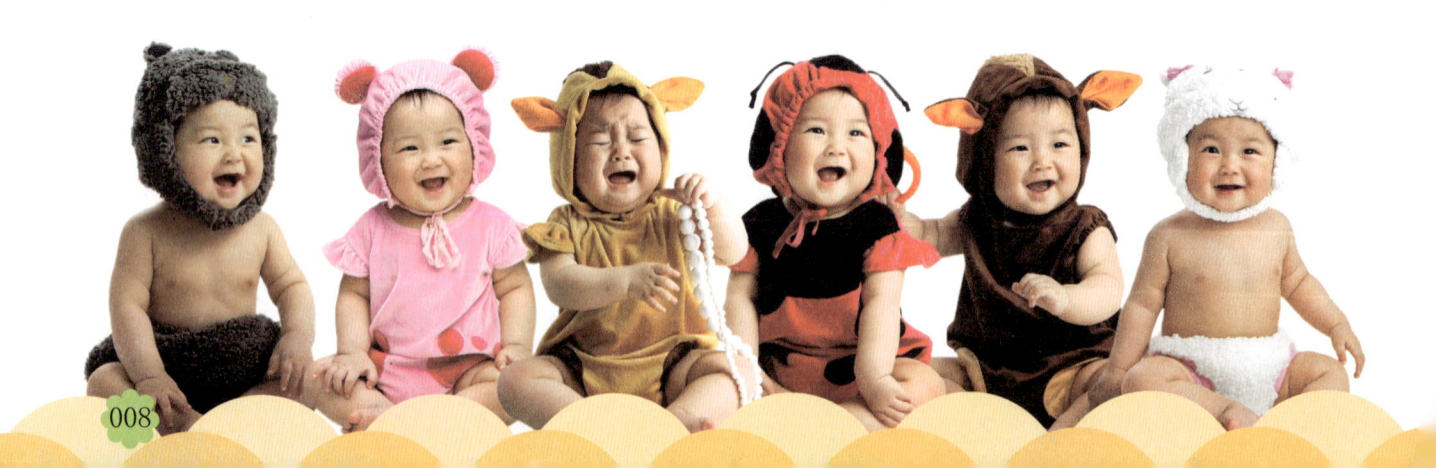

第一章

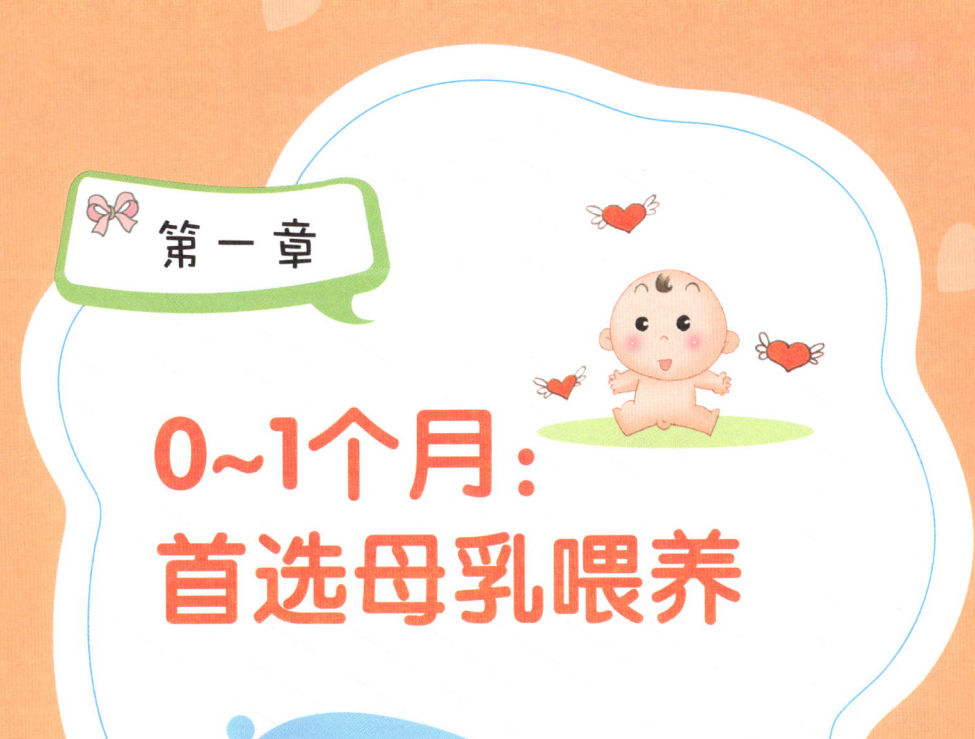

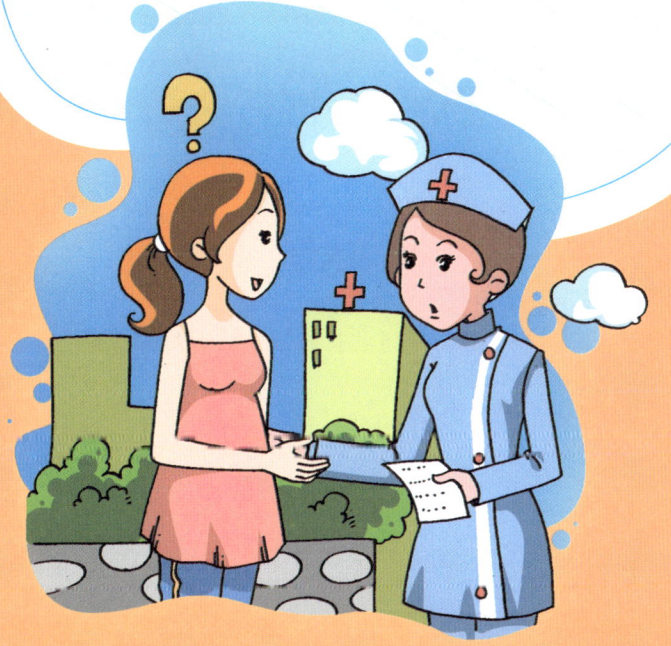

0~1个月：首选母乳喂养

宝宝出生了

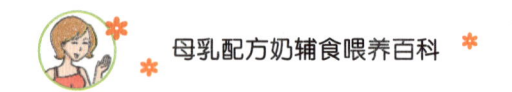

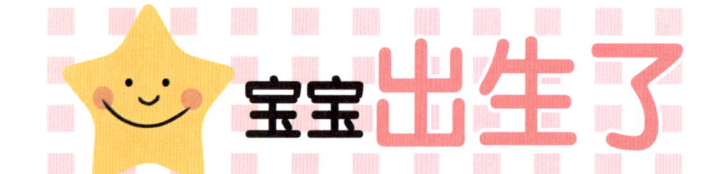

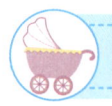

新生宝宝发育数据参考

新生儿	男宝宝			女宝宝		
	身高（厘米）	体重（千克）	头围（厘米）	身高（厘米）	体重（千克）	头围（厘米）
正常值	46.1~53.7	2.9~4.4	33.3~35.7	45.4~52.9	2.8~4.2	32.8~35.2
平均值	49.9	3.3	34.5	49.1	3.2	34

1个月	男宝宝			女宝宝		
	身高（厘米）	体重（千克）	头围（厘米）	身高（厘米）	体重（千克）	头围（厘米）
正常值	50.8~58.6	3.9~5.8	36.7~39.3	49.8~57.6	3.6~5.5	35.9~38.5
平均值	54.7	4.5	38	53.7	4.2	37.2

数据解读： 宝宝的发育具有个体差异，有的快些，有的慢些，有的是持续性增长，有的是阶段性增长，只要其发育指标在正常值范围之内即可，不必片面追求上限，也不是非达到平均水平才可以，能达到下限就是合格的。

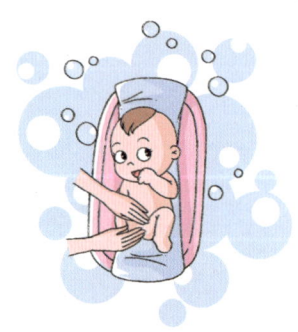

新生宝宝的体重，刚出生头5天因为排出胎便等因素会有一个降低的过程，10天之内再恢复到出生时的水平，这之后会呈现爆发性增长，平均每天增加20~30克。

新生宝宝食量、大小便、睡眠情况概览

食量： 新生宝宝胃小，食量自然小，吃奶量大部分都在30毫升左右，食量大的宝宝可吃到50~60毫升。随着宝宝长大，食量逐渐加大，但不会很迅速，到满月时食量小的宝宝吃奶可达到50~60毫升，食量大的可以达到80~100毫升。

不管大食量还是小食量，新生宝宝每顿的食量在大人眼里都会显得很少，妈妈不要因此总是诱导宝宝多吃。

大小便： 新生宝宝出生头一两天，如果进食少，大小便都较少，少的只有小便2~3次，没有大便，需要加强喂养，让宝宝多吃一些，多排一些。多排便能帮助多清理体内垃圾，对促进宝宝身体新陈代谢，预防黄疸都有积极作用。

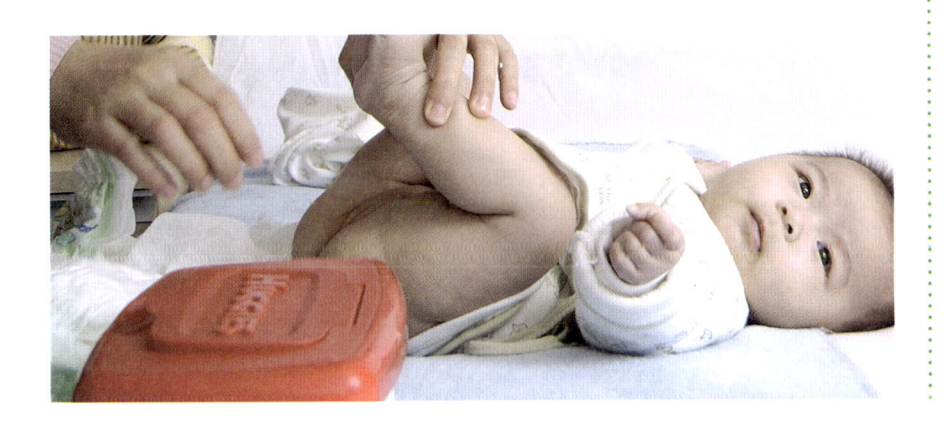

喂养合适的新生宝宝大小便都比较频繁，一天大便5~6次，小便10多次。

另外，新生宝宝出生24小时内会排出黑绿色的胎便，大概3天排完，排完后大便会变成黄色。

睡眠： 新生宝宝除了吃，几乎全部时间都在睡，每天睡眠时间最长可以达到20小时，大多数的宝宝睡眠都不会受外界因素影响，但还是要注意给宝宝营造好的睡眠环境，房间可以暗一些，保留适当的噪音，但别太吵。

新生宝宝身体能力观察

大动作： 新生宝宝可伸腿，可抬起胳膊，但仅是无意识的动作。同时，因为神经系统发育不完全，宝宝的动作没有明确分化，对外界做出反应时，动作是全身性的，比如兴奋时，就会手舞足蹈、面部抽动，全身上下都有反应。

另外，宝宝颈部肌肉力量小，因此头部不能直立，但俯卧时可将头部稍微抬离床面，但坚持的时间不长，侧卧时要注意避免身体仆倒，头部不能抬起来而引起窒息。

精细动作： 新生宝宝精细动作能力较差，多数时候将手握成小拳头，偶尔会五指张开。不过由于先天抓握反射，可以将塞到他手里的细长形物品握住。要注意不要把笔等有尖锐顶端的物品给宝宝抓握，以免他挥舞手臂时扎到脸部。

感知觉： 新生宝宝可以看到25厘米远，45°角以内的物体，逗弄他的时候要靠近些；新生宝宝听力较好，可以听出声音变化，捕捉到声音来源，分辨出妈妈的声音，不过宝宝的耳膜脆弱，要避免他周围出现太大的声音；新生宝宝的触觉很敏锐，喜欢跟人肌肤相亲，要多抱抱他。

语言： 新生宝宝可以发出细小的喉音，而主要语言是啼哭，妈妈可在宝宝发出喉音的时候与他应和，并仔细分辨宝宝啼哭声音的不同从而摸出规律，了解不同的哭声所表达的要求，比如如何哭表示饿了，如何哭表示尿了等。

情绪情感： 新生宝宝有厌恶、愉快等情感，能感觉到疼痛，会皱眉、撅嘴、微笑，另外新生宝宝有较严重的不安全感，对外界感觉恐惧。

人际关系： 宝宝对妈妈有强烈的依赖感，妈妈要多抱、多抚摸宝宝，及时喂奶、更换尿布等，让他多些愉快体验，消除不安全感。

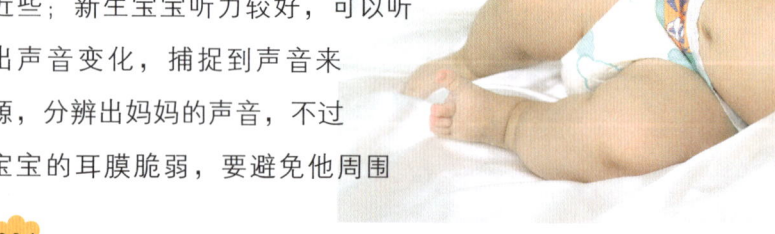

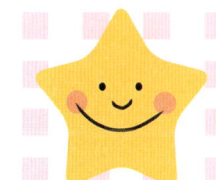

喂养宝宝首选母乳

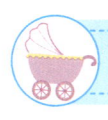

坚信自己可以母乳喂养

现在没奶的妈妈不在少数，你身边可能就有，因此你担心自己是不是有奶，是不是能实现母乳喂养，我们建议你一定要有信心，坚信自己能母乳喂养，你有母乳喂养成功的所有条件，这是母乳喂养成功实现的第一步。

首先，我们的身体是一部精密的机器，泌乳素是乳汁分泌的阀门，当你生下宝宝后，胎盘脱离母体，体内的孕激素水平自然下降，几乎同步的，泌乳素水平会迅速上升，乳房接受到泌乳素的信号，就会开始分泌乳汁。这是每个新妈妈都要经历的过程，没有理由你不经历，所以你没必要担心自己没奶。

其次，虽然乳汁分泌需要足够的营养支持，其实这个要求也不难达到，现在的营养水平这么高，只要你产后营养充足，你就没有理由没有奶。一般在产后3天内，妈妈就会感到下奶了。

既然条件具备，就看你怎么去开发你的乳房了，这一点非常重要。乳汁是靠宝宝吸出来的，这是泌乳的主要动力，而且乳汁的产量也是受宝宝吸吮来调控的。因此，你要坚持让宝宝早吮吸、多吮吸，如果没条件让宝宝吸那就挤出来，给乳房足够的刺激，你只要做到了这点，母乳喂养就有很大可能成功。

多数没有奶的妈妈主要原因在于她对自己失去了信心从而没有去坚持导致的，你要告诫自己不要重蹈她们的覆辙。

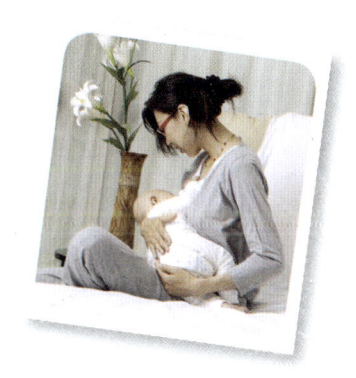

早开奶、多吮吸

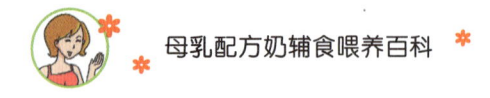

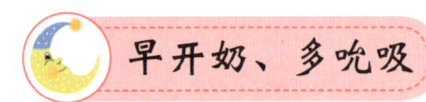

相对于配方奶，母乳是更适合宝宝的食物，因此成功实现母乳喂养非常重要。实现母乳喂养成功的第一步就是早开奶、多吮吸。

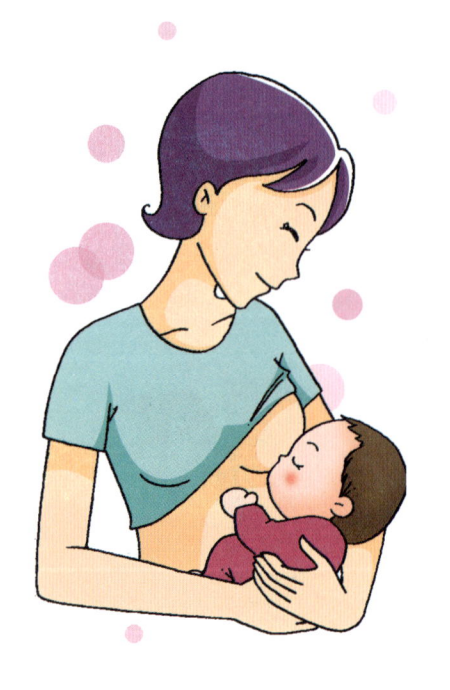

☀ 宝宝出生1小时内开奶

开奶指的是让宝宝第一次吮吸妈妈的乳房。如果一切顺利，宝宝出生后，医生做些简单处理就会把他放在妈妈的怀里了，并告诉妈妈可以喂奶了，这时就可以开奶了。

不过，此时妈妈还需要躺在床上，不太容易让宝宝含住乳头，可以请求医生或家人帮忙，将宝宝放在自己的胸前，嘴巴达到乳头的高度，然后用手臂托住宝宝的后背和臀部、头部，这时，宝宝的脸就接触到了妈妈的胸部，他会自动寻乳吮吸。如果宝宝没有寻乳，可以用另一只手顶着乳头刺激宝宝嘴角几下。

剖宫产的妈妈必须平卧，让宝宝吮吸不太容易实现，可以用吸奶器代替进行开奶。

尽管此时吮吸，宝宝其实吸不到什么奶水，但是这样做可以刺激脑垂体，脑垂体给身体发出指令，多分泌泌乳素，这样妈妈就能早下奶、多下奶，为成功实现母乳喂养打好基础，这才是最重要的意义。所以，如果医生没有叮嘱你可以喂奶了，就要主动询问，避免耽误。

☀ 排除障碍多吮吸

妈妈做到早开奶容易，做到多吮吸却难，多吮吸难遇到的障碍主要有3种：第一是妈妈感觉还没有奶水，吸不吸无所谓，加上自己比较劳累就偷懒了；第二是家中长辈坚持老观点，认为没必要，总是劝妈妈多休息，妈妈也就顺势不喂了；第三有些妈妈初为人母，还不习惯当众裸露胸部，不好意思，总是拖着不喂。妈妈可审视一下自己的状态，排除障碍，尽量做到多吮吸。

多吮吸可以疏通乳腺管，乳腺管畅通也是实现母乳喂养的基本条件。乳腺管畅通有个很大的好处，下奶后可以较通畅地流出，避免胀奶引起过分痛苦。

实际上，在下奶之前，只要宝宝醒来了，就可以把他抱起来让他吮吸一会儿，直到宝宝自动吐出乳头为止。

> **特别叮嘱**
>
> 开奶前别给宝宝吸奶嘴，这样容易让宝宝产生乳头错觉，更愿意吸奶嘴而拒绝妈妈的乳头，增加开奶困难和母乳喂养障碍。若要给宝宝喂水、喂奶粉，要放在开奶后，宝宝吮吸过妈妈乳头之后再安排。

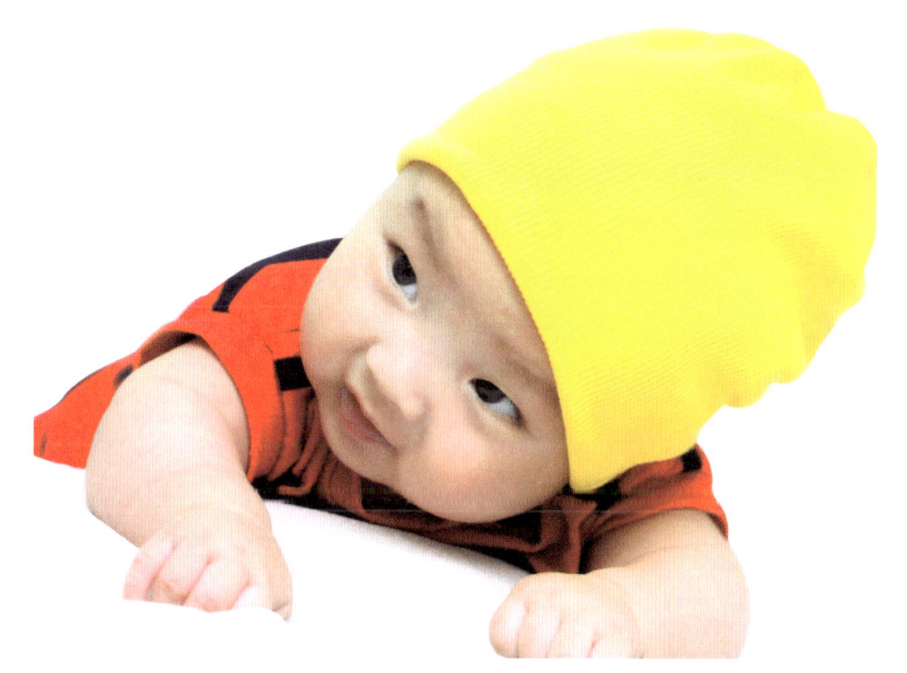

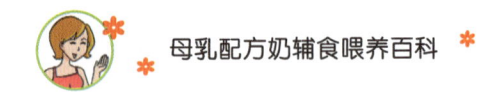

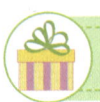

教宝宝用正确的方式含乳

乳汁储存在乳窦中，乳窦藏在乳晕后面，特别是乳房下方的乳晕中，只有乳窦得到充分挤压，乳汁才能更顺利、更快的流出，因此给宝宝喂奶时要确保宝宝的嘴可以挤压到乳窦，这就要求宝宝含乳要正确。

正确的含乳方式是宝宝整个嘴都张开，将乳头、乳晕尤其是乳房下方的部分乳晕都吸入口中。此时，宝宝的下唇在乳晕下方向外翻出。这样，宝宝吃奶省力、省时，也能吃到更多奶水，而妈妈喂奶也才能更省力、省时，乳头也不会痛。

宝宝含乳之后，如果嘴唇向里缩，妈妈可以用手指将它轻轻地拉出来，如果宝宝双唇紧闭，只将乳头含在口中或者在乳头周围撅起嘴唇，妈妈则可以用一只手指轻轻向后按压宝宝的下巴，迫使宝宝张大嘴。如果宝宝吸得紧，没办法调整，就把宝宝抱离乳头，重新再含一次，这次在宝宝含住乳头之前就用手指按压宝宝的下巴，别让他嘴巴有合拢的机会，然后迅速把乳头连同乳晕都塞到宝宝口中。

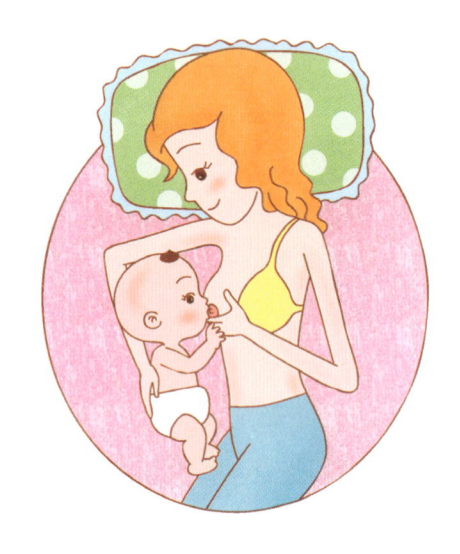

宝宝含乳正确时，头部会自动向后仰，远离乳房，这时宝宝吞咽更顺畅。

从宝宝开奶起，妈妈就应该努力让宝宝学会正确含乳，此时乳房还没有胀奶，比较柔软，宝宝学习起来容易些。

正确的喂奶姿势

喂一次母乳需要的时间是20~30分钟，为了让宝宝的嘴持续含着乳头，在此期间妈妈和宝宝都需要保持相对稳定的姿态，不能频繁调整，如果姿势不正确，妈妈和宝宝都容易感到劳累，哺乳就成了一件不太愉快的事了，因此妈妈要多探索，找到自己和宝宝都舒服的哺乳姿势。

☀ 采用最多的哺乳姿势

妈妈们哺乳，用得最多的姿势是自己坐着，然后将宝宝环抱在怀里，这样的姿势宝宝和妈妈都比较舒适，你们还可以更舒服些。

首先调整妈妈的姿势，建议最好坐在有靠背的地方，床头、沙发或者椅子上，然后在脚下垫个小凳子或在大腿下垫枕头，把腿垫高，或者放个枕头在大腿上，让腰背、手臂都有足够的支撑，这样身体才能达到充分放松，喂比较久也不会累。你感觉不到累的时候，宝宝就不会累。

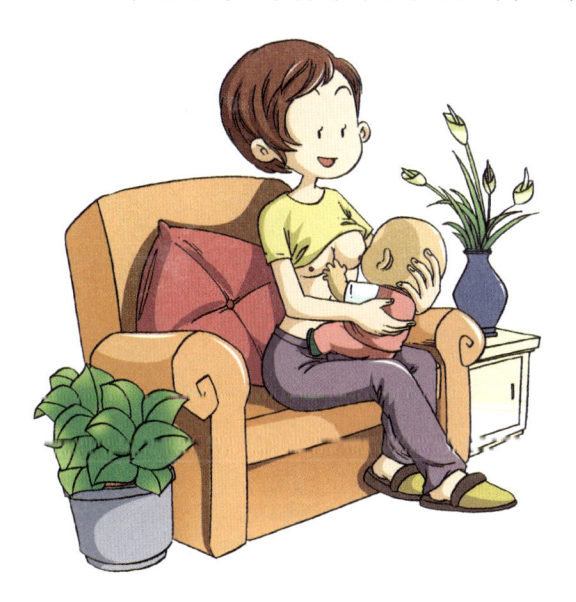

其次再说宝宝的姿势，妈妈抱宝宝的时候让宝宝的头枕在自己的肘弯里，前臂弯向自己身体，与身体保持平行，宝宝的身体躺在妈妈的手臂上，妈妈手掌正好接触宝宝的臀部，轻轻托住就可以了。

坐好后，如果妈妈和宝宝的胸部贴着胸部，腹部贴着腹部，吃奶的宝宝视线可以跟妈妈的视线相接，那说明喂奶姿势就是正确的了。

☀ 保证宝宝鼻孔畅通

宝宝含乳之后，妈妈要注意观察宝宝的鼻孔，看看是否通畅，如果被乳房堵住了，可以调整下手臂的位置，如果是右手抱宝宝，就把右手肘向左侧送，左手抱宝宝就往右侧送，这样宝宝的头就会向后仰，鼻孔自然不会堵了。如果妈妈的乳房较大，调整之后仍然不能把宝宝的鼻孔解放出来，就可以在身侧放几个枕头，把宝宝放在枕头上，让宝宝的头穿过妈妈腋下含住乳头，妈妈像夹个篮球一样夹住宝宝的身体，手托着宝宝的头就可以了。

☀ 剖宫产妈妈最好的哺乳姿势

剖宫产妈妈还不能下床的时候可以躺着喂，身体侧躺后，手臂稍微离开身体平放，让家人把宝宝放在自己手臂上，调整宝宝嘴巴与乳头的位置就可以了。能下床以后，可以在床边放把凳子，床上垫些枕头、被子，然后把宝宝放在上边，妈妈俯身把乳头凑近宝宝的嘴巴就可以了。

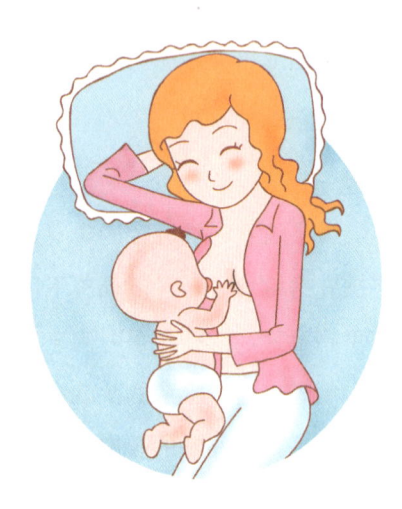

特别叮嘱　宝宝哇哇大哭要吃了，那就让他哭一会，不要急着抱起喂，哭一会没关系，最要紧的是妈妈先摆好舒适的哺乳姿势。

乳头凹陷别灰心

如果妈妈乳头凹陷、短小，宝宝含乳头时就会有困难，但这并不妨碍母乳喂养，毕竟宝宝最终吸住的不仅仅是乳头，乳头在宝宝口中只占到1/3，乳晕才是最主要的部分，只要乳房的伸展性好，宝宝是很容易含住的。所以乳头短小、凹陷的妈妈不要灰心，一定要相信自己可以母乳喂养。另外，你可以学习一些方法帮助更顺利地哺乳。

如果乳头凹陷不是很严重，喂奶时，先用手牵拉乳头，拉出后保持1秒钟，松开再牵拉，每次拉30下左右，每天拉4次，或者用吸奶器吸引乳头，每次吸住奶头约30秒，连续吸引5~10下，每天做2次，帮助乳头突出，促进泌乳反射。牵拉完后，用手向后按压乳晕上方，让乳头稍微突出，趁宝宝张大嘴时把整个乳头、乳晕塞入宝宝口中，宝宝可能就含住了。

如果乳头凹陷较严重，做过牵拉后，宝宝仍然不能含住，可以把仿真乳头罩在自己的乳晕上让宝宝吮吸，可能问题就解决了。

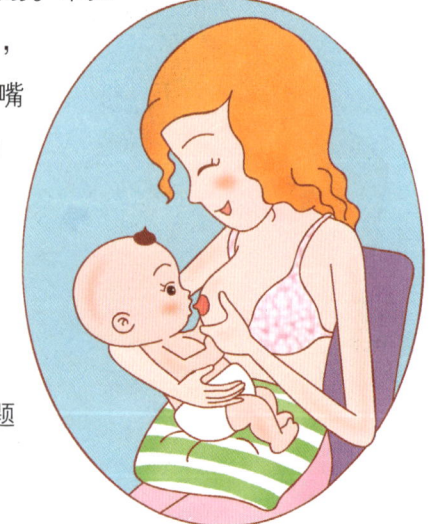

即使凹陷情形较严重，各种尝试都失败了也没关系，还可以把奶水挤出来用奶瓶喂给宝宝，照样实现母乳喂养。

由此可知，乳头凹陷的妈妈实现母乳喂养并不难。

特别叮嘱 乳头凹陷，喂奶尽量不要等到胀奶后，可提前进行，避免乳房太硬更不好含，如果已经胀起来了，可先按摩挤压乳晕周围使之变软。

宝宝出生后，该不该喂点奶粉或糖水

有的宝宝出生后一直哇哇大哭，妈妈可能就会纠结了，该不该喂点奶粉或糖水？有些人主张不喂，我们主张喂点。

主张不喂的人主要是担心宝宝认了奶嘴不认乳头了，造成哺乳困难。其实这个问题很好解决，只要你在喂奶瓶之前给宝宝吸吸乳头，或者用小勺子喂食就可以了。不主张喂糖水的原因主要是担心宝宝习惯了更甜的糖水而拒绝不够甜的奶水，这个问题也好解决，只要让水不那么甜就可以，大人喝着以甜味似有若无为好。总之，我们认为不能让宝宝饿着。

另外，也有的宝宝出生后就安安静静睡觉了，并不要求吃，这时候还需要喂吗？有些人主张及时喂，认为不喂会造成宝宝低血

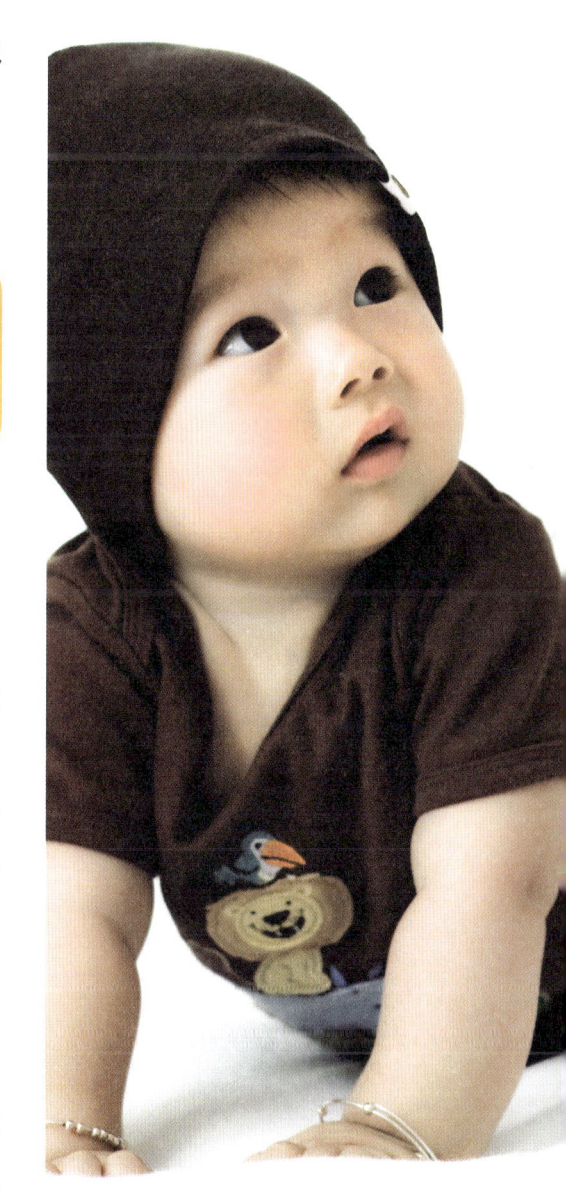

母乳配方奶辅食喂养百科

糖，但我们认为不喂也没关系，因为实践证明，宝宝安静睡觉说明他体内有足够的热量。这样的宝宝可能在出生前身体里就储存了一些热量，还能够他消耗一段时间。宝宝不要说明不饿，就让他睡着好了，等到饿了自然会醒来哭着要吃的，到时候再喂也不迟。

所以，即使你打算母乳喂养，还是要准备一些奶粉，可以准备小包装的，宝宝要吃就喂点，不吃也不会有太大浪费。如果宝宝要吃，你却没有准备，可以跟其他妈妈要点，她们都会很愿意帮你的，别让宝宝饿着。

特别叮嘱 新生宝宝可能不识饥饱，总是给多少吃多少，妈妈不能由着宝宝想吃多少吃多少，第一次30毫升左右，不要太多，以免撑坏宝宝。

夜间哺乳注意安全

新生宝宝每隔2~3个小时就要吃奶，因此夜间哺乳是避免不了的，提醒妈妈一定要注意安全。

让宝宝和自己面对面侧躺着吃奶是夜间最好的哺乳方式，但是这种方式不适合新生宝宝和新手妈妈。此时的妈妈非常容易打瞌睡，而此时的宝宝没有任何移动自己身体的能力，也没有任

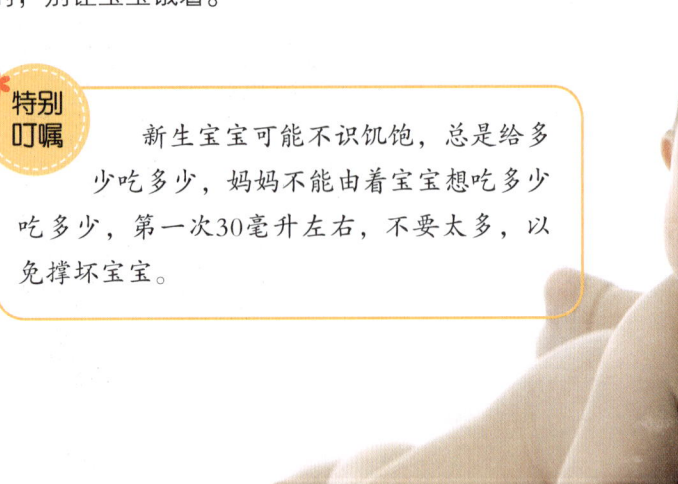

何提醒妈妈的手段,如果妈妈睡着了,一旦乳房堵住了宝宝的口鼻,就很容易发生窒息,导致悲剧发生。所以新生儿期,妈妈最好坐起来喂,避免这种危险发生。要躺着喂最少等到2~3个月时,此时宝宝能自己转头,感到不适的时候也能拍打妈妈或发出喊声提醒妈妈,危险可以及时解除。

另外,夜间抱起宝宝的时候要连小被子一起抱起,避免着凉。喂完奶后,最好让宝宝侧卧,如果仰卧,妈妈就不要马上躺下,最好开着灯先观察宝宝几分钟,看宝宝是否溢奶,如果溢奶及时把宝宝翻成侧卧,以免奶液流入气管引起窒息。

特别叮嘱 为方便观察宝宝,夜间哺乳时尽量开灯,可以准备1只小夜灯,亮度较低,刺激性较小,可以一直开着。

哺乳妈妈补点钙

每100毫升乳汁中就含有大约35毫克钙,哺乳妈妈一天大约要分泌1 000毫升乳汁,这就要消耗掉300毫克左右的钙,而此时的妈妈骨更新钙的能力较差,消耗的钙很难快速补上,所以在哺乳期如果钙摄入不足,对妈妈和宝宝都不好,宝宝的骨骼发育会受影响,严重地会导致佝偻病,妈妈也会出现腰酸背痛、腿脚抽筋、牙齿松动、骨质疏松等"月子病",这就要求你产后要继续补钙。

产后妈妈对钙的需求丝毫不比孕期低,大约为每天1 200毫克。我们常规饮食大约每天可摄入600毫克钙,每天再喝1杯牛奶,吃100克左右的豆制品,那就能保证每天800毫克的钙摄入,这样再补充400~600毫克钙制剂,需求就满足了。

补充钙制剂的时候,你可以参考钙剂说明安排服用,上面都有钙含量,计算着补充就可以。你也可以咨询医生,请医生来决定补钙的量。

特别叮嘱

妈妈要提高警惕,如果出现了腰酸背痛等"月子病"的征兆不要忽视,千万不要想当然地认为是劳累导致的,这可能说明缺钙了,需要及时补充,以免伤害到自己和宝宝。

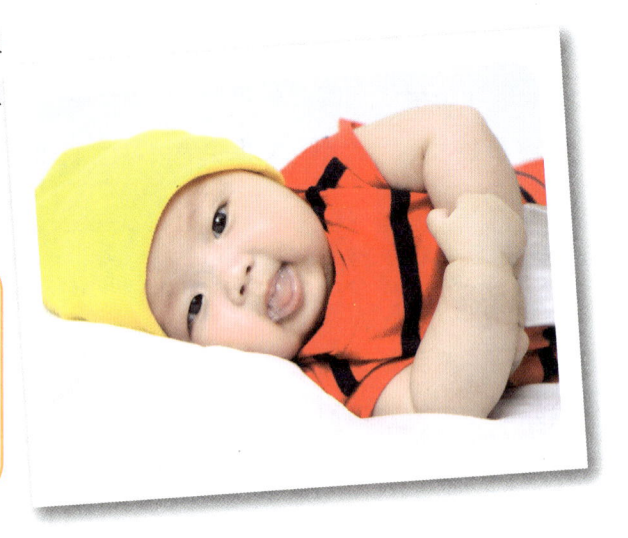

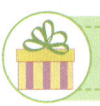

怎样把握按需哺乳的"需"

按时定量哺乳,容易让宝宝产生挫败感,对成长不利,而按需哺乳,宝宝的需求可以得到及时和充分的满足,安全感会增加,所以现在大多数专家以及妈妈都认可按需哺乳。

饿了就喂,想吃多少就吃多少,这是按需哺乳的宗旨,但如何把握宝宝什么时候饿了,喂多少才饱,对新手妈妈来说还是有一定难度的,因为宝宝不仅仅是饿了才哭,所有其他需求表达也都是哭。妈妈需要在理论指导下慢慢实践,总结出一套自己的"本领"来。

☀ 每个宝宝胃排空所需时间不同

母乳喂养的宝宝,主要是把握每次哺乳时间间隔方面的问题。理论上讲,初生宝宝的胃每2~2.5小时排空1次,随着宝宝长大,之后可以延长到2~3小时排空1次,到新生儿晚期则可以达到每3~4小时才排空1次,喂奶照着这样的时间间隔进行是基本适当的。

妈妈每次喂奶的时候记一下时间,当宝宝下次哭的时候可以再看一下时间,如果间隔时间与宝宝胃的排空时间差不多，开始哺乳就没有问题了。

这说的是一般情况，而实际上，宝宝的身体具有个体差异，有的宝宝胃比较小或者消化能力较强，那么他可能不到2个小时就饿了，需要马上喂，而有的宝宝则胃比较大或者消化能力弱，需要将近4个小时才会饿，那就不能频繁喂，以免增加宝宝肠胃负担。即使没有个体差异，宝宝也可能这次吃得少些，下次就要吃得早些、多些，这次吃得多些，下次就会吃得晚些或少些，而且宝宝醒着玩玩闹闹，消耗快，下次就需要早点喂，吃完睡了一觉，那下次就可以晚点喂，没有绝对的情况。由于这些差异存在，你只能在实践中慢慢积累经验，才能更准确地把握宝宝的需求。

☀ 并非一哭就喂

宝宝饿了会哭，但并非一哭就要喂，因为宝宝不仅饥饿时会哭，尿了或需要安慰，需要运动都会哭。不过这些哭声是不同的，你积累起来的经验会告诉你，宝宝饥饿时会怎么哭，只要注意就能分辨出来。

很多妈妈总结出来，宝宝如果饿了，哭声带有乞求感，声音由小到大，很有节奏，另外有个研究结果显示，宝宝饥饿性啼哭的时候，发出的哭声大多混有"m"音，比如"manma""mama"等，你可以作为参考。另外，宝宝饥饿时还有些行为表现，会边哭边向两边转头，张开嘴做出找东西吃的样子，如果用手指逗弄宝宝嘴角，他会跟着转头去逮手指，如果此时把手拿开而没有喂奶，宝宝就会哭得更厉害。你可以试试，当这些表现很明显了，完全可以肯定宝宝是饿了。

另外因为宝宝的胃容量较小，所以一次大便或者两次小便就可以让宝宝的胃排空，所以如果宝宝在某次大小便后哭了可能也是代表饿了。

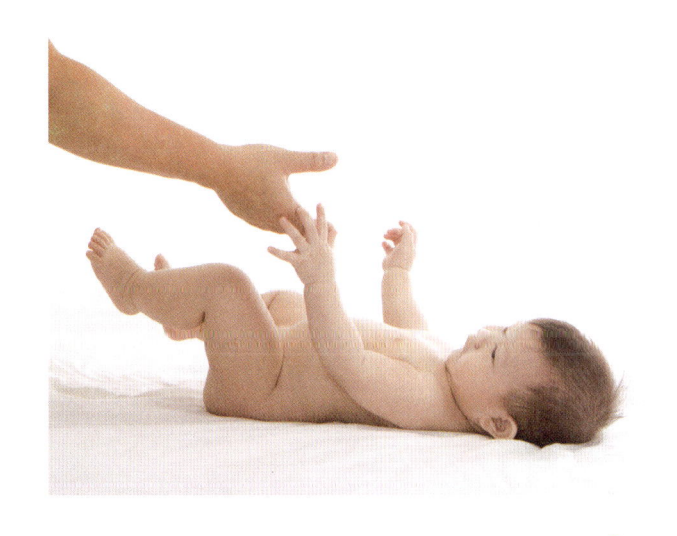

☀ 吃多少、吃多快宝宝自己决定

吃多少才能满足需求，一般宝宝吃1次奶大概需要的时间是20~30分钟，但也存在个体差别，所以吃奶时间也应该让宝宝自己控制，自己决定就可以，妈妈没必要干涉，只要他还吸着，就让他吸好了，直到宝宝自己吐出乳头，主动吐出乳头就说明他吃饱了。

需要说明的是，有的宝宝也可能在吸空的时候吐出乳头，所以宝宝吐出乳头后，妈妈可以再换一边乳房给他，至于吸与不吸，就可以随他了。

如果宝宝吸奶中途停下了，可能是累了，不要催促，让他自己掌握最好。

> **特别叮嘱**　给宝宝喂奶的时间间隔最长不能超过4个小时，太长时间不进食，宝宝容易出现低血糖。如果宝宝睡觉超过了4个小时没醒，就要叫醒他喂奶。

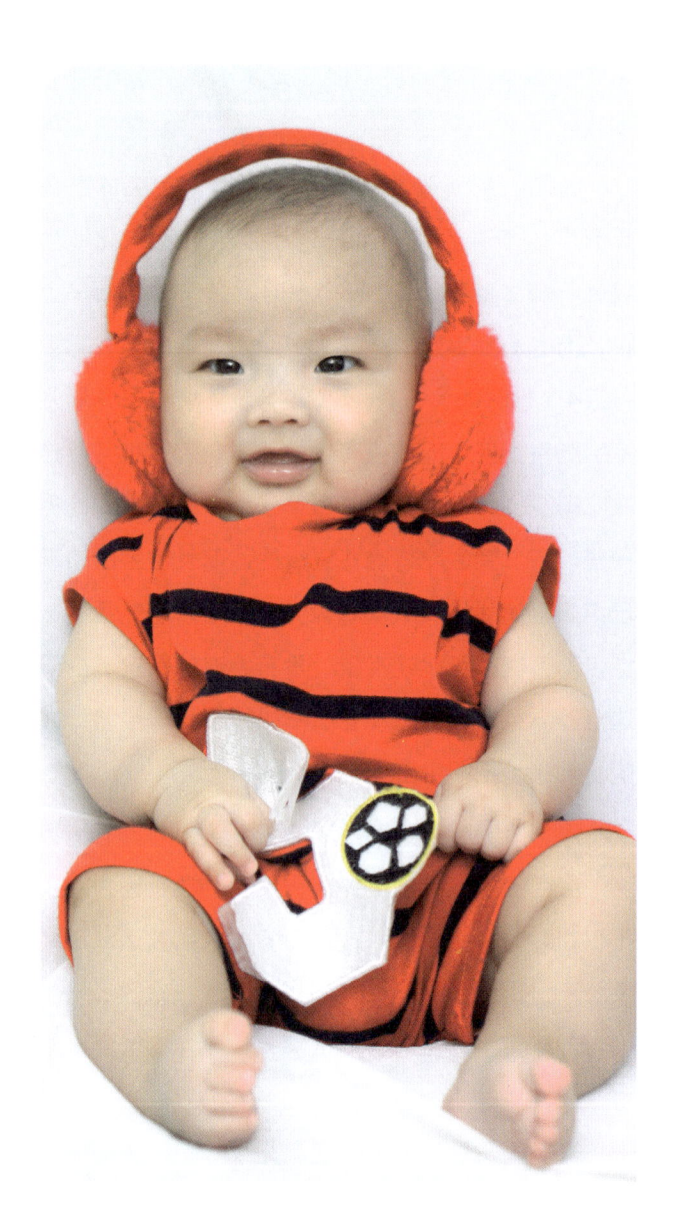

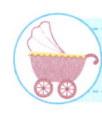

暂时不能喂母乳时预防回奶

宝宝出生后，有很多情况让妈妈暂时不能喂母乳，需要暂停一段时间。

☀ 需要暂停母乳时小心别回奶

有些妈妈在产后发生了严重的并发症，需要进行抢救，这时候哺乳肯定会暂停，即使无需急救，医生可能也会要求暂停哺乳。这时医护人员会帮助妈妈挤奶，保持泌乳以便妈妈康复后继续母乳喂养。

另外还有些暂时不能喂母乳的情况，比如早产儿吮吸困难，暂时不能喂母乳，需要等1~2个月宝宝吮吸能力加强了再直接哺乳；宝宝患母乳性黄疸，需要暂停母乳，等1~2天后黄疸消退再恢复哺乳；妈妈有些疾病治疗用药不能喂母乳，需要等停药后药效过去后再喂宝宝等等。当出现以上这些状况的时候，妈妈要注意千万别回奶。

☀ 将奶水挤出来可预防回奶

预防回奶最主要的方法就是让乳汁排出来，在固定的时间最好是和宝宝吸奶一致的时间，也就是每隔2~3小时就吸一次，每次都将乳房吸空，这样脑垂体可持续得到刺激，然后刺激泌乳素持续泌乳，就不会回奶了。

乳汁可以用手挤，也可以用吸奶器，吸奶器效率比较高。如果乳汁是安全的，那最好就准备带有集乳瓶的吸奶器，吸出的乳汁如果宝宝可以吃就直接喂给宝宝，如果暂时不能吃就储存起来将来喂，如果奶水是被污染的，就可以准备不带集乳瓶的吸奶器，奶水吸出扔掉即可，等奶水安全了再直接哺喂。

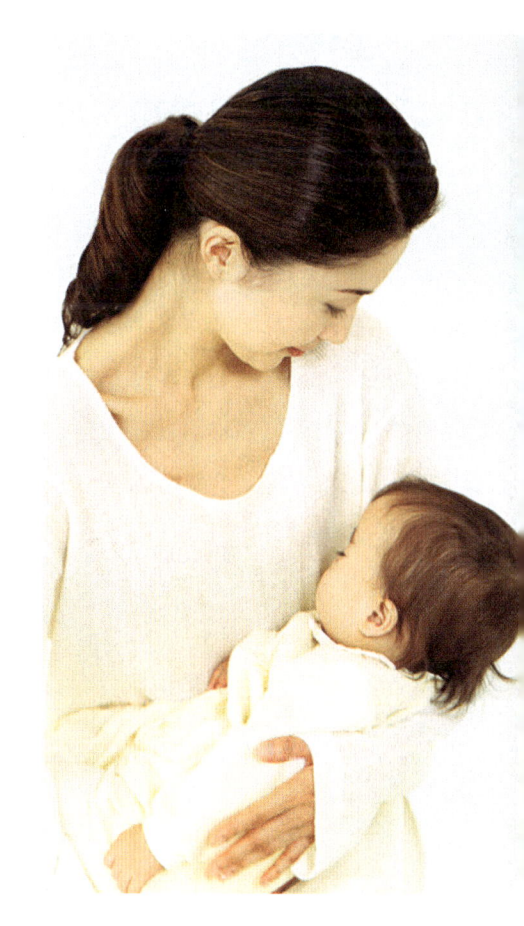

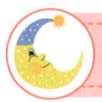

新生儿期避免添加奶粉

母乳加奶粉也是一种喂养方式，被叫做混合喂养，打算母乳喂养的宝宝，我们建议除了在下奶前可喂些奶粉抗饿外，一旦下奶了就应该彻底拒绝奶粉，在新生儿期进行纯母乳喂养。

你有想给宝宝加奶粉的冲动，主要是担心宝宝吃不饱，其实这个担心没必要。新生儿期，奶产得少，加上部分乳腺管没有完全畅通，奶水少是正常的，但不见得宝宝就吃不饱。

首先，此时的宝宝食量一般都很小，所以尽管你感觉吃了不多，其实他已经吃饱了。

其次，虽然你可能感觉自己乳房里没存奶，但乳房就像泉眼，只要宝宝吸，也总能吸到几口，这就足够喂饱他了。

虽然有时候隔不了多久，宝宝又要吃了，但也未必就是因为上顿没吃饱，可能就是宝宝本身食量小，已经消耗完了，也可能宝宝就是想吃一吃，就像吃零食一样，还有就是寻求点心理安慰，要知道吃奶也有精神安慰的作用。

即使真的吃不饱，那多喂几次就可以了。多喂还可以促进乳汁分泌。

所以，新生儿期根本没必要加奶粉，如果加奶粉，宝宝吮吸母乳的机会自然减少，我们说过宝宝的吮吸对奶水多少有调控作用，吮吸次数少，奶水并不会自己多起来，这必然会影响母乳喂养的成功。

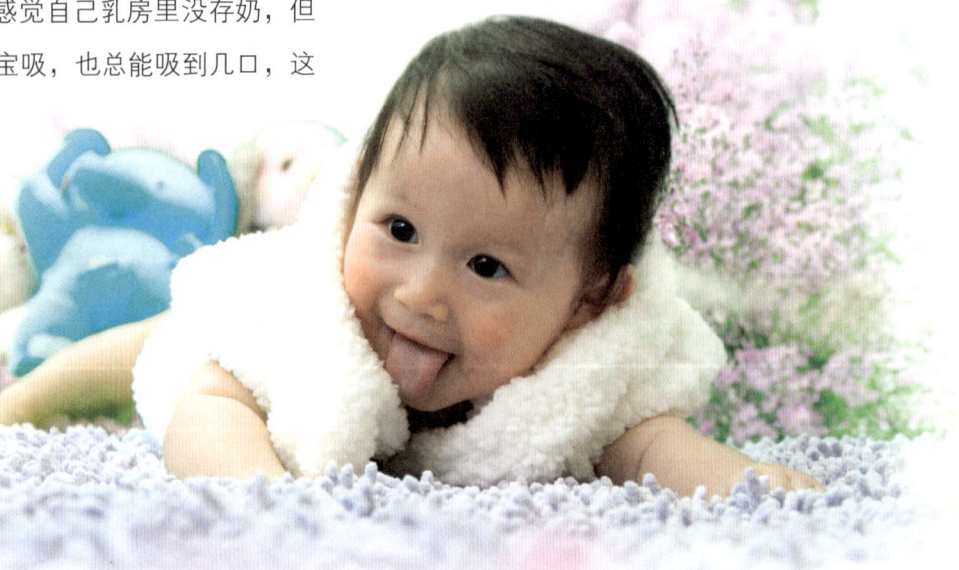

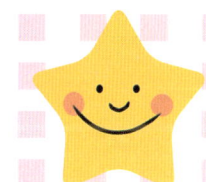

合理用配方奶喂养宝宝

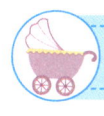

人工喂养首选配方奶

当由于种种原因无法进行母乳喂养的时候，我们建议首选配方奶喂养宝宝。

☀ 配方奶最接近母乳

配方奶按照功能分为几种：普通婴儿配方奶、早产儿配方奶、不含乳糖配方奶、水解蛋白配方奶等。如果仅仅是妈妈的原因不能喂母乳，可以选普通婴儿配方奶。配方奶是参照母乳配制的，其中主要营养成分酪蛋白和乳清蛋白、饱和脂肪酸和不饱和脂肪酸的比例都仿照母乳配制，还添加了母乳含有的一些主要营养物质如各种必需的维生素、乳糖等，无论是组成成分还是营养构成比例都很接近母乳，是除了母乳外最适合宝宝的食物，应该作为第一选择。

如果给宝宝吃了普通配方奶粉后发生腹泻，可能是对普通配方奶粉不耐受，或者是对乳糖不耐受或者是对蛋白质不耐受，可以看医生，根据医生意见更换配方奶粉。乳糖不耐受的宝宝比如患有苯丙酮尿症的宝宝喝不含乳糖的配方奶，对蛋白质过敏的宝宝喝水解蛋白配方奶。另外，消化能力弱的早产宝宝最好选择早产儿配方奶，等他的身体发育达到足月儿的水平之后再更换普通婴儿配方奶粉。

☀ 选鲜牛奶

如果不便使用配方奶，也可以用鲜牛奶喂养宝宝。

用鲜牛奶喂宝宝的时候，要注意方法。首先要煮沸，并持续沸腾3~5分钟，使牛奶中的蛋白质变性，这样更容易消化。其次，在出生1周内要加水后喂食，1周以内牛奶和水的比例是2:1，4周以内按3:1或4:1的比例调配，到4~6周以后尝试用鲜牛奶。如果宝宝大便正常，就说明消化良好。另外，牛奶中含糖量较低，用牛奶喂宝宝，要添加适量的糖，一般每100毫升牛奶加5~8克糖，大约半汤匙。

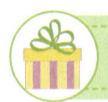

如何选择配方奶

市面上的奶粉种类不少，品牌也多，到底买什么配方的，哪个品牌的，需要斟酌，选定品牌、种类后，还要学会几招鉴定奶粉质量好坏的手段。

❋ 选羊奶还是牛奶不必纠结

我们比较多见的是以牛奶为原料的配方奶，实际上还有以羊奶为原料的配方奶，不过在这两种之间选择倒不需要纠结，这两种从营养、消化上讲没有高下之分，无论选哪种，只要注重其营养配比就可以，首先是酪蛋白和乳清蛋白比例为40:60，其次是钙磷比例为2:1，这样就可以了，如果添加了维生素D就更好了。

只是羊奶中缺乏叶酸，选择了羊奶配方奶后要注意给宝宝补充叶酸。

❋ 进口奶粉、国产奶粉哪种更好

因为国产奶粉的安全问题频发，很多妈妈都开始更倾向于进口奶粉，但进口奶粉也有双重标准的问题，也不能尽信，另外很多国产奶粉奶源是进口的，而有些进口奶粉奶源产自国内，进口奶粉虽说在加工环节质量控制更严格，但是其配方却未必适合国内的宝宝，有些宝宝就是吃进口配方奶上火，吃国产的却很好。

由此看来，你不能迷信进口或者国产，重要的是看宝宝吃了之后的反应，如果不上火、大便正常、体重、身高合格就是好奶粉。如果宝宝吃了不合适，不管是进口的还是国产的，最好更换一种试试。

❋ 把关奶粉质量

决定了配方奶粉的种类之后，尽量去大超市购买品牌历史悠久的、口碑好的产品，这样更安全。

家长在选购奶粉时，要注意查看配方奶粉的外包装。优质配方奶粉包装应该图案清晰，印刷质量高，标有商标、生产厂名、生产日期、生产批号、营养成分表、执行标准、适用对象、食用方法等等。另外，在选择时还要特别关注保存期限。

优质奶粉通常所含营养成分比较齐全，含量也比较合理。营养成分表中一般要标明热量、蛋白质、脂肪、碳水化合物等基本营养成分，维生素类如维生素A、维生素D、维生素C、部分B族维生素，微量元素如钙、铁、锌、磷，或者还要标明添加的其他营养物质。

另外，优质奶粉冲调性好，冲后无结块，液体呈乳白色，品尝奶香味浓；而质量差或乳成分很低的奶粉冲调性差，即所谓的冲不开，品尝奶香味差甚至无奶的味道，或有香精调香的香味。淀粉含量较高的产品冲后呈糨糊状。

给宝宝吃奶粉后，观察宝宝是否适应，不适应及时更换。另外要注意买回来的奶粉保质，别在使用过程中变质，以免不知不觉中伤害到宝宝。

首先，奶粉遇热、遇光会分解，维生素等营养成分会流失，因此奶粉罐要放在阴凉、干燥的地方，厨房灶台附近、阳台太阳光直射的地方都应该避开。

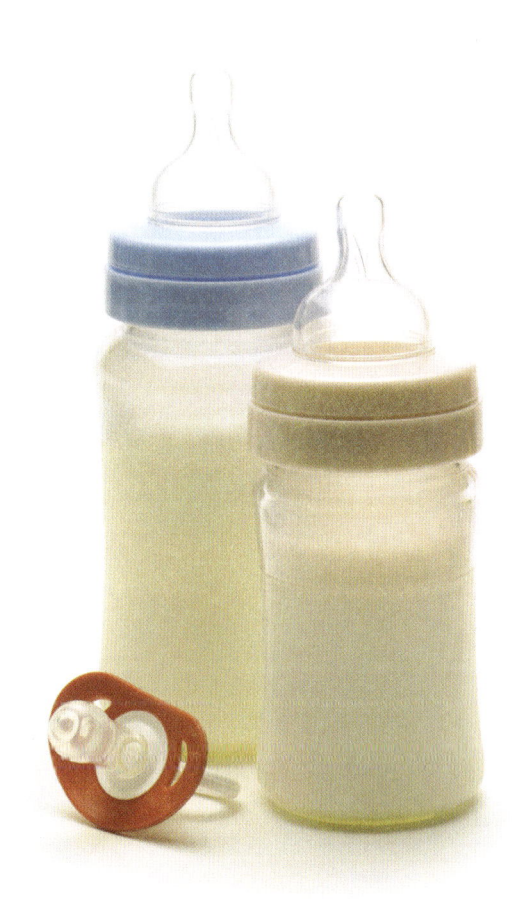

怎样保存奶粉

因为新生儿吃得少，一罐奶粉打开后，可能要吃比较长的时间。储存时间长容易变质，为避免变质，奶粉要用正确的方法储存。

其次，取完奶粉后，内袋的口要扎紧，然后盖紧铁盖再加盖塑料盖，尽量封严实。有个方法，盖好后把罐子倒过来扣着，这样奶粉会把盖口封住，会更严实。

另外，在奶粉里放几块方糖，方糖吸湿效果好，可以帮助奶粉保持干燥。

最后，千万不要在冰箱里保存奶粉，冰箱中湿度大，保存其中的奶粉非常容易受潮变质。

开罐的奶粉，最好1个月内用完，宝宝吃不完，妈妈可以跟着一起吃，如果没有用完，剩余的奶粉最好丢弃不用。

哪种水冲奶粉更好

我们现在选择较多，冲奶粉用的水也不止自来水一种了，矿泉水、纯净水都可以，不过我们建议不要始终用一种水，长期使用一种水也可能给健康带来伤害。

矿泉水相比于自来水含有更多的矿物质，如果始终单一用矿泉水冲奶粉，宝宝的肾脏负担就会加重，而纯净水在过滤时将大量的矿物质也过滤掉了，长期只用纯净水冲奶粉，宝宝可能会缺乏矿物质，自来水则没有这两方面的问题。在自来水安全的情况下，我们建议还是多用自来水，只要自来水达到饮用标准，烧开后再放温，给宝宝冲奶粉最好。

另外，你还可以几种水轮换着用，更安全也更合理。如果用矿泉水或纯净水，也要先加热再用。

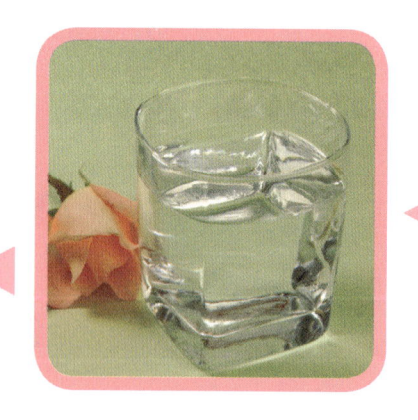

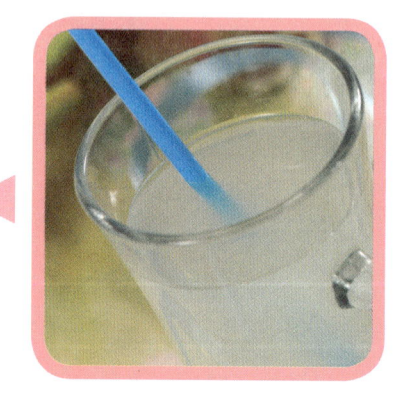

特别叮嘱 别用米汤、果汁等给宝宝冲奶粉，不容易消化。

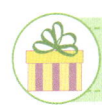

新生儿初期最好别用全奶

看一下配方奶的说明，上面有一勺奶粉加多少毫升水的调配比例说明，一般是一勺奶粉加30毫升水，按照这样的比例冲出来的奶相当于鲜牛奶的浓度，叫做全奶。

新生儿初期建议最好不要喂全奶，此时的宝宝消化能力较弱，消化不了，应该先稀释一下。出生后1周内，加水1/2，两周时加水1/3，3周时加水1/4。具体算起来，以1勺奶粉加30毫升水的比例为例，给出生后1周内的宝宝冲奶粉时，就要加45毫升水，也就是多加30毫升的1/2水，以此类推，两周时加40毫升，3周时加35毫升多点，第4周恢复正常比例，也就是全奶，1勺奶粉加30毫升水就可以了。

你可能觉得既然稀释了更容易消化，那就一直稀释着喂吧，建议不要这样，否则宝宝会营养不良。

每次冲多少配方奶

理论上讲，新生宝宝吃多少可以依照体重进行计算，一般是每千克体重每天供给100~120毫升，体重3千克的宝宝每天吃300~360毫升就够了，按照每隔2~3小时喂1次平均分配即可，差不多每顿是30毫升。不过这只是平均水平，新生儿个体差异很明显，有的食量大，刚出生时1顿就能吃50~60毫升，到满月时可以吃80毫升，有的宝宝食量小，每次只能吃20毫升，满月时也仅仅能吃到50毫升，要根据宝宝的具体情况看。

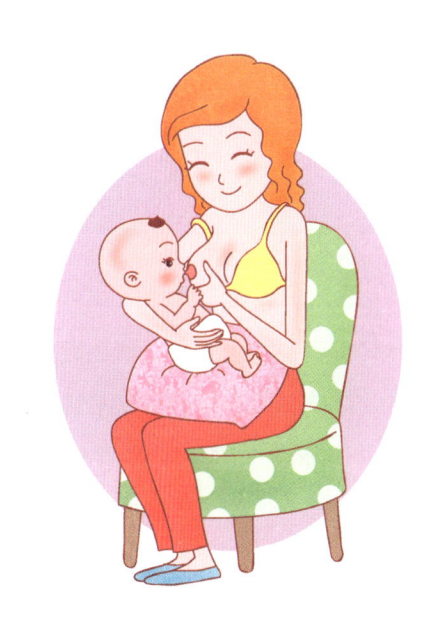

第一次给宝宝冲配方奶，妈妈可能会拿不定主意到底冲多少，一般来说刚出生的新生儿每次吃30毫升的全奶就够了。因为初期需要稀释，你可以在奶瓶里先加入45毫升水，然后再冲入1平勺奶粉就够了。

至于宝宝是否吃饱了，可以看看结果，如果宝宝主动吐出奶嘴，奶瓶里还剩下一些没吃完，而宝宝显得很满足，又安然入睡了，那下次就可以少冲一些，如果吃完了，宝宝还显得意犹未尽的样子，那下次就可以多冲一些，一般上下浮动10~20毫升即可。

总之，宝宝吃多少没有定规，妈妈用心观察、总结，一定能喂好自己的宝宝。

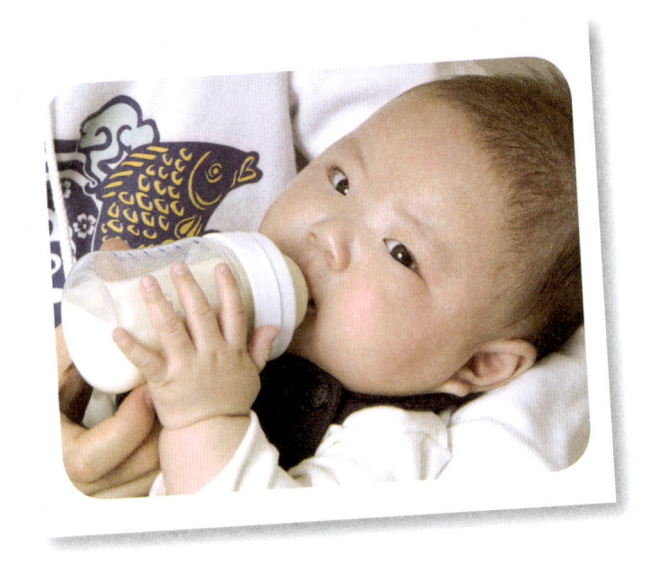

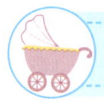

配方奶冲调要严格按照说明进行

冲调奶粉就是奶粉加水摇匀，看似很简单，其实还是有较严格的讲究。

首先，冲调方法上要讲究，先放奶粉再加水。盛舀奶粉的勺在用后还要放回奶粉袋中，如果先在奶瓶里放水，然后再用勺倒入奶粉，奶粉勺底部就会被水蒸气打湿，再放回奶粉袋中就会打湿里面的奶粉，导致奶粉湿度过大，容易变质。

其次，冲奶粉虽然都是用开水晾温，但不同品牌的配方奶对水温有不同的要求，有的要求70℃，低于该温度，营养物质不能充分溶解，有的则要求50℃，高于此温度，营养物质会被破坏，也要严格按照产品说明操作。刚开始冲奶粉的时候，可以用温度表量水温，之后用手感觉一下，等熟悉了就可以舍弃温度表了。

再次，说明中说的1勺奶粉指的是其中附带的奶粉勺自然挖1平勺的量，不是尖尖的1勺，也不是紧紧实实的1勺，否则冲调出的奶粉就过于浓稠了，会增加宝宝消化压力，造成上火、便秘、肥胖等麻烦。当然也不能随意稀释奶粉，除了新生儿初期的几周。

最后，要充分的摇匀。配方奶大多是速溶型的，上下左右摇晃10多下就可以了。如果奶水温度还有些高就要多摇一会。

特别叮嘱：冲好的奶粉如果温度有些偏凉，要加热再喂，可以放在热水龙头下冲冲，也可以放在热水里泡泡。

注意奶水的流速和温度

用奶瓶给宝宝喂奶之前，妈妈需要注意两个问题，一个是奶的流速，一个是奶的温度。流速不适合，可能会呛到宝宝或者吸起来太费力或者根本吸不出来，温度不适合不是烫到宝宝就是造成宝宝消化不良或腹泻。

看奶的流速，你可以这样做：奶冲好后，将奶瓶倒置过来，看奶水的滴落情况。如果奶水呈线状不停歇地流出，那就说明流速太快了，如果奶水一滴都不滴出来或者几秒钟才滴出1滴，说明流速太慢。恰当的流速是奶水隔1秒滴出1滴，这时候就可以给宝宝喂了。

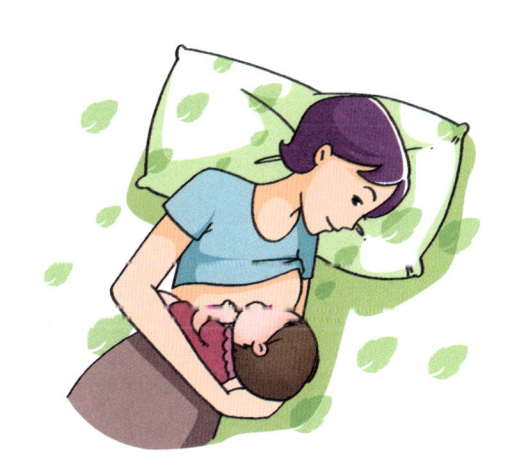

流速太快主要是奶嘴孔太大造成的,直接更换孔小一点的奶嘴就可以了。流速太慢可能是奶嘴孔太小,可以把针加热将奶嘴孔通一下,就变大了。另外还有两种可能,一是奶嘴的通气孔堵了,一种是奶瓶盖拧得太紧了,奶水不流出而且变扁了就说明可能会是这两种情况中的一种,这时候只要把奶瓶盖松松或者通一通奶嘴上的通气孔就可以了。

奶的温度很容易判断,只要把奶水滴在手腕内侧,感觉热但不会烫就是适合的,这时候的温度大约是40℃。

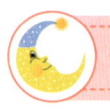

配方奶喂养新生宝宝按需还是按时

可能有些过来人、育儿专家会告诉你奶粉喂养宝宝要按时,但我们建议在新生儿期配方奶喂养也应该按需。

☀ 配方奶喂养新生宝宝没有理由按时

喂配方奶的宝宝跟吃母乳的宝宝都是同样的情况,都是同样的身体条件,没有理由吃母乳的宝宝就可以什么时候饿了什么时候吃,吃配方奶的宝宝就一定要等到了时间才能吃。吃奶粉的宝宝也是有的胃口大,有的胃口小,有时候饿得不是很厉害,有时候非常饿,你不能定量;也会有时候消耗快,有时候消耗慢,你不能定时间,为了大人省心点就给宝宝定时、定量,实在不应该。

所以喂配方奶的宝宝,妈妈要做好准备,不是等规定的时间,然后去冲规定量的奶粉,而是更注意宝宝的反应,总结出他饥饿时的表现,在他需要吃奶的时候尽快满足他。

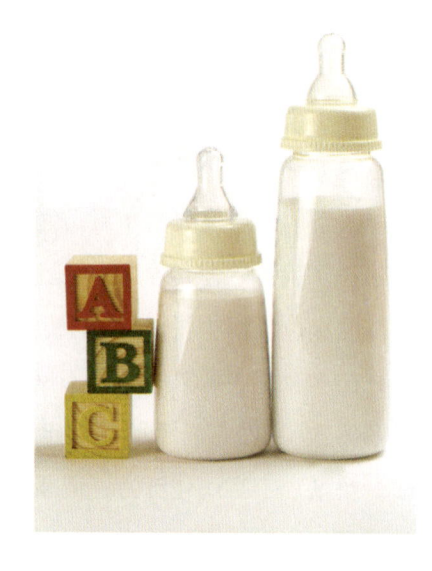

喂奶的时间间隔上可以参考母乳喂养,每隔2~3小时喂1次,另外还要观察宝宝的表现,看他是否有过大小便,是否寻乳等来决定是否需要给宝宝喂奶了。

☀ 配方奶喂养新生宝宝没有必要定量

解决了喂奶的时间间隔问题,配方奶喂养的宝宝主要的需求问题是一次到底喂多少,这个也不必定量,只要能吃饱能消化就好,可以让宝宝自己掌握。初生的宝宝胃很小,吃得不多很自然,妈妈不要想当然地认为宝宝吃得太少,不能硬灌,宝宝不吃了就停止喂食。随着宝宝长大,体重增加,进食量会逐渐增大,配方奶也应该多冲点,如果喂完奶,宝宝仍然寻乳或大哭不止,说明可能没吃饱,需要增加喂奶量了。

一般宝宝吃一次奶的时间快则10分钟,慢则也能在30分钟之内吃完,这个可以作为参考,至于自己的宝宝能在多长时间内吃完完全由着他就行。

总之,吃奶是宝宝的天性,什么时候吃,每次吃多少都受着宝宝胃口的限制,我们不要去人为规定。

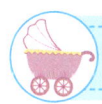

用喂母乳的姿势喂配方奶

很多喂配方奶的妈妈喜欢和宝宝相对侧躺着给宝宝喂奶,其实这并不是最好的方法,一方面容易溢奶,另一方面让宝宝失去了与妈妈亲密相依的机会。宝宝喜欢与妈妈肌肤相亲,而喂母乳时环抱宝宝的姿势可以让他获得很大的满足感和安全感,因此建议喂配方奶也最好采用同样的姿势,这样做还有利于宝宝吞咽。

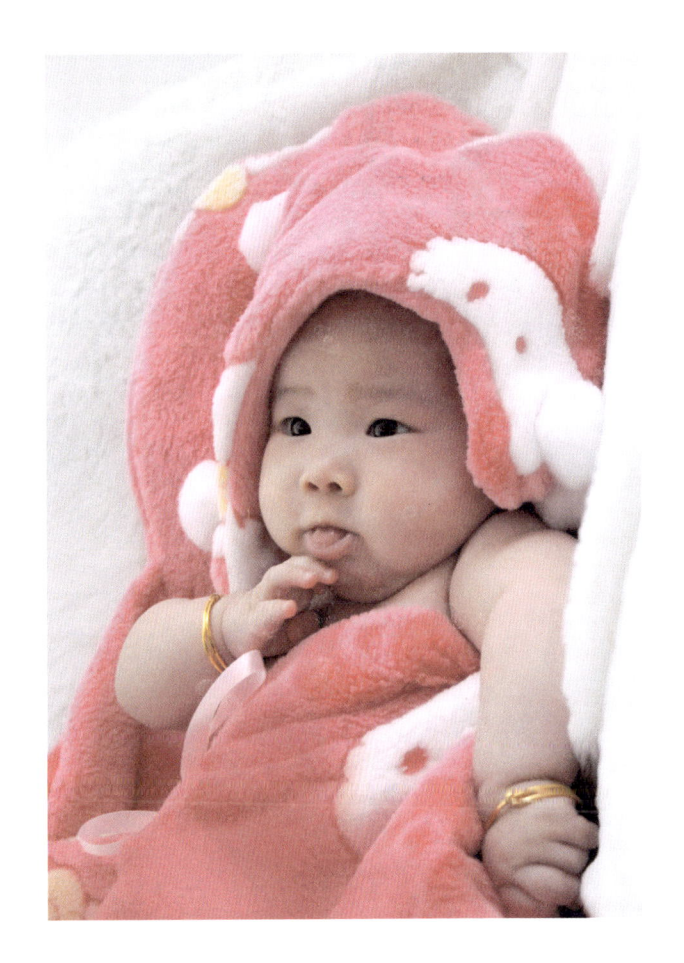

冲好奶粉后，妈妈就可以一手把宝宝抱在怀里，一手持奶瓶喂食。这时宝宝能和妈妈胸贴胸、腹贴腹，会感觉很舒服。如果妈妈愿意，还可以把衣服撩起，让宝宝紧紧贴着自己的肌肤，宝宝的手也可以抚摸妈妈的肌肤，那样会更好。

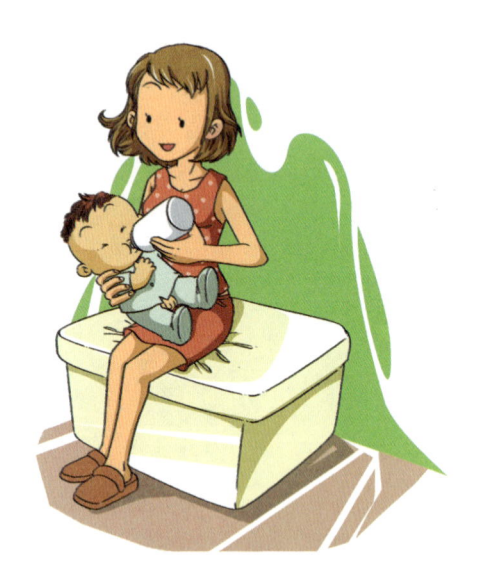

喂奶时，要注意奶嘴内和奶瓶的前端不要有空气，避免宝宝在吃奶的时候吸入太多空气，这就要求奶瓶瓶身有一定的倾斜度，一般奶瓶瓶身与宝宝的脸成90°角时比较适合，此时奶嘴会一直充满奶水，就回避了大量空气入肚的麻烦。不过，宝宝吸奶嘴不像吸乳头一样严密，还是会从奶嘴外吸入一些空气，所以喂完奶之后最好让宝宝上半身竖直给他拍拍背，让他打几个嗝出来，将吸入的空气打出来。

特别叮嘱

我们通常喂奶瓶时都是手持奶瓶底部，其实握紧奶瓶颈部更适合，这时大拇指和食指扶着奶瓶颈部，其余手指可以托着宝宝下巴，能帮宝宝保持与奶瓶相对稳定的位置。

给宝宝选舒适的奶嘴、安全的奶瓶

为宝宝准备奶瓶、奶嘴对新手妈妈来说也不是一件特别容易的事，为确保安全，除了要去大商场、超市或者专卖店购买有安全认证的产品外，是否合适，你可以自己判断，我们有些建议供妈妈参考。

☀ 奶瓶材质种类多

各种奶瓶的主要区别点就在材质上，现在市场上主要是玻璃材质和塑料材质的。

玻璃材质安全性和耐热性都好，而且玻璃奶瓶容易更准确地感知温度，刻度也清晰，适合于新生儿期的宝宝，虽然有易碎的缺点，但是因为此时都是大人使用，可以忽略。

塑料材质的奶瓶轻便，适合宝宝自己握持喝奶，待宝宝自己能够喝奶了用比较好。塑料材质又分为几种：PC、PP、PPSU、PES。PC材质含有能导致内分泌失调的双酚A，要避免购买，PPSU、PES材质价格昂贵，目前在国内市场还不太多，主要是PP材质的，PP材质的奶瓶实用、实惠，是塑料奶瓶的主流产品，可以购买。

奶瓶有标准口径的和宽口径的，宽口径的放奶粉时不容易洒出、清洗底部都比较容易，而且比较接近母亲乳房，可以优先考虑。

无论什么材质，透明度越高，硬度越高越好。透明度高说明材质好，硬度高加热后不容易变形。另外选购时要闻闻味，味道越轻越好。

奶瓶的大小方面，新生儿期选择120毫升、60毫升的奶瓶各1个喝奶和喝水就可以，以后随着宝宝长大更换较大的奶瓶。

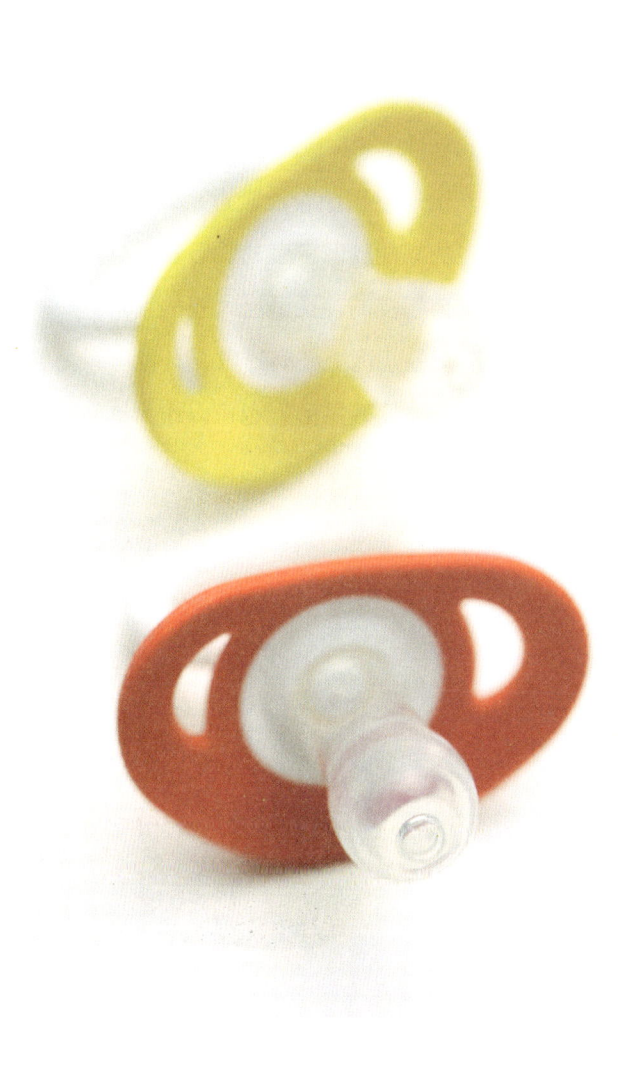

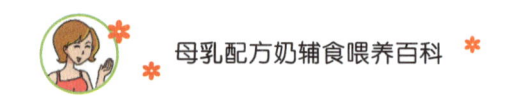

❋ 奶嘴软硬和出奶孔是主要选择点

奶嘴太软,宝宝吮吸的时候容易发生粘连从而堵塞出奶孔,奶嘴太硬,宝宝吸不动,应选软硬程度适中的。

奶嘴的出奶孔有十字孔、Y字孔和圆孔的,圆孔的有大、中、小号。小号、圆孔的能够自动出奶,出奶量较小,比较适合新生儿;Y字形孔和十字孔的都能随着宝宝的吮吸开合,出奶速度可以由宝宝自己控制,更适合大些的宝宝。

有的奶嘴上开有透气孔,能够避免宝宝吸入太多空气,比较贴心,也可以作为选购依据。

从材质上看,硅胶的奶嘴无异味,乳胶的奶嘴柔软,都是可以尝试使用的。色泽透亮不易变黄,韧性较高不易撕裂的产品是首选。

选购了安全的奶瓶、奶嘴后,使用中也要注意安全问题。

特别叮嘱 奶嘴有大小之分,一般奶瓶上配的是中号的奶嘴,给新生儿用最好再另外买个小号的。

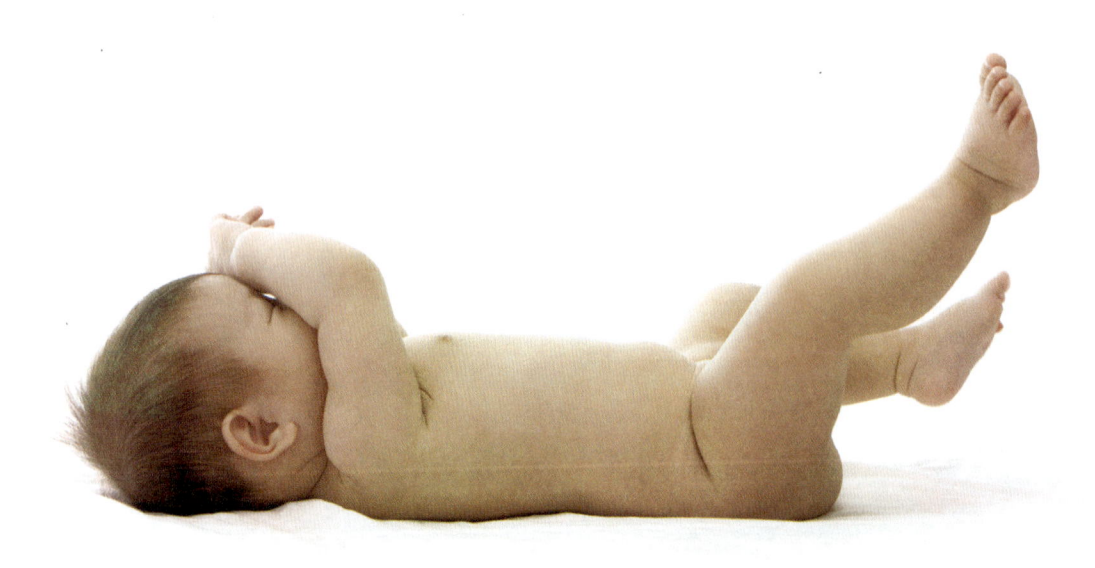

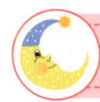

及时清洗、消毒、更换奶瓶和奶嘴

奶瓶、奶嘴每天都跟宝宝的口腔接触，卫生很重要，除了及时清洗，还要定时消毒和更换。

☀ 使用前清洗消毒

奶嘴、奶瓶在第一次使用前就应该消毒，可以根据产品的说明做，一般是放在开水里煮或者放在蒸锅里蒸5~15分钟。

☀ 使用后清洗消毒

正式使用后，每次用完就马上清洗，清洗要用流动水。奶瓶的内部、底部要用奶瓶刷认真刷，尤其是塑料的奶瓶比较难清洁，一定要清洁到位。然后奶瓶口、奶嘴与奶瓶衔接的部位也要特别清洗。奶水中含有油脂，清水很难冲洗干净，可以使用专用的奶瓶清洗液清洗，如果用普通的餐具洗涤剂，要多次用流动水冲刷，避免残留。清洗完毕后倒扣在干净的盘子上晾干。下次要用的时候，如果奶瓶内部还没有晾干，就用开水冲洗一下再用。

使用以后每次消毒都跟第一次消毒一样，用蒸锅蒸、开水煮都可以，每天都要消毒一次，每次蒸煮5分钟就可以。

☀ 到了使用期限及时更换

无论是奶瓶还是奶嘴都有使用期限，PP、PPSU和PES材料的也就是塑料的奶瓶使用期限为6~8个月，过了使用期限一定要更换。玻璃奶瓶使用期限长，但宝宝能自己抱瓶喝奶后最好不要再使用，以免破碎伤害到宝宝。

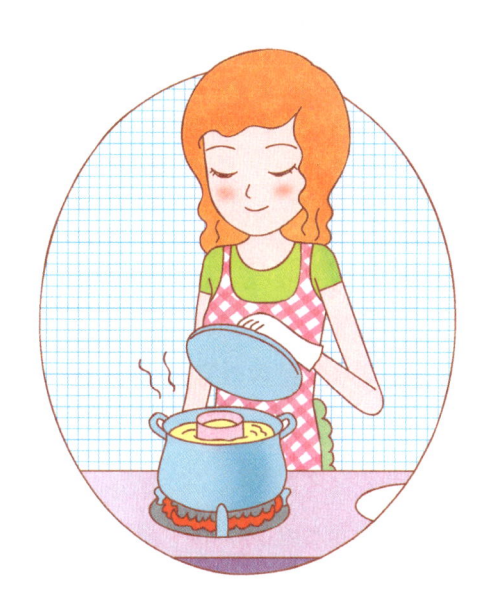

奶嘴要频繁地更换，一般都是2个月就要换新的，你也可以自己观察是否需要更换，若发现奶嘴有变色、破裂、粘连，说明奶嘴已经老化，就要换了，以免碎块被宝宝吸到气管，发生窒息危险。

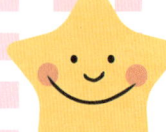

判断新生宝宝是否吃饱的方法

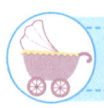

大小便的量，可看出宝宝是否吃饱

宝宝喂养是否合理可以从宝宝的大小便上直观地看出来，大小便可以说是喂养是否合理的晴雨表。在新生儿期，看宝宝是否吃饱了，大小便的量和次数都可以作为依据。

除了出生前3天，宝宝因为进食少而排便有些少之外，其他时间都是偏多的。大多数的宝宝，因为肠胃功能还没调整好，有些紊乱，大概每天大便在5~6次，小便每天10多次。如果你一天要给宝宝换尿布15、16次，这就说明宝宝是吃饱了的。

不过，也有些宝宝肠胃功能好，大小便都没这么频繁，一般每天基本1次以上大便，6次以上小便，而一次大小便的量也比较大，那也是正常的，说明宝宝吃得是足够的。不过，大小便不方便量化观察，你可以看尿布渗透情况或掂一下纸尿裤的重量，也能做到心中有数，面积比较大，重量比较沉，就可以放心了。

另外，新生儿期的宝宝有时候会拉绿色的大便，并不一定是喂养不足导致的，更大的可能是宝宝消化不好，如果拉过1~2次之后就又转为正常了，不必追究喂养的问题。

等出了月子，你就可以从宝宝大小便的性状上看出宝宝是否吃好了。

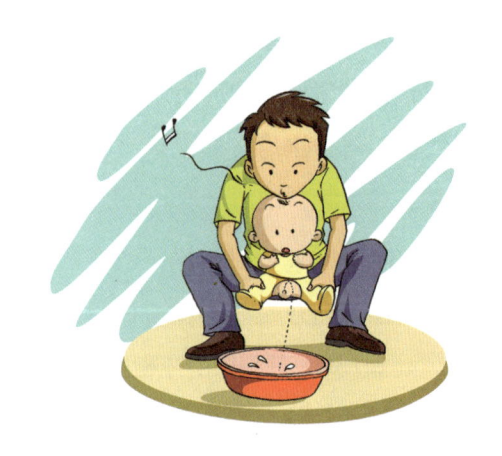

体重反映宝宝是否吃饱

喂养是否合理，体重可以直接反应出来，宝宝出生后最初的3个月内，体重增长非常快，差不多每周都能增重180~200克，每个月要长600克左右，如果每周增长少于150克，那就有些偏少了，需要加强喂养。

宝宝的体重增加情况需要持续关注，在宝宝4~6个月的时候每周增重150~180克，6~9个月时每周增重90~120克，按体重增长倍数来看6个月时体重是出生时的2倍，1岁时是出生时的3倍。

多种方式对比宝宝的体重增长，如果宝宝增重数偏少、体重偏轻就要咨询医生，可能需要加强喂养了。

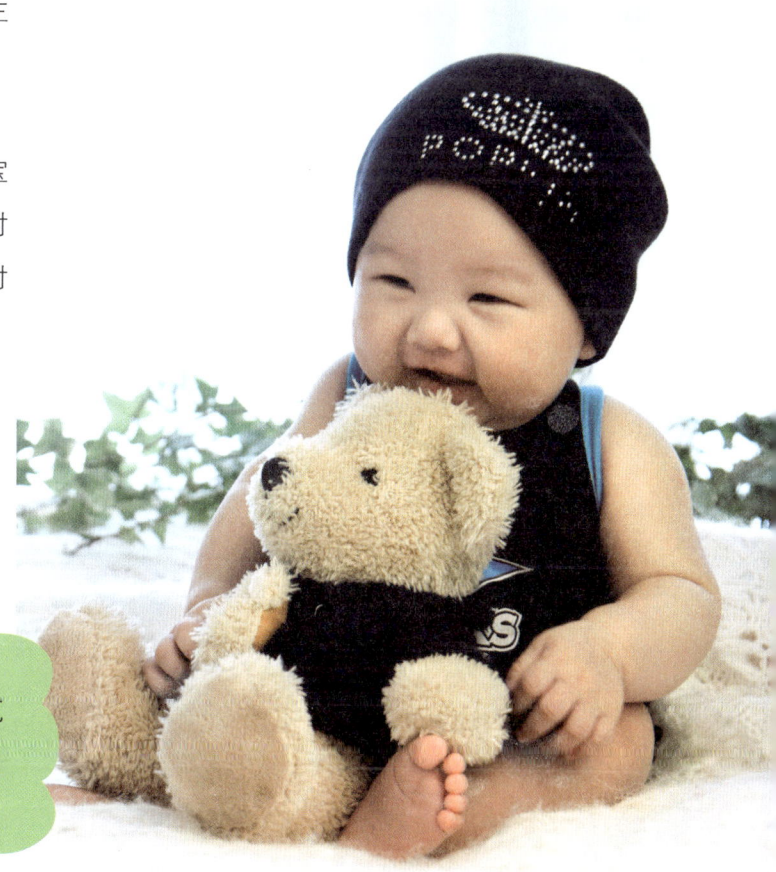

另外可以参考标准体重来判断，标准体重可以用公式算出来：

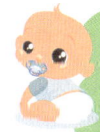

6个月以内体重=出生体重+月龄×600克

7~12个月体重=出生体重+月龄×500克

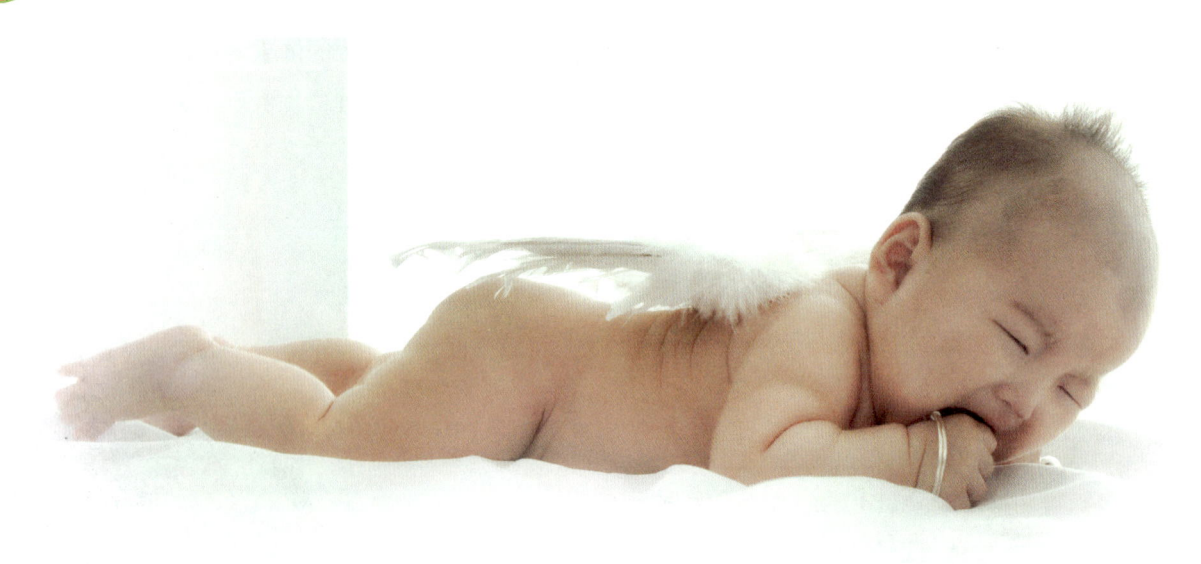

睡眠可反映宝宝是否吃饱

宝宝吃饱没可以从他睡眠的情况看出来。

新生宝宝几乎除了吃就是睡，如果吃饱了就会安静地入睡，即使暂时不睡也是不哭不闹地歇一歇，如果宝宝吃完奶后还久久不能入睡而且持续哭闹，那就说明还没吃饱，需要再给宝宝加喂一些。

吃饱的宝宝睡觉时间较久，除非是有人打扰或受到噪音干扰，不会总是醒，如果宝宝睡着后不久就在没有受到打扰的情况下醒来了，醒后烦躁不安，而且有强烈的吃奶欲望，叼到奶嘴或乳头之后急促地大口大口吸起来，可能就是上一顿根本没吃饱，这一顿要多喂些。

需要说明的是有些宝宝吃奶时吃着吃着就睡着了，这不能说明就是吃饱了，只是因为新生宝宝吮吸力弱，而吃奶时间又太长了，他有些疲乏所以入睡了。这样的情况，随着宝宝吮吸力加强和妈妈乳汁流出更通畅就会逐渐解决。

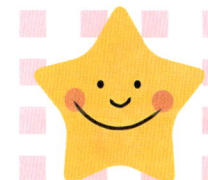

妈妈给宝宝准备好"粮袋"

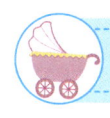

胀奶了，乳腺管却不通怎么办

生完宝宝后，大部分产妇在3~5天内开始下奶，不及时吸出就会发生胀奶，这是你之前想象中温馨、平和的哺乳画面中所没有的。胀奶时乳房又胀又痛又热，胀痛感上可到达锁骨，向两侧可以发展到腋下，触手所及都是硬如石头的肿块，如果随后能吸出自然可以缓解，但实际情况是很多妈妈乳腺管还没有完全通，根本无法吸出，这就需要先把乳腺管疏通。

疏通乳腺管对妈妈来说也是比较痛苦的一个过程，不过辅助方法还是很多的，你可以请催乳师，她们专业的按摩手法对打通乳腺管很有效，不用催乳师时，你也有很多办法。

方法 1 吃些具有疏通乳腺管功效的中药，比如"生乳汁"之类，非常有效。

方法 2 站着用热水淋浴，热水淋浴可以引起喷乳反射，水流过乳房的同时，用手轻轻由根部向乳头按摩，可能会挤出部分奶水。

方法 3 冷敷乳房，冷敷可以让肿胀的组织消肿，从而减轻乳房坚硬肿痛的问题。千万不要使用热敷法，这会让乳房组织进一步肿胀，加剧胀痛。

方法 4

加强吮吸。如果宝宝能吸出来，就让宝宝多吸，吸着吸着就通了。但是有时候宝宝吸不出来，反而刺激乳房分泌更多的乳汁，加重胀痛感，这就不能继续再让宝宝吸了，你可以找大一点的仍在吃奶的宝宝，这样的宝宝"技术"熟练，吮吸力也足够强，如果找不到或者别的宝宝不肯吸，那就只能找大人，宝宝的爸爸是第一人选。

"人力"都不行的话，你还可以购买吸奶器，多吸几次，吸的时间长一点，也能吸通。

方法 5

按摩乳房，你可以把手放在乳房根部轻轻向乳头方向滑动，帮助乳腺管中的奶水下行，你也可以借助工具做这样的动作，老人们主张用梳子，梳子背贴着皮肤滑动，取"疏通"之意，当然也可以用其他工具代替，比如笔杆、手机侧边等，哪里能摸到硬块就反复按摩哪里，坚持做能起到不错的效果。

需要说明的是，以上每种办法都有一定的功效，但是并非立竿见影，多种方法结合，并且坚持4~5天，这之后胀痛感才能最终消失。

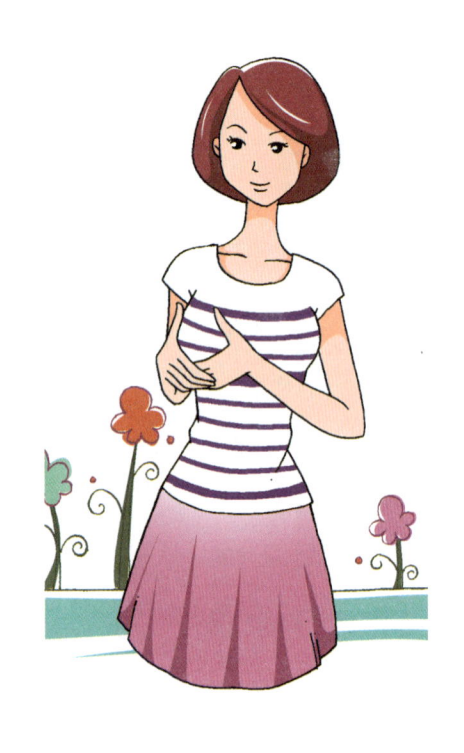

特别叮嘱 为避免乳腺管不通带来的痛苦，还是尽早开奶，让宝宝多吮吸，在胀奶之前就将乳腺管吸通，这是最有效、最简便的方法。

怎样缓解乳头疼痛

乳房在月子里会经受前所未有的刺激，疼痛是难免的，首先每次哺乳时宝宝刚含住乳头开始吮吸，乳头就会有尖锐的疼痛感，虽然时间较短，但也可能疼得你呲牙裂嘴，其次乳头与衣服摩擦也会让你感觉疼痛，虽然没那么剧烈，但也让你不快。不过这些疼痛都可以缓解，你可以尝试以下的做法：

1 哺乳之前先刺激产生喷乳反射，可以用手按摩，也可以用毛巾热敷乳房或者轻轻地挤出少许奶水等，喷乳反射发生后再让宝宝含乳，乳头就不会那么痛了。

2 两只乳头总有1只较痛，1只较不痛，喂奶的时候先喂比较不痛的那一只，当另一只乳房有乳汁滴出来，乳房感觉刺痛时，再把宝宝换过这边吮吸就不会那么痛了。

3 如果需要让宝宝离开乳头，不要突然抽离，要先中断宝宝的吮吸动作，否则很大的拉扯和摩擦力会让你感觉乳头疼痛。

4 跟乳头直接接触的衣服要足够柔软，最好用纯棉的，如果浸了奶水，要尽快更换，一旦干了，就会发硬，摩擦乳头也会很痛。

一般过10多天，乳头不那么敏感了，疼痛就会消失，不过仍要持续关注乳头，避免乳头损伤，更要预防乳腺炎。

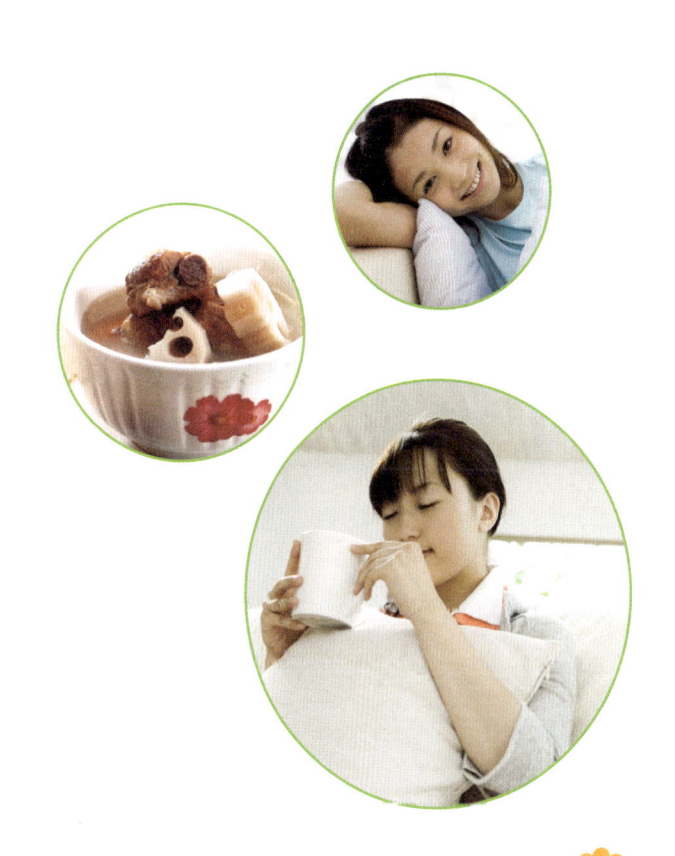

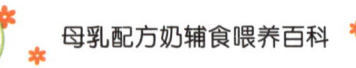

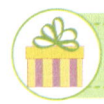

怎样预防乳腺炎

乳腺炎是哺乳期特别容易患上的一种疾病，一旦患上，给妈妈和宝宝都会带来诸多麻烦，要尽量避免。

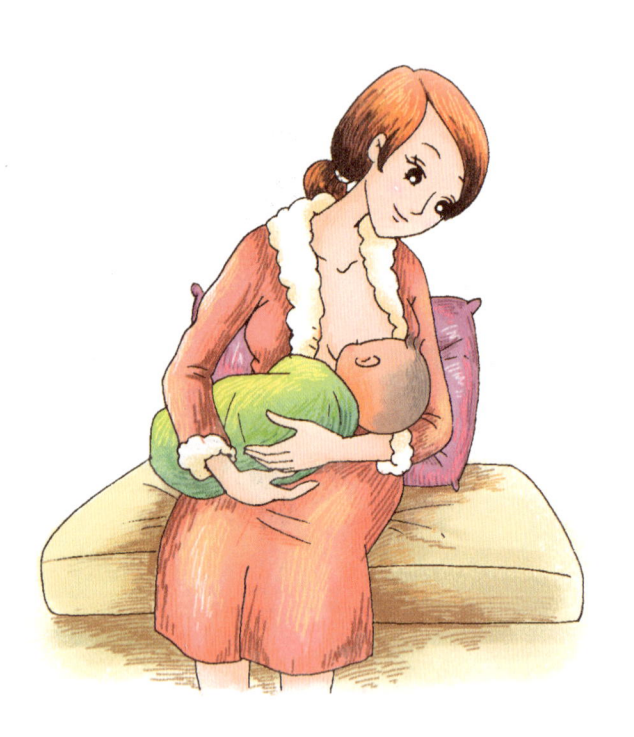

☀ 预防乳头损伤

乳头损伤后，细菌就比较容易进入乳房，是诱发乳腺炎的一个重要原因，需要预防。除了坚持让宝宝正确含乳外，也就是连乳头带乳晕一块含住，平时要注意保持乳头的清洁和干燥。每次喂完奶，要用温开水擦洗乳头及乳晕，擦洗后不要急着放下衣服，让乳头在空气中晾一会，自然风干，可以避免乳头皴裂或起湿疹。

此外，要经常检查乳头，看有无红肿或破裂。如果乳头已经有了损伤，比如破损、皴裂了，在清洗后可以再挤出两滴奶涂抹在乳头上，然后风干或者涂上羊脂膏。乳汁和羊脂膏能较好地保护乳头免受进一步损害。如果乳头损伤严重，为加快愈合，可以暂停直接哺喂，用吸奶器吸出然后放到奶瓶中喂食，也可以准备哺乳罩让宝宝间接吮吸，保护乳头。在乳头恢复的过程中，要密切注意乳头的情况，经常检查破裂地方有没有出现颜色转变或者流脓现象，避免严重感染发生。

☀ 避免乳汁淤积

乳汁如果长时间淤积在乳房中不能排出，会变质，变质的乳汁会进一步诱发感染，导致乳腺炎，这是乳腺炎的主要诱因，因此适时排空乳房是很必要的。预防乳汁淤积最有效的办法是形成良好的哺乳规律和哺乳习惯，隔2~3小时就哺乳，两侧乳房轮流哺喂，一侧吸空后吸另一侧，这次后吸的下次先吸，先吸的下次后吸，如果这次只吸了一侧，下次就要吸另一侧，避免乳汁在乳房中长期停留。

通了的乳腺管有时候还会再次被堵，乳腺管被堵，也会形成乳汁淤积，长时间不排出就会导致乳腺炎。是否有乳汁淤积，你可以经常摸摸自己的乳房，看看是否有硬块，如果有就是乳汁淤积了，要及时处理，可以先热敷乳房5分钟左右，然后用手指轻搓乳头，同时向外牵引，2~3分钟后，乳头就变软了，此时再一手托起乳房，一手从乳根部向乳头处滑动按摩，可辅助乳汁排出。

不幸患上乳腺炎了，更要积极地排出奶水，如果程度较轻，乳汁没被感染，还可以照样哺乳，挤出的奶水宝宝也可以吃，如果较严重，奶水需要挤出扔掉，待乳腺炎痊愈后再恢复哺乳。

特别叮嘱　清洁乳房的时候最好不要用香皂、浴液之类产品，宝宝的嗅觉非常灵敏，可能会因为排斥这样的味道而拒绝吸奶。

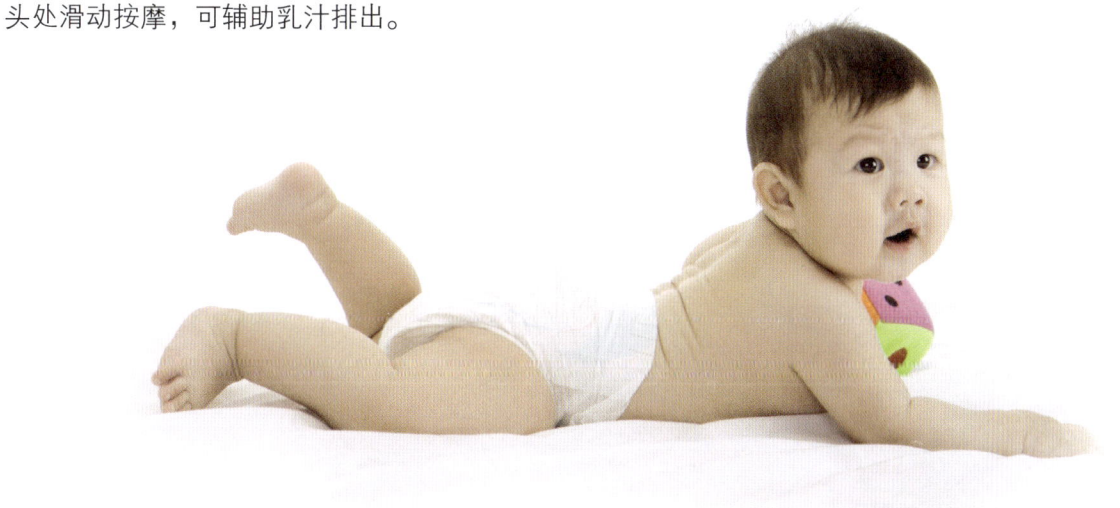

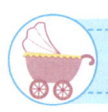

经典催奶汤增加乳汁分泌

月子里的妈妈一般乳汁都不太丰沛，所以如果你感觉自己乳汁不多，不必着急，随着宝宝吮吸，乳汁还会增加，另外你可以喝些催奶汤，有些经典的催奶汤是比较有效果的。

给妈妈推荐4款比较经典有效的催乳汤、粥：

1 花生炖猪蹄

准备1只猪蹄、60克花生、4颗红枣。猪蹄收拾干净后，剁成小块，与花生、红枣一起放入锅中，再加入些葱白、适量清水，大火烧开转小火炖1小时左右，然后加盐、鸡精调味，略微焖一会就可以了。其中的汤、猪蹄、花生、红枣都可以吃掉。

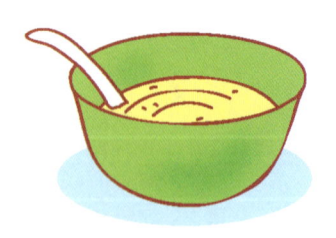

2 通草鲫鱼汤

准备1条新鲜鲫鱼、30克黑豆芽、3克通草。将鲫鱼洗干净后，锅中放油烧热，再将鲫鱼放入锅中煎至双面金黄，加入清水，放入黑豆芽和通草，小火炖15分钟后，然后加入盐调味，喝汤吃肉。

3 花生大米粥

准备生花生米100克、大米200克。将花生捣烂后和大米一起放入锅中，加水煮粥，连续两顿吃完。

4 酒酿蛋花汤

准备1块酒酿、1个鸡蛋。酒酿加水煮开后打入鸡蛋，搅成蛋花，趁热服用。

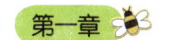

另外还有一款比较有效的药膳：

阿胶大枣羹

准备阿胶250克、大枣1 000克、核桃仁500克、冰糖500克。将大枣煮烂，用干净纱布滤去皮、核，将大枣水放入锅中，加冰糖、核桃仁文火慢炖，然后将阿胶放碗中上屉蒸化，将蒸化的阿胶放入大枣锅中继续熬，熬成羹即可。每日早晨吃2~3汤匙。

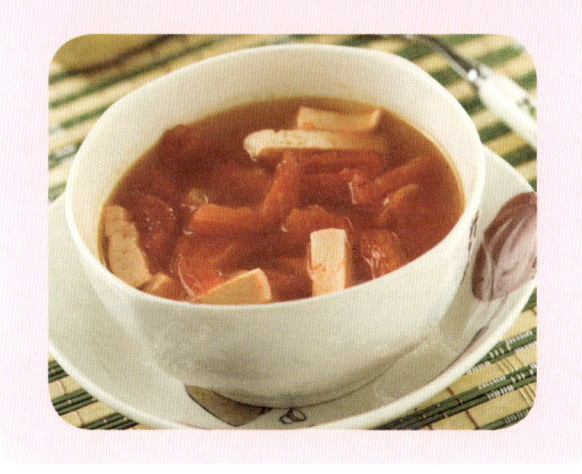

另外还有很多食材具有催奶的作用，包括甲鱼、腰花、茭白、豌豆、金针菜等，都可以加入日常饮食中烹调。

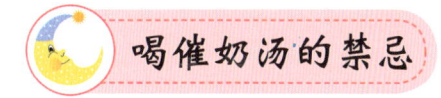

喝催奶汤的禁忌

你可能担心没母乳，所以特别关注各种下奶手段，特别是催奶汤，不过催奶汤要食用得法，才能对自己和宝宝都好。

☀ 催奶汤不能太早喝

为了多产奶，你可能恨不得产后马上食用，不过我们要告诉你，虽然催奶汤可以帮助妈妈多产奶，还可以补充身体需要的水分和丰富的营养，却不宜过早食用，因为产后前2~3天，你的乳腺管还没有畅通，过早食用催奶汤，催下的乳汁无法流出就会都淤积在乳房里，引起乳房胀痛，无利反有害，建议喝催奶汤最早也要在产后1星期后，此前主要靠宝宝的吮吸下奶即可。

☀ 催奶汤不要太油腻

新生的宝宝肠胃脆弱，消化脂肪的能力很弱，如果摄入太多脂肪会引起腹泻，而催奶汤大多使用动物性食品，比如鸡、猪蹄等，都是比较油腻的，所以我们要提醒你，做汤时不要选择太肥腻的食材，母鸡、猪蹄等都要选皮下脂肪比较薄的，汤熬好后把表面的油撇掉再喝。

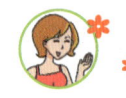

✺ 催奶汤不要随便加补药

有人认为催乳汤中加点人参、当归、黄芪、枸杞等，可以滋补妈妈，想着妈妈好了，奶自然就多了，其实加补药不能随便，滋补过头对妈妈和宝宝都不利，最好先咨询医生，相对来说不如加些桂圆、栗子、山药等，这些药食同源的食材更温和，也更安全。

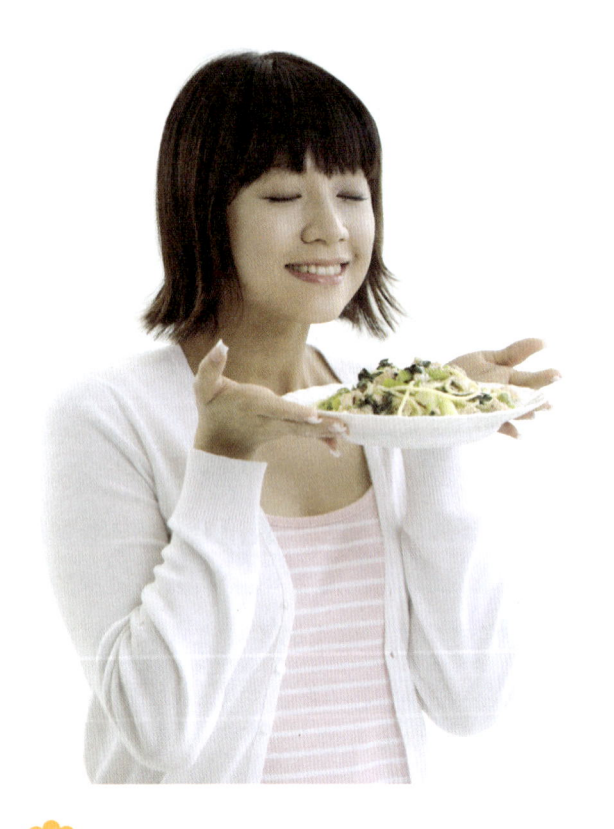

避免导致奶少、奶差的因素

妈妈要注意了，你要是想母乳喂养宝宝，就要努力避免一些可能会减少奶量或者使奶质下降的因素。

第一，产后别大补。所谓物极必反，大补的结果可能是不但不下奶，反而回奶了，这是很多妈妈曾经遇到过的事，乌鸡、人参等最好别吃，只要正常吃饭，不挑食、不偏食，保证营养均衡就足够了。

第二，产后不要只吃素食。有些妈妈长期吃素，另外有些妈妈急于恢复身材，在产后可能会坚持吃素，我们提醒你，虽然素食对防止产后便秘，补充维生素很有好处，可以吃，但是正常的乳汁中含有大量的蛋白质，是素食所无法提供的，要想奶好、奶多，不要素食，牛奶、鸡蛋、肉、鱼都要吃。

第三，产后别挑食、偏食。如果你有偏食、挑食的毛病，在这段时间要克服一下，其实很多你以前很排斥的食物吃过几次以后就能发现并不是那么难以接受，如果实在不能接受就要多吃些能补充不足的、可替代的食物。

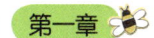

第四，产后休息好。你可能自己也会逐渐发现，某天睡眠充足，奶水就丰沛，睡眠不足，奶水就不多，这是因为身体制造奶水也需要消耗能量，所以你要尽量让自己休息好，宝宝睡的时候你也抓紧时间睡，别急着做家务，也别忙着思考宝宝未来，睡觉是当前最主要的。

第五，产后不要生气。很多妈妈月子里情绪不稳定，容易生气，你要提醒自己不能这样，因为产后心情不好会影响奶产量。在月子里，千万不要吵嘴、生气、哭泣，否则后果可能很严重，说不定奶水骤然减少而且无法挽回，任你用任何手段催奶都没用了。

第六，别不跟宝宝接触。伺候月子的人更倾向于让妈妈多休息，妈妈亲自带孩子的机会可能较少，但是产奶是母亲的本能，肯定是跟宝宝接触越多，母亲本能激发越充分；跟宝宝接触越少，这种本能激发就越差，我们有理由相信与宝宝接触少也是奶水少的一个原因，因此你在休息好之后别忘了抱抱宝宝，每次抱的时间可以短一点，但不能不抱。

第七，暂时别穿胸罩。爱美妈妈特别在意乳房下垂的问题，但我们建议月子里最好不要戴胸罩，尤其不要戴太紧的胸罩，胸罩束缚乳房，乳腺组织没有膨胀的余地，也会导致奶少。

由此看出，生活规律、饮食正常、心情好、休息好，奶水质量就能保证，你完全有能力做到。

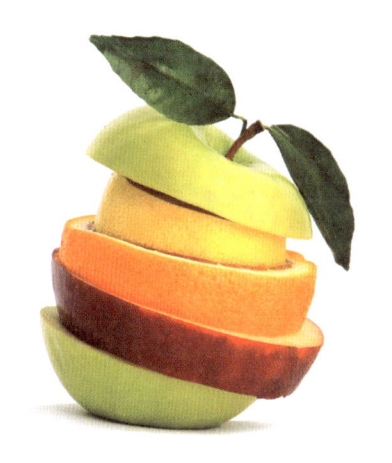

特别叮嘱

有些食物有回奶作用，如麦芽、韭菜、山楂等，还有些药物也有回奶作用，比如避孕药、利尿药等，打算母乳喂养的妈妈都要回避。

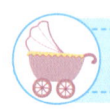

哺乳妈妈一日5~6餐

传统认为产后妈妈每天应该少吃多餐，这是很有道理的，因为产后的妈妈消化能力弱，每餐应该少吃些，但是因为要产奶供养宝宝，每天又应该多吃点。你也应该这样坚持。

✦ 餐次如何安排

我们正常饮食是一日三餐，妈妈产后前几天可在早餐和午餐之间、午餐和晚餐之间各加一餐，晚餐之后的消夜要不要吃，可以根据自己的情况，如果夜里感觉饿，就可以吃，如果夜里不饿就不需要吃，产后1星期，可以取消早餐和午餐之间的那一餐，而把消夜作为正式的一餐进食。另外，如果你夜里因为频繁起来喂奶感觉饿了，半夜再吃一餐也可以。

✦ 流质、半流质食物不能少

月子里的饮食其实没什么特别的要求，你可以照着产前的饮食安排，只要营养丰富些、口感软和些、容易消化些就可以了。但要注意一点，奶水中含有大部分的水分，所以哺乳妈妈要保证每天饮食中有一定的水分摄入，流质、半流质的食物不能少，牛奶、米粥、馄饨、汤每天至少有两份，如果吃比较干的食物，最好搭配一杯水。

✦ 每餐吃多少

早餐你可能会多吃些，因为经过一夜消耗，积累已经所剩不多，其他几餐，因为餐次密集，几乎在你还没饿的时候，下一餐已经上桌了，所以你自然就会吃得较少。一般来说，正常食量的妈妈在这段时间一餐如果吃粥和包子，一般是1碗粥和拳头大的包子1个，如果是牛奶和鸡蛋则是1杯牛奶、1个鸡蛋，如果是炒菜和米饭则是1碗菜和大半碗米饭，总体摄入量有增加但并没增加多少，相当于把三餐化整为零了。这样你每餐吃完不饿也不饱的感觉就刚刚好。

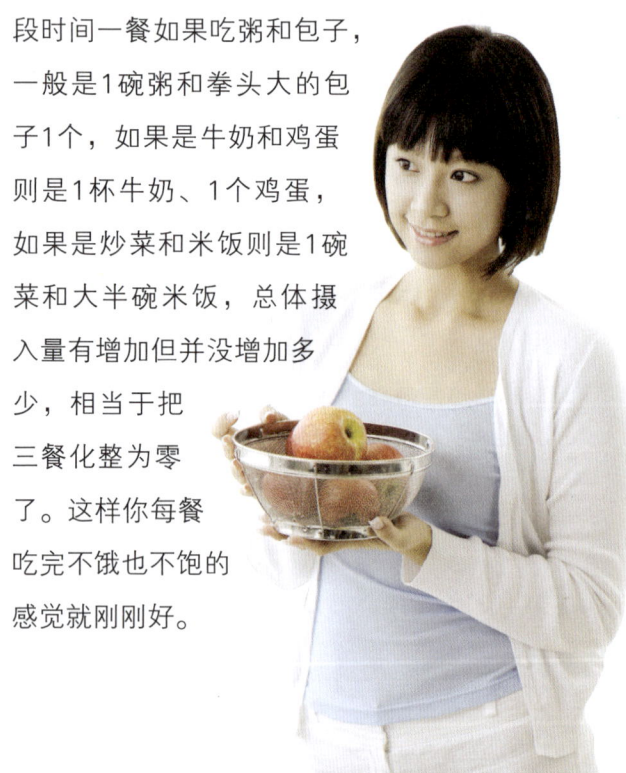

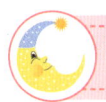

哺乳妈妈饮食要求营养丰富、种类多样

在我国传统里稀粥、面条、鸡蛋是月子里主要的食物，这些流质、半流质食物好消化，不会给妈妈增加消化负担，这是没有错的，在月子里可以吃。但是，绝对不能每天只吃这些，否则你的营养根本跟不上。当医生叮嘱你什么都可以吃，饺子、米饭、炖菜、炒菜，想吃什么就吃什么的时候，虽然可能跟你的想法或听来的做法有些不合，但别怀疑，你可以跟家人商量，最好听医生的，你的身体恢复、下奶都需要这些营养。

月子里的饮食，应该营养丰富，种类多样。

首先，保证足够的蛋白质供给。蛋、奶、瘦肉、豆制品都是营养丰富的食品，在月子里每天都要摄入100~150克肉类、300~500毫升奶类、50~75克鱼虾类、1个鸡蛋和40克左右豆制品，这样才能满足需求。

其次，蔬菜、水果都不能少。几乎所有蔬菜、水果种类都可以吃，种类越多越好，种类越多，营养越全面，蔬菜每天应该吃300~500克，水果每天200~400克，而且水果、蔬菜不能互相取代。

再次，粗粮、坚果都不必排斥。粗粮、坚果比较难消化，月子里应该少吃，但不是不吃，你可以象征性地吃一些，对数量不作要求。

月子里需要忌口的食物种类其实很少，除了前面我们提到的有回奶作用的食物外，几乎都可以吃，所以不要盲目忌口，以免营养不良，影响奶质。你所要回避的其实是一些极端食品和极端吃法。

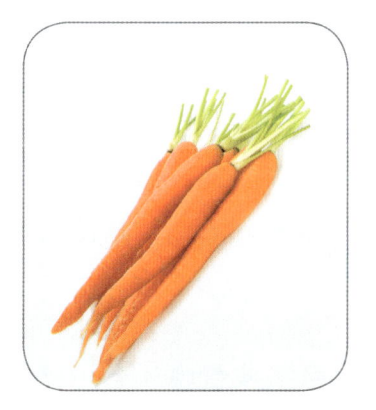

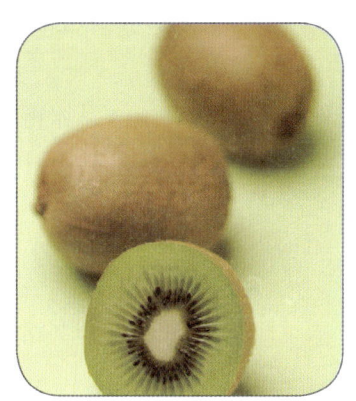

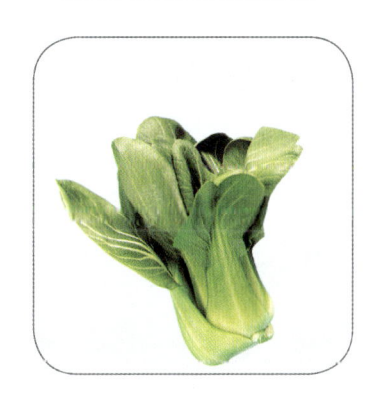

哺乳妈妈饮食禁忌

月子里的饮食有禁忌，但禁忌主要是针对一些极端情况：过冷、过硬、过辣、过咸等。

忌寒凉食物

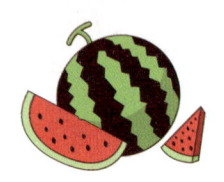

寒凉食物会影响恶露排出，减缓你的恢复速度，也会使乳汁过凉，导致宝宝腹泻，所以不能吃。寒凉食物包括刚从冰箱里拿出的所有食物，包括雪糕、冰激凌、可乐等清凉饮料。雪糕、冰激凌、可乐等不能吃，其他食物如水果要放到室温后再吃。

忌辛辣食物

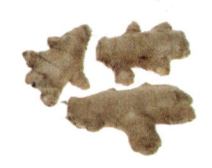

葱、姜、蒜、辣椒、花椒等在月子里不要吃，不但影响肠胃功能还会导致吃母乳的宝宝上火。出了月子后可吃一些，但要随时观察宝宝的情况，如果仍旧容易上火就停止食用或少食用。

忌油腻食物

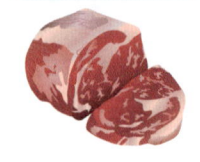

油腻食物包括油炸的、油煎的和味道肥厚的食物，都不能多吃，以免乳汁中脂肪含量过高，导致宝宝腹泻。

忌过咸食物

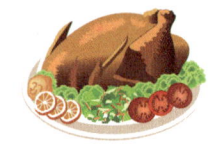

过咸的食物会使过量的盐进入乳汁，然后伤害宝宝发育尚不完全的肾功能。不过我们只是说不能吃得过咸，并不是说一点盐都不能吃，每天吃5~6克是没有问题的，不吃盐，你体内水电解质会失衡，对宝宝也没好处。

如果你吃了之前从没吃过的食物，要注意观察宝宝的情况，一旦出现腹泻、湿疹、胀气、咳嗽、烦躁、流涕等症状，说明宝宝不耐受，最好暂停食用。

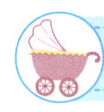

不适合喂母乳别勉强

尽管我们提倡母乳喂养，但有些情况不适合，那就不要勉强，以免伤害到自己或者宝宝的身体。

☀ 不适合母乳喂养的情况

在妈妈方面，如果患有严重疾病比如严重心脏病、严重肾功能不全、精神病、先天代谢疾病就不能母乳喂养；如果正在服用能进入乳汁并会伤害宝宝的药物时，比如治疗精神病、抗癌症的药物等，不要给宝宝喂母乳；如果正患有各型急性肝炎或活动期肺结核时，也不能喂母乳。

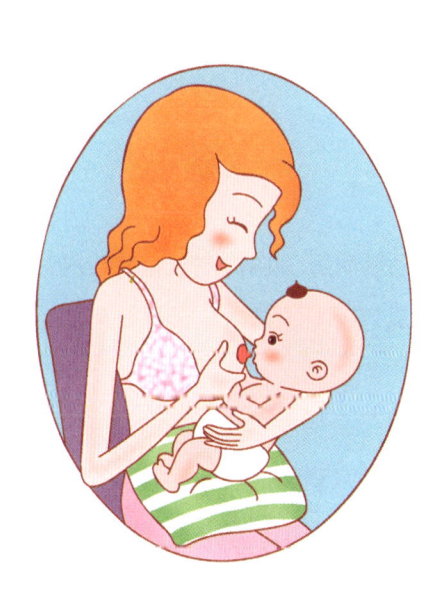

为此，妈妈如果有某些疾病或必须吃什么药时，一定要告诉医生，让医生确定你是否能哺乳，以免造成严重后果。

在宝宝方面，如果患有先天性的代谢性疾病如苯丙酮尿症、枫糖血症或半乳糖血症，都不能吃母乳。这些代谢性疾病会在宝宝出生后的几天后会采血并进行筛查，如果筛查不通过，医生会很快告知。妈妈也可以自己观察，如果宝宝不耐受母乳，吃母乳后会腹泻。

☀ 乙肝妈妈是否可以喂母乳要做检查

患有乙肝的妈妈是否能喂母乳，不能一概而论，所以不要贸然决定喂或是不喂，可以先做相关检查。

检查要做3个项目：乙肝病毒DNA检测、肝功能、乳汁，如果乙肝病毒DNA检测是阴性，肝功能正常、乳汁中也没有乙肝病毒，那么母乳喂养宝宝被传染乙肝的概率特别小。在这种情况下，在宝宝出生后的最短时间内注射乙肝疫苗和乙肝免疫球蛋白，让他体内形成保护，感染概率就更小了，可以放心喂母乳。

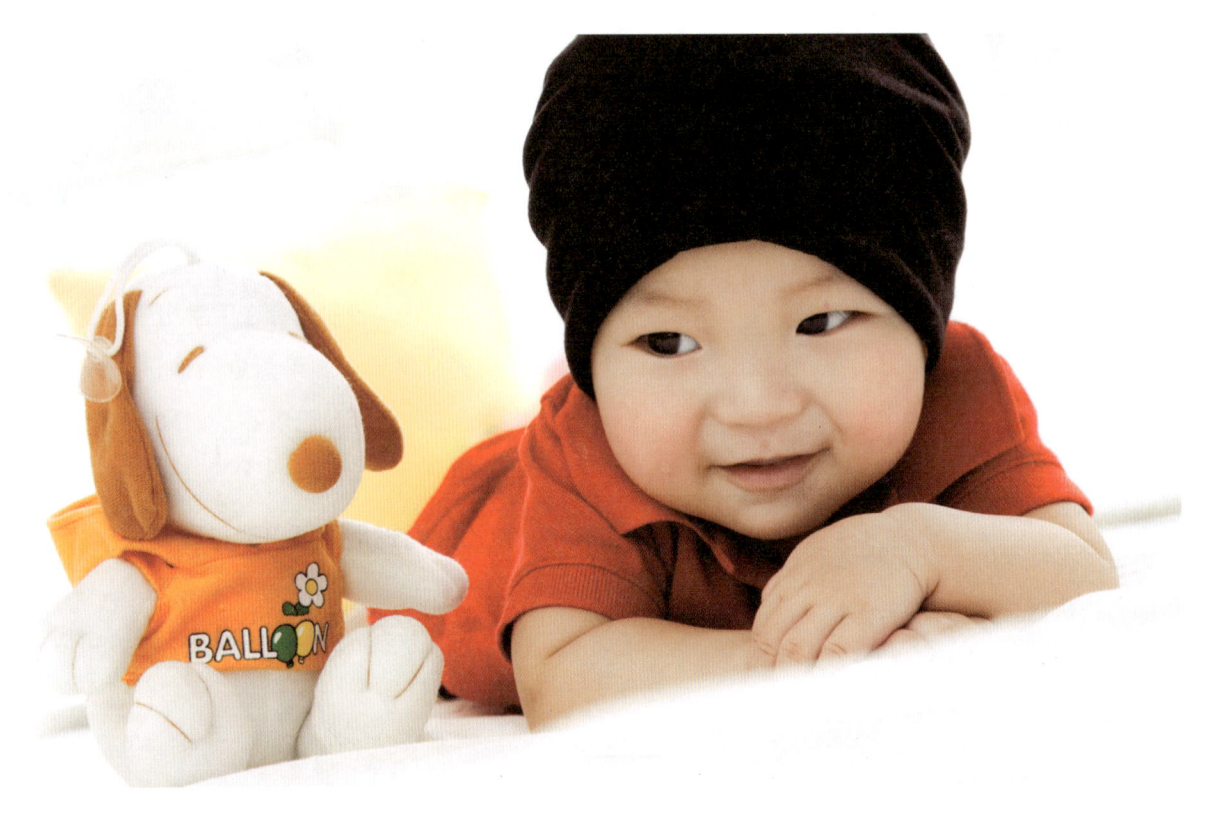

能喂母乳的乙肝妈妈喂母乳还有一重风险，就是如果妈妈的乳房皮肤或宝宝的口腔有破溃、损伤，宝宝吮吸母乳的时候有可能接触到病毒从而引起感染，这两种情况下最好别直接哺喂，可以把乳汁挤出来再喂给宝宝，安全性比较高。

如果乙肝病毒DNA检测含量高，肝功能也损伤较重，那最好不要喂母乳。最终如何决定，你可以多听听医生的意见。

不能用母乳喂养宝宝，妈妈也不要自责或遗憾，可以给宝宝选购优质的配方奶，照样可以满足宝宝的发育需要，让宝宝健健康康地长大。

喂养要点

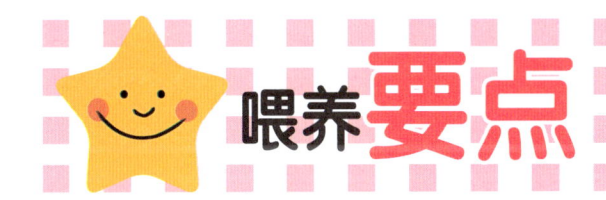

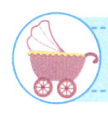

喂鱼肝油要避免中毒

母乳和牛奶中维生素A和维生素D的含量都不高，给宝宝补充些鱼肝油是必要的，所以无论是母乳喂养的宝宝还是喝配方奶的宝宝都可以喂些鱼肝油。

鱼肝油的主要成分是维生素A和维生素D，维生素A和维生素D都是脂溶性维生素，不像水溶性维生素，摄入过量能及时排出体外，而是会在体内储存起来，长时间储存在体内，就会产生毒性，容易造成维生素A或者维生素D中毒，在给宝宝喂食鱼肝油的过程中要注意避免。给宝宝喂食鱼肝油前，服用剂型、服用药量和服用期限都要听从医生指导。

☀ **选择、喂食鱼肝油的方法**

提倡喂食鱼肝油，主要的目的是预防佝偻病，所以喂食鱼肝油的目的是摄入足量的维生素D而维生素A不能过量。目前鱼肝油有两种制剂，其中一种制剂维生素A和维生素D的比例是10:1，另一种制剂两者的比例是3:1，如果服用第一种制剂产品，摄入足量的维生素D的同时，维生素A就会过量，最好不买，后者的比例跟宝宝的需求比较符合，可以购买。

给宝宝喂食鱼肝油，不要混入奶水，用滴管比较好，先将鱼肝油吸入吸管，然后轻轻滴在宝宝齿颊之间，鱼肝油就会顺着脸颊流入宝宝喉咙。

在宝宝出生第3周起就可以喂鱼肝油，开始每天1滴，逐渐增加，满月后可以增加到每天3~5滴。

☀ 预防鱼肝油中毒的要点

预防鱼肝油中毒，除了正确选择鱼肝油制剂，还有几种做法：

1

选择纯维生素制剂，预防佝偻病就选择维生素D制剂，补充维生素A就选择维生素A制剂，需要多少补多少，这样就不会顾此失彼造成其中一种维生素中毒的问题。

2

根据宝宝的饮食条件确定鱼肝油补充量，看看妈妈饮食中维生素A的摄入量，看看宝宝奶粉中维生素A和维生素D的含量，如果都有一定的含量就要适当减少鱼肝油的喂食量，隔几天喂食几滴，或干脆停止补充鱼肝油，预防摄入过量。

随着宝宝长大，能够晒太阳了，能够吃辅食了，鱼肝油就可以停用了，否则也会造成过量。

另外，宝宝的体质不同，对维生素A和维生素D的敏感性和耐受程度不一样，有些宝宝即使摄入的鱼肝油在正常范围内也会中毒，妈妈要注意。

☀ 鱼肝油中毒的表现

鱼肝油喂食过量，对宝宝的肝脏和消化系统都有伤害，并带来新的疾病，所以要尽量避免过量喂食的问题，一旦发现有维生素A或维生素D中毒的迹象，要马上停喂鱼肝油。维生素A中毒的表现是毛发脱落、皮肤干燥、皱裂、皮肤痒、食欲不振、易激动等，维生素D中毒表现是食欲不振、恶心呕吐。

不过，维生素A中毒发病缓慢，在表现出症状的时候中毒已经较严重了，不能非要等到出现症状才意识到，可以定时做些微量元素的监测。

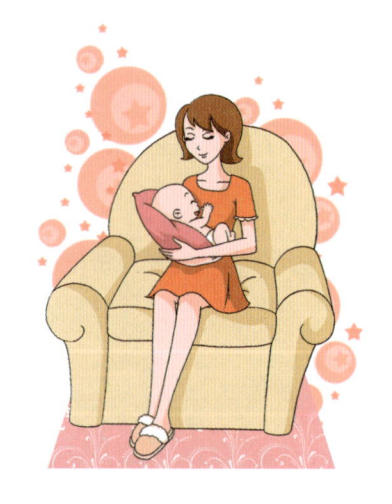

预防宝宝溢奶

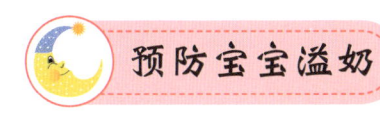

成人的胃上小下大,进食以后,与食道连接处的贲门就会紧闭,而宝宝的胃却是水平的,贲门也比较松弛,因此很容易溢奶。宝宝溢奶不必紧张,需要注意的是别让溢出的奶水再吸入气管,以免引起窒息。

不论是吃母乳还是吃配方奶,宝宝都有可能溢奶,做好预防工作可以有效减少溢奶的次数。

首先,大部分溢奶是因为胃部的空气排出时带出奶水造成的,因此吃奶时别让宝宝吸入太多空气很重要。如果吃母乳,要让宝宝正确含乳,把乳头和部分乳晕含在口中,这样宝宝的唇和妈妈的乳房就会紧密结合。如果吃配方奶,奶瓶底部要抬高,让奶水充满奶嘴,这样宝宝吸奶时就不会吸入太多空气了,溢奶能有效地避免。

其次,不管宝宝是否吸入了空气,都形成习惯,每次喂完奶后,把宝宝竖抱着,最起码让他的上半身直立,然后轻轻拍拍背,让他打几个嗝,把胃部多余的空气排出,也可以避免溢奶。

再次,宝宝吃完奶也拍完背了,就把他放下让他歇一会,消化消化,比较容易溢奶的宝宝切记不要在喂完奶后还逗他玩、给他换尿布、帮他做被动操、抚触等,过度的翻动宝宝身体很容易导致溢奶。

为避免溢奶造成窒息,每次喂完奶后要注意观察宝宝20分钟,一旦发现溢奶,立刻将他侧卧,让乳汁顺着嘴角自然流出,就可以避免进入气管。

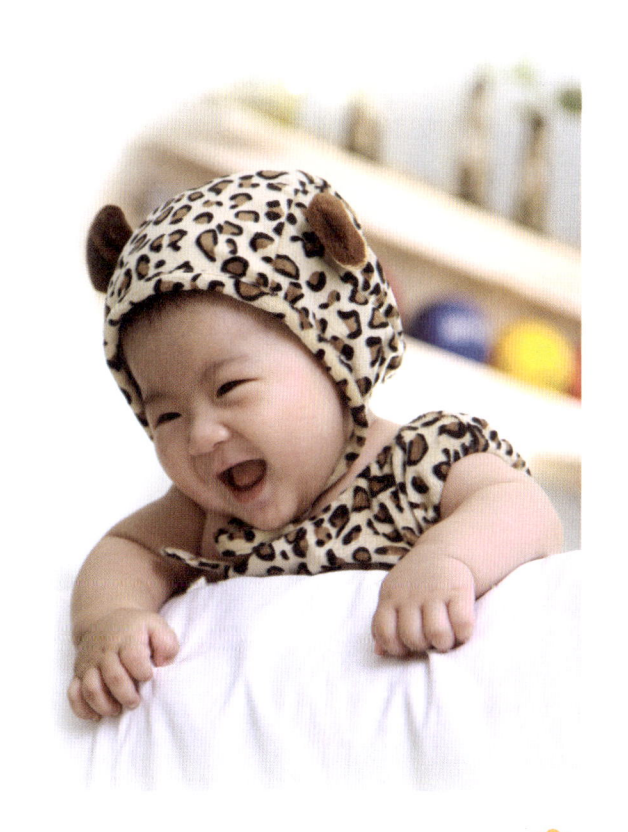

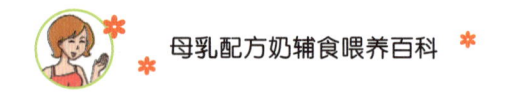

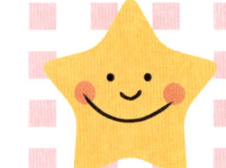

特别关注：早产宝宝

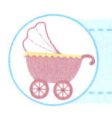

早产宝宝的生理特点

满28周却还不足37周出生的宝宝属于早产，早产的宝宝身体素质较差，妈妈要了解早产宝宝的身体特点，以便更加妥当地喂养。

首先，早产宝宝的吮吸能力较差，主要是吮吸力小，可能吸不出奶水，也可能根本就不会吸，也有的宝宝会吮吸但吮吸和吞咽的动作协调不起来，总是呛奶，这样的宝宝要用特别的方式喂。

其次，早产宝宝的消化能力差，肠胃蠕动能力较差，而且不协调，对营养的吸收能力也差，给早产宝宝的饮食也要特别些。

再次，早产宝宝经过的胎儿期较短，在可以储存大量营养物质的时期还没过完就出生了，所以还来不及储存足够的营养素在身体里，身体素质达不到其他新生儿标准，免疫力也普遍偏低，所以早产宝宝对营养素的要求就更高些。

早产的宝宝2岁前是喂养的关键期，如果在这段时间得到合理的喂养，将来会像其他足月出生的宝宝一样健康。

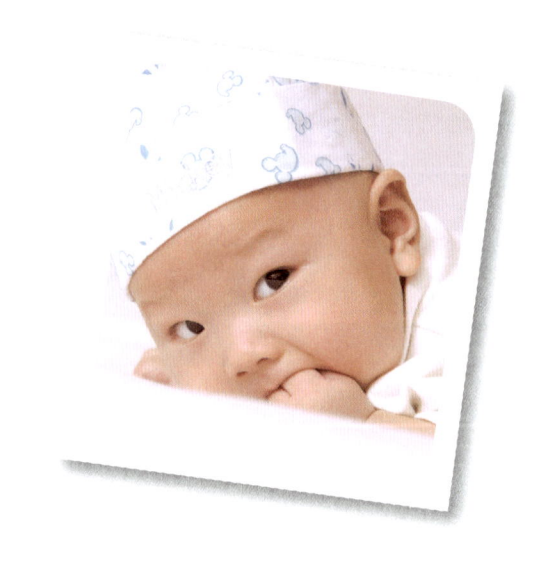

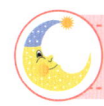

怎样喂养早产宝宝

早产宝宝喂养不容易，妈妈一定要拿出更多的耐心来对待。

❋ 最好纯母乳喂养早产宝宝

根据检测，早产妈妈的乳汁比足月产的妈妈乳汁所含各种营养素和氨基酸更丰富，而且更好消化，所以早产宝宝尽量母乳喂养。而且，母乳中含有较多的免疫物质，也可以比较有效地保护身体素质比较弱的早产宝宝。

❋ 用勺子、滴管喂养不会吮吸的宝宝

如果宝宝完全不能吮吸乳汁或者总是呛奶，就不要再直接哺喂了，妈妈可以在将要喂奶的时候把乳汁挤出来，放到小杯子里，用小勺子或者滴管喂宝宝，喂的时候要注意方法，将乳汁喂到嘴角、齿颊之间或者舌根，让乳汁顺着脸颊流入喉咙。

挤出的乳汁喂给宝宝前，可能已经变凉了，要再热一下，滴在手腕上热而不烫就可以喂了。需要注意的是早产宝宝吃奶慢，还要避免在吃完之前奶变凉，你要经常试试温度，最好找个大杯子装满比乳汁略温热的水，把放乳汁的杯子放入温水中，边喂边保温。

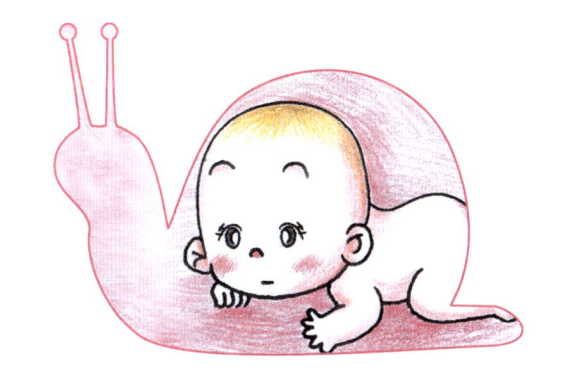

❋ 喂早产宝宝吃奶要耐心

早产宝宝吃奶慢是必然的，妈妈一定要耐心，不要急，要等宝宝咽下一口再喂一口，不要连三赶四喂。喂奶姿势尽量采用半卧，宝宝更容易吞咽。喂的过程中，对宝宝的反应要有足够的敏感，如果宝宝累了就暂停一会儿让他休息休息再喂，如果宝宝呛奶了立刻揪揪他的耳朵或者把他竖直拍拍背，帮他缓解。喂完后将宝宝侧卧预防溢奶。

❋ 尽早给早产宝宝补充营养素

尽管母乳中的营养已经很丰富，但是因为宝宝身体内储备实在太少，母乳中的营养对宝宝来说很多都是供不应求，需要尽快补充。

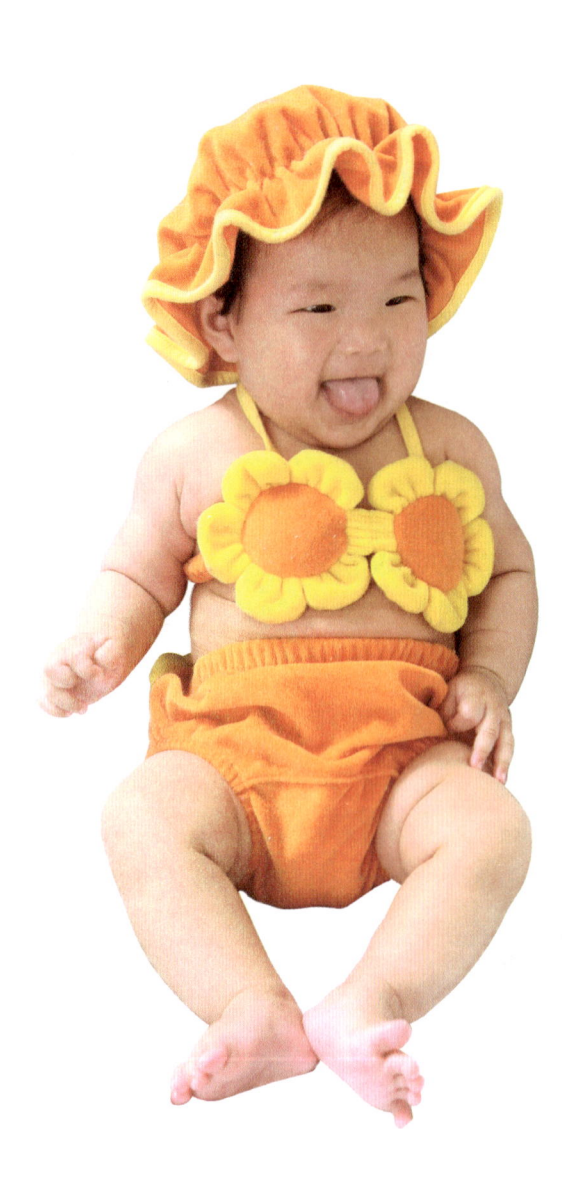

1 早产宝宝体内钙储存不足，出生后2~3周开始就要开始同步补充维生素D和钙，每天为维生素D800~1 200单位，钙为每天每千克体重100毫克。

2 出生后2~3周开始补充维生素B、维生素C、维生素E和叶酸，维生素B每天约为65毫克，维生素C每天约为50毫克，维生素E每天约为15毫克，叶酸每天为20~50微克。

3 早产宝宝出生4~6周后开始补充锌和铁，锌每天3毫克，铁每天每千克体重2毫克。

以上均为一般建议，每个宝宝都有其个体特点，所以具体补充剂型、补充方法最好咨询医生，遵医嘱执行。

第二章

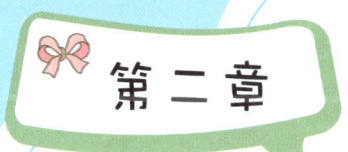

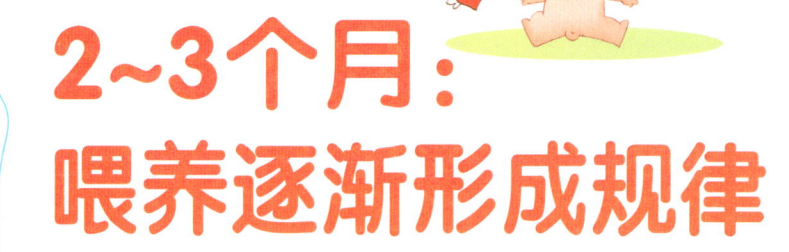

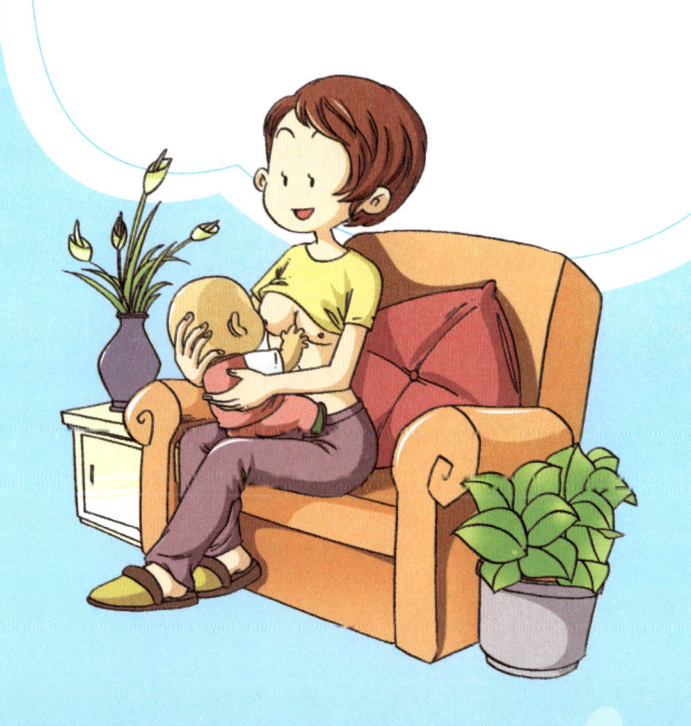

2~3个月：喂养逐渐形成规律

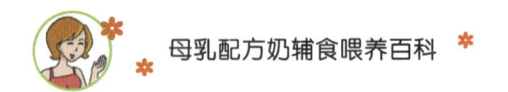

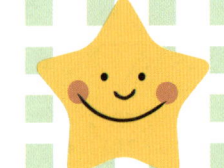

宝宝一天一个样地长大

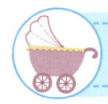

2~3个月宝宝发育数据参考

2个月	男宝宝			女宝宝		
	身高（厘米）	体重（千克）	头围（厘米）	身高（厘米）	体重（千克）	头围（厘米）
正常值	54.4~62.4	4.9~7.1	38.4~41.0	53.0~61.1	4.5~6.6	37.6~40.0
平均值	58.4	5.6	38.0	57.1	5.1	38.8

3个月	男宝宝			女宝宝		
	身高（厘米）	体重（千克）	头围（厘米）	身高（厘米）	体重（千克）	头围（厘米）
正常值	57.3~65.5	5.7~8.0	39.8~42.6	55.6~64.0	5.2~7.5	38.9~41.5
平均值	61.4	6.4	41.2	59.8	5.8	40.2

数据解读：宝宝的发育是阶段性的，体重在某一周或两周可能不长，不要着急，下一阶段他就会猛长，所以看月增长量更准确些。需要注意的是体重不增长没关系，但不能出现负增长，一旦发现体重下降要积极就医。

2~3个月宝宝食量、大小便和睡眠概览

食量： 吃母乳的宝宝2个月时每隔2~3小时吃1次，3个月时3小时吃1次，每次吃20~30分钟可以吃饱。吃配方奶的宝宝2个月时每天喂6~7顿，每顿120毫升，3个月时每天喂5~6顿，每顿150毫升。

大小便： 在2~3个月的时候，宝宝大便次数明显减少，每天2~3次，排便时间也逐渐固定，而且绝大多数不会在夜里大便。只要注意观察，大便规律比较好掌握，可以适当把便。小便每天10次左右。

睡眠： 2~3个月的宝宝睡眠规律逐渐建立，白天睡眠时间逐渐减少，夜间睡眠时间增多，而且不管白天还是夜里，一觉睡的时间延长，白天可以达到2~3小时一觉，夜里可以达到4~5小时一觉，在本阶段后期，有的宝宝甚至可以一觉到天亮。

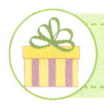

2~3个月宝宝身体能力观察

大动作： 2个月的宝宝趴着时能把头抬起5~7厘米，坚持1~2秒，到3个月时头可以抬离床面并与床面形成45°角，并且主动向左右转头，到3月末头还能竖直；2个月的宝宝仰卧时抬腿、踢脚、挥舞手臂都不在话下，俯卧时也能踢脚，伸懒腰时腰部会离开床面。3个月的宝宝俯卧时若双臂支撑在胸前，能试着抬起胸部。2~3个月这段时间，每天都可以让宝宝俯卧5分钟左右练习抬头。3个月的宝宝开始有了翻身的欲望，不过只能翻"半个身"，就是上半身俯卧，下半身仰卧，妈妈可以给他下半身一些力帮他翻过去，也可以先把他的下半身翻成侧卧位，让他自己努力将上半身翻到俯卧位。

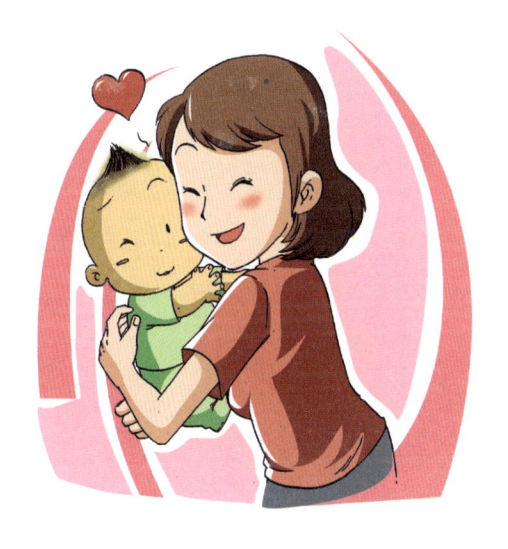

精细动作： 2个月的宝宝常把手伸到脸上抓脸，偶尔可以把手指伸到嘴里吮吸，如果把玩具柄塞到他手里，他能够长久握持。到3个月时，宝宝就能准确地把手放到嘴巴里吮吸了，也能拿着玩具往嘴里送，但动作不准，常常打到自己的脸。另外，3个月的宝宝开始主动伸手够玩具。妈妈可以经常让宝宝抓自己的手指或者把玩具塞到他手里跟他拉扯，锻炼他手臂肌肉和手指灵活性。

感知觉： 在视觉方面，2~3个月的宝宝喜欢长时间地注视一个物体或一个地方，但追视能力较差，多数时候只追视左右移动的物体，到3个月的时候就能追视远近移动的物体了，还能举起手里的玩具看看，而且3个月的宝宝能感知色彩，最喜欢红色，其次是黄、绿、橙、蓝。妈妈平时可以多穿彩色衣服，吸引宝宝追视。

在听觉方面，2~3个月的宝宝喜欢平缓、清亮、悦耳的声音，能分辨出语气恶劣还是和悦，知道音乐和说话声音有区别，并且喜欢音乐。妈妈可以多放钢琴曲、儿歌等给宝宝听。在触觉方面，宝宝喜欢温柔的抚摸，自己也喜欢触摸，抓脸、摸衣服、吮吸拳头都很平常，这是他初步认识事物的手段。妈妈不要限制宝宝的手部动作，另外要经常抚摸宝宝，给他做抚触。

语言： 2个月的宝宝可以发出a、o、e等元音，偶尔能跟大人应和，偶尔会被逗笑，偶尔会笑出声，到了3个月时这些表现就会常态化了，而且到了3个月，宝宝能自发发出两个音节的音。妈妈要多跟宝宝说话，想说什么就说什么，把他当做大孩子一样就行。

情绪情感： 2个月的宝宝可以明确表达兴奋、高兴、厌烦等情绪，3个月的宝宝有了悲伤、惧怕等情绪。无论宝宝情绪好坏，妈妈都要及时给予回应。

人际关系： 2个月的宝宝逐渐能分清陌生人和熟人，喜欢熟悉的人，最喜欢妈妈，当陌生人走近时会感觉紧张，3个月的宝宝就能与妈妈互动了，与人交流了，喜欢模仿别人的表情、动作，另外特别喜欢小动物。

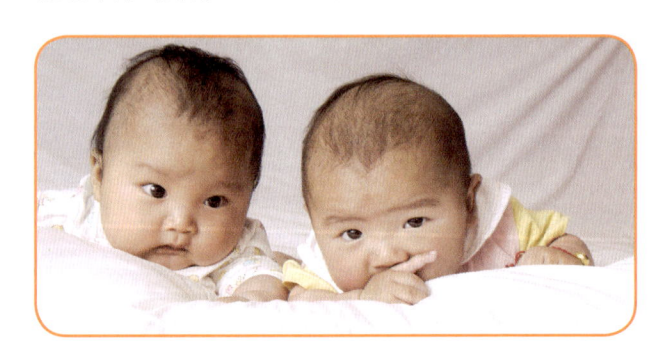

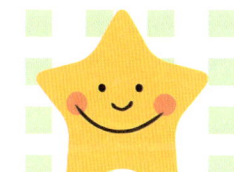

坚持母乳喂养

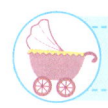

纯母乳喂养至少坚持6个月

纯母乳喂养就是除了母乳不添加任何其他食品的喂养方式。世界卫生组织建议，纯母乳喂养最好坚持6个月以上，在添加辅食之后可继续母乳喂养至2岁或2岁以上。妈妈们很少有条件能够到2岁都不断奶的，但是6个月的纯母乳喂养最好坚持。之所以要这样坚持，是宝宝的身体特点决定的，6个月之前的宝宝需要的营养非常多，而且免疫力较低下，消化功能也差，而母乳是为宝宝量身打造的，能最大程度地满足宝宝的这些需求，所以6个月之前的宝宝吃纯母乳是最好的。建议在这段时间不要加配方奶，配方奶营养不如母乳充分、丰富，而且不容易消化，也不要加辅食，辅食可能引起过敏。

☀ 别急着加奶粉

很多妈妈没能坚持纯母乳喂养是因为总是怀疑自己的乳汁不够宝宝吃，这样的怀疑让妈妈很难继续坚持纯母乳喂养，因而添加了配方奶，开始混合喂养，纯母乳时代就此结束。

一旦尝试了混合喂养，就很有可能母乳吃得越来越少，奶粉加得越来越多，最后干脆不吃母乳了，对宝宝来说实在是很大的营养损失。

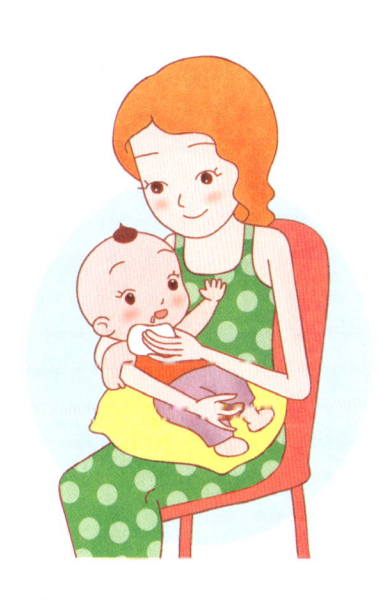

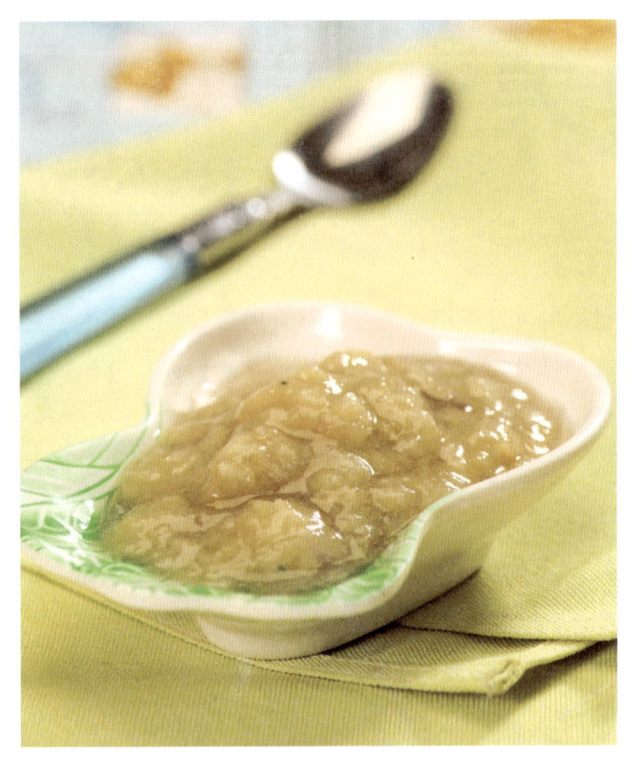

我们建议妈妈对纯母乳喂养一定要有信心，只要还有母乳就不要急着加奶粉。其实，真正母乳不足的情况非常少，调查显示真正母乳不足的妈妈只有5%，所以大多数时候母乳少只是假象，并非必然，经过妈妈催奶、宝宝吮吸，绝大多数还是有可能多起来的，另外有时候母乳少可能只是妈妈自己的想象，并不是真正不够宝宝吃了，你要学会判断宝宝吃饱没有，如果你无法从宝宝吃奶的表现看出到底吃饱没有，那还是可以依靠大小便和体重这两个硬指标，只要小便每天在6次以上，大便每天1次以上，体重每周可以增加150克以上，那就绝对没问题，根本不需要加奶粉。

如果妈妈是因为需要上班而准备加奶粉，其实也没必要，你可以把奶挤出来，储存起来，让家人帮忙喂，这样妈妈虽然辛苦些，但也只是一段时间，只要能让宝宝继续吃到纯母乳，是非常值得的。

☀ 平安度过"暂时性哺乳期危机"

在母乳喂养的过程中，宝宝有几个需求特别大的时段，分别是出生后2周、6周和3个月时，这几个时间段的宝宝特别能吃，妈妈会感觉奶突然不够吃了，可能宝宝刚吃了半小时又哭着要吃了，这就是遇到"哺乳期危机"，这样的"危机"特别容易让妈妈感觉恐慌。恐慌容易让妈妈做出不妥的决定，一看见宝宝挨饿，第一时间就会想到加奶粉。建议你千万别这么做，因为这个"哺乳期危机"是很快就可以过去的，它只是暂时性的。

在这样的时间里，你可以适当增加哺乳次数，甚至只要宝宝要吃，就可以喂，不用训练宝宝规律进食，这样经过几天猛吸之后，乳汁就重新多起来了，母乳可以继续进行下去。

☀ 别急着加辅食

在纯母乳喂养到4个月时，会有些过来人或者育儿专家告诉你，要给宝宝添加辅食了，还会有理有据地告诉你，4个月的宝宝从胎里带来的铁已经消耗殆尽，而母乳里的铁不足以供应他，如果继续坚持纯母乳，宝宝会缺铁，营养不足的。这时候的妈妈也会感觉恐慌，有些就真的开始加辅食了。我们建议你再坚持一下，不急着加辅食。

4个月添加辅食是前几年的认知，现在我们普遍认为4个月添加过早，这时候宝宝的心理、生理都还没有做好准备接受辅食，不但喂的时候拒绝而且身体会出现一些不适反应，比如过敏、腹泻等等，最好等到6个月再添加。在6个月时，宝宝开始对辅食感兴趣，看到别人吃饭会两眼放光，不停咂嘴，这说明他已经做好接受辅食的准备了，你就可以添加了。在6个月前坚持纯母乳喂养足够了。

另外还需要说明一点，就是4个月后母乳里的铁的确含量不多了，这是事实，但宝宝不见得就会缺铁，因为母乳中的铁吸收率非常高，可以达到70%，而辅食中的铁吸收率只有4%，所以纯母乳喂养不见得宝宝就会缺铁。如果宝宝确实缺铁了，妈妈补些铁就可以。

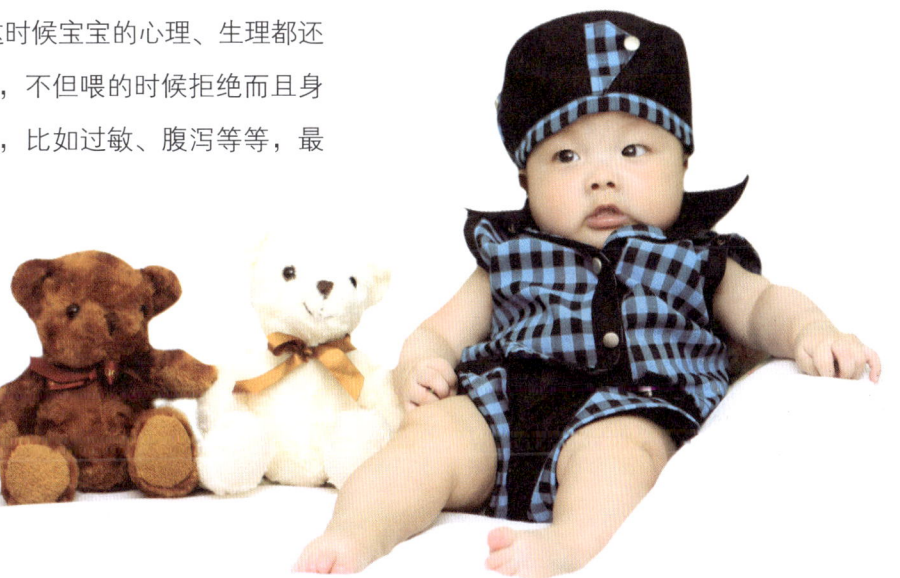

充分认识母乳喂养的好处，坚持母乳喂养

要坚持纯母乳喂养，首先要把母乳喂养坚持下去。很多妈妈没能坚持母乳喂养，是因为没有充分认识到母乳的好处，受了一些不正确的观点误导导致的，比如就有不少妈妈认为奶粉添加了脑黄金等，比母乳更有营养，从而停掉了母乳，另外有些妈妈认为配方奶并不比母乳差，而喂母乳太麻烦，喂配方奶简单、方便，也停掉了母乳。

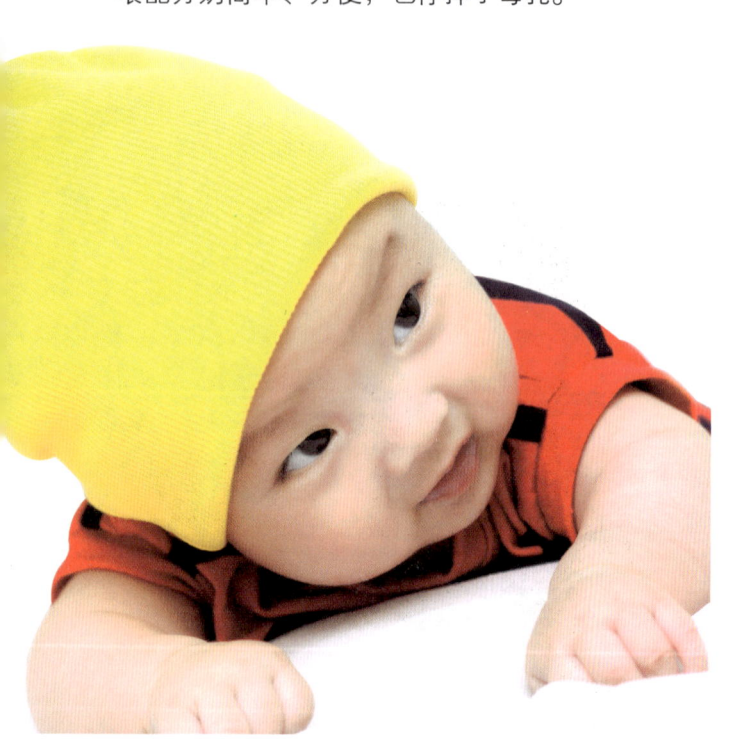

其实，无论如何，配方奶的营养都无法与母乳媲美的，母乳中多达400多种的营养素是配方奶无法比拟的，母乳中的蛋白质更容易消化，母乳中含有宝宝特别需要的免疫物质，配方奶虽然模拟母乳配制，但始终无法达到母乳的营养功能，更别说超越。另外，喂母乳，妈妈和宝宝能亲密接触，对亲子关系的稳固、对宝宝的情感发展、性格发展都好处多多。基于此，我们建议妈妈要多了解一些喂养知识，充分认识母乳喂养的好处，纠正自己的观念，将母乳喂养坚持到底。

如果你是因为嫌麻烦而不能坚持母乳喂养，我们建议换个角度想想，这是你和宝宝独有的交流，非常难得，过了这段时间你想有都不能再有了，这样一想，坚持一下就并不难了。而且喂母乳不见得比喂配方奶更麻烦，觉得喂母乳麻烦只是因为你还没有尝试过喂配方奶的麻烦而已。

有时候，妈妈的乳汁可能的确不够宝宝吃了，不能纯母乳喂养了，那么你也不要停掉母乳，可以加些配方奶混合喂养。母乳，宝宝能吃到多少就吃多少，吃就比不吃好。

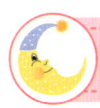

让泌乳和哺乳达到供需平衡

有人形容泌乳、哺乳是"前店后厂",非常形象地说明了宝宝吃奶和妈妈泌乳之间的关系,妈妈生产,宝宝消费。刚开始时,这种关系还不是很稳定,供大于求、供不应求的阶段都有,经过一段时间的哺乳,这种"产销关系"就开始稳定了,妈妈分泌的乳汁量和宝宝的需求会逐渐做到供需平衡,宝宝需求多,妈妈泌乳就多,宝宝需求小,妈妈泌乳就少。妈妈和宝宝都省心、省力,你要注意别去破坏这种平衡。

☀ 规律哺喂别憋奶

宝宝吃奶现在已经很规律了,在宝宝想吃的时候,妈妈就可以给他吃,要注意别随意延后喂奶时间,造成憋奶。憋奶次数多了,奶水分泌会减少。

如果你没办法在固定喂奶的时间喂宝宝,也别憋着,可以先把奶水挤出来,挤出扔掉也没关系,关键是要让身体得到还要继续泌乳的信号,保持泌乳,乳汁就不会减少。

☀ 没吃完的乳汁是否挤出看自己情况

很多人主张把没吃完的乳汁挤出来,让乳房每次都排空,以此来保证乳汁分泌持续旺盛,我们认为倒没必要,这样乳房每次泌乳都超出宝宝的需求,乳汁多得宝宝吃不完,还得挤出也麻烦。至于你要不要也这样做,看自己情况,如果你想把挤出的乳汁储存起来留到以后给宝宝吃,那就另当别论,完全可以挤出储存。

☀ 饮食规律别减肥

爱美的妈妈出了月子都特别想减肥,我们建议别着急,因为泌乳需要均衡的营养支持,如果此时减肥,你的摄入自然会减少,乳汁分泌就会受影响,很可能就不够宝宝吃了。

其实只要你坚持哺乳,身体会消耗大量能量来制造乳汁,6个月纯母乳喂养结束,身材自然会消瘦不少。如果仍然没有瘦下来,那时候再减也不迟。

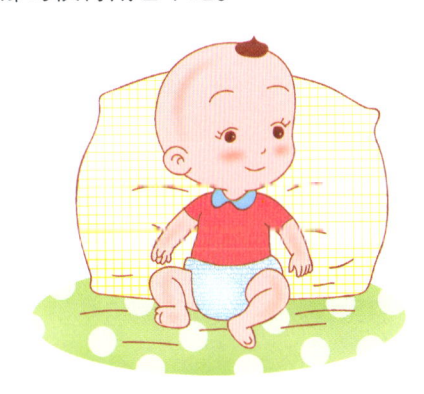

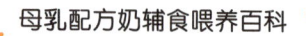

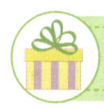

按摩增加奶水量

当产后乳汁分泌量小或者没有乳汁分泌，不能满足宝宝的需要时，可以尝试中医按摩，催乳效果较好，而且起效较快。

中医认为产后乳汁稀少是因为气血不足、气血瘀滞导致的，所以治疗乳汁稀少主要是补气养血、疏肝解郁，通常采用下面几种按摩法，妈妈也可以学习一下，经常做很有好处。

1 用手掌在胸部及乳房周围轻轻按揉10~15次。

2 用手掌或掌根在背部按揉10~15次，感觉比较痛的地方多按几下。

3 用手指点按膻中穴（两乳头连线的中点）、中脘穴（位于上腹部，正中线上，脐上4寸处）、曲池穴（曲肘时，位于肘部横纹尽处）和足三里穴（外膝眼下3寸，胫骨外侧约一横指处），每个穴位点按1分钟。足三里穴不好找，有个简便方法可以参考：从上往下摸小腿外侧，膝盖骨下面可摸到突出点，继续往外摸，斜下方一点，摸到另一突出点，将这两点连线，以此线为底边向下做一个正三角形，顶点就是足三里穴。另外这里说的"寸"和我们日常说的"寸"不同，这里的1寸是指我们自己大拇指前面一节的长度。

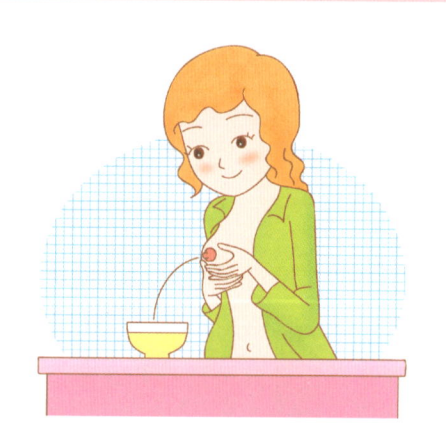

4 用拇指点揉厥阴俞穴（第四胸椎棘突下左右旁开1.5寸处），膏肓穴（第四胸椎棘突下，左右旁开3寸），每个穴位点揉1~2分钟。

第一、第三种手法可以自己做，第二、第四种手法可以请家人帮忙，每天都做几次，可调理气血、解郁散结。

另外，我们在疏通乳腺管时用的方法就是用梳子自乳房根部向乳头方向滑动，在此时也可以用。

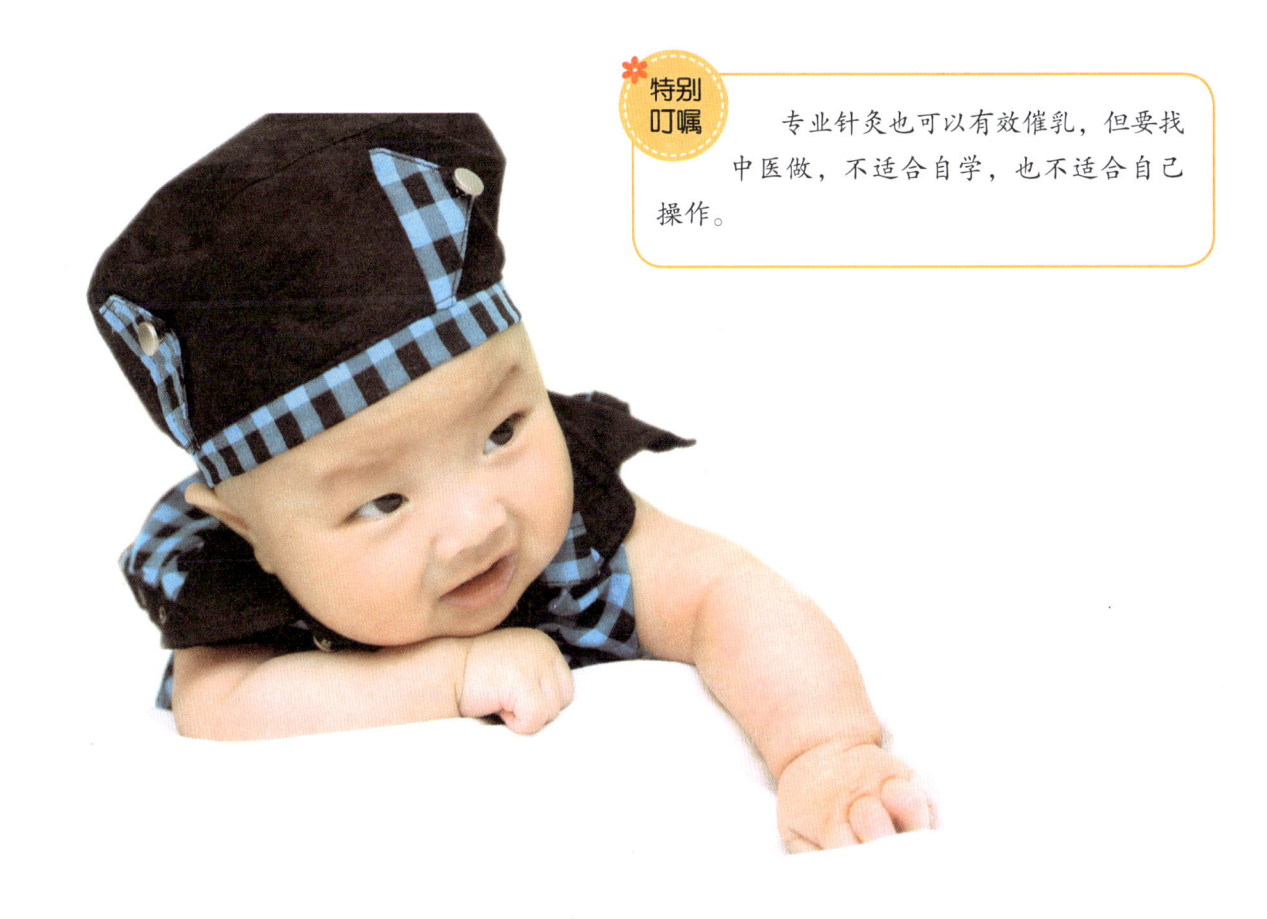

特别叮嘱 专业针灸也可以有效催乳，但要找中医做，不适合自学，也不适合自己操作。

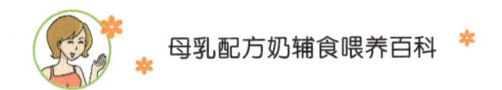

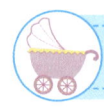

奶水的两种怪现象

大多数妈妈都有这样的经验，乳汁有时多有时少。有时正担心着奶是不是变少了，但过几天又多了起来。这种现象可能让你感觉很奇怪。

☀ 怪现象一："歇奶"

如果你一切正常，不是饮食不好也不是心情不好或休息不好等的情况下，乳汁突然就少了一些，过两天又恢复正常，这种现象是正常的，俗称"歇奶"，这是因为身体分泌乳汁是需要消耗能量的，无法一直保持这样旺盛的能量供给，在供给几天之后需要歇一歇，奶水也就跟着少一两天。这种现象总是周而复始地循环，经历过几次，你就见怪不怪了。

☀ 怪现象二："馋奶"

"馋奶"现象出现在部分妈妈身上，只要你经过一段时间观察、总结，就能够发现其规律，就是每当吃了营养丰富的食物，特别是荤食，奶水就特别旺盛，如果连续吃素食，奶水就会少一些。

这两种现象实际上都是正常的，但是最好重视它们，不要不理不睬。某种程度上，这是对你的一种提醒，"歇奶"现象是告诉妈妈要注意休息，而"馋奶"现象，对那些吃得少或者刻意节制饮食的妈妈是个很好的提醒，一旦乳汁变少就说明妈妈营养可能不足了，要多吃些营养丰富的食物才行。

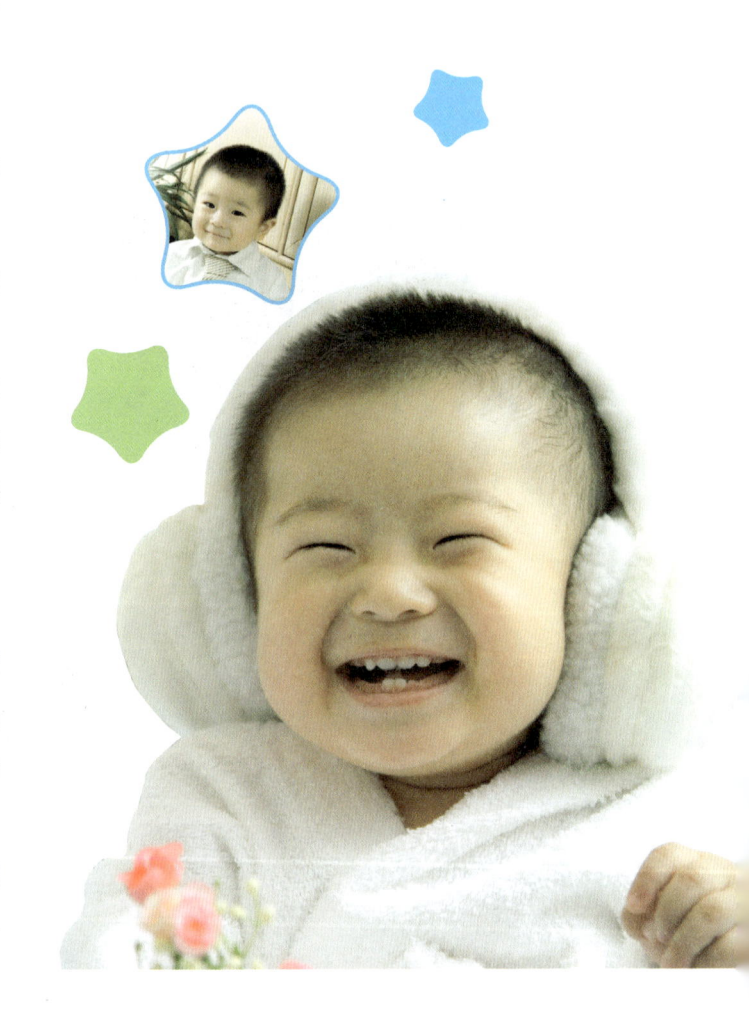

催奶贵在坚持

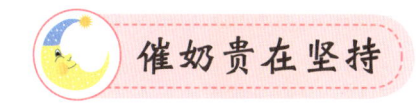

产后的一段时间里，只要乳汁少，妈妈对催奶都很热衷，因为相信坚持几天，乳汁就会多起来，但随着时间延长，尤其是出了月子了，乳汁还是少，有些妈妈就放弃了，直接添加了配方奶，有些妈妈则开始烦躁，总是发愁为什么没奶呢，这两种做法对坚持纯母乳喂养的原则都是威胁。

我们要提醒你，催奶对有些妈妈来说是个持久战，贵在坚持，所以催奶汤还是要坚持喝，催奶按摩还是要坚持做。坚持做下去，尽管有些妈妈乳汁始终也没能达到期待中的那么充裕，但还是能基本满足宝宝吃的。在不断的催奶中哺乳，虽然有些辛苦，但还是值得的。

在你坚持各种催奶手段的同时，最主要还是让宝宝多吸。在这个问题上，妈妈要避免犯两个错误，一个是攒奶，一个是控制吸奶时间。

别攒奶。 奶少的时候，妈妈总是盼望着能一次把宝宝喂饱，于是想攒多点再喂，想法可以理解，但做法不妥，这会导致更严重的乳汁不足。所以，别攒奶，只要宝宝要吃就可以喂，即使你感觉乳房很瘪，宝宝也能吸到几口。

别控制吸奶时间。 规律喂养要求宝宝每次吸奶时间要固定，不能太长，两次吃奶时间间隔要固定，但是乳汁少不太适合太规律地喂奶，建议你别尝试，还是宝宝什么时候想吃什么时候吃，能吃多久就吃多久比较好，不要非等几个小时后才喂奶，也不要在宝宝还没有停下来的时候中断他吮吸。

有时候妈妈中断宝宝吸奶是因为认为没有乳汁了中断了吸奶，其实乳汁也是现产现吃的，宝宝再吸几下可能还会有几口奶下来，如果真吸不出来，宝宝就会自动吐出乳头的，所以什么时候终止吸奶，还是让宝宝决定更好。

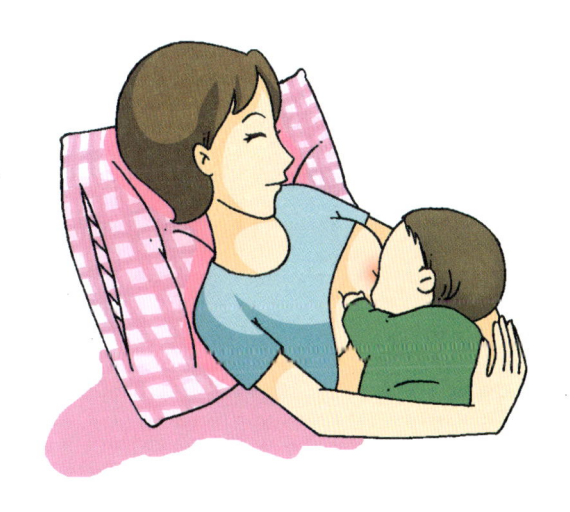

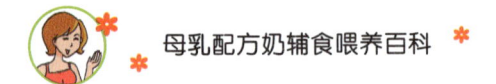

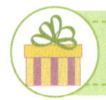

母乳喂养的3点要求

满月以后的宝宝仍然应该按需喂养，但哺乳次数、哺乳量都相对稳定和规律了，母乳喂养省心、省事了很多。此时进行母乳喂养有3点要求：

1 每天哺乳次数要稳定。满月后的宝宝不需要那么频繁哺喂了，一般每3个小时喂1次就可以，每天喂6~7次奶，在时间安排上，尽可能每天早6点喂当天的第一顿奶，晚上10~11点喂当天最后一顿奶。夜间喂奶次数不能太多，1~2次就可以了，以免影响宝宝休息，这也有助于宝宝养成良好的吃奶习惯。

等宝宝再大一些，喂奶时间间隔还可再延长些。

2 每次哺乳奶量要充足。宝宝处在快速增长的时期，所以喂养量必须充足。现在宝宝是否能吃饱，经过1个月的磨合，妈妈已经很容易就能判断出来了，如果判断不出来，可以参考宝宝的大小便情况看，如果1天有6~8块尿布都是很湿的，每天能大便3次左右，就说明喂养量是足够的，另外还可以看体重增加情况，只要体重能达到每周150克以上，喂养量也是足够的。

如果宝宝的大小便少或者体重增加太少，就需要适当加配方奶了，一定要将不足补足，另外，妈妈还要加快催奶，尽量纯母乳喂养宝宝。

3 让宝宝前奶后奶都吃到。前奶的主要成分是蛋白质，后奶的主要成分是脂肪，吃前奶宝宝长高，吃后奶宝宝长胖，都是很重要的，不能单吃前奶或后奶。但是妈妈有时候不经意间会犯错，有的妈妈因为乳汁太足，怕呛到宝宝而总是在哺乳前将部分乳汁挤掉，还有些妈妈认为前奶发灰、清稀，没营养，也挤掉了，这挤掉的这部分就含有大量蛋白质，浪费了，显然是不对的。另外有些妈妈在喂奶时一边还没吃完就换边了，这样宝宝吃到的大部分是蛋白质含量高的前奶，脂肪摄入相对不足，如果宝宝本身食量小，脂肪摄入就会更不足，而脂肪是抗饿的主要能量，这样宝宝就会频繁饿，对养成良好的吃奶习惯不利。

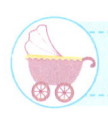

别让宝宝边吃边玩

有一段时间你将发现宝宝对吃奶没有那么大的欲望了，可能刚开始的时候还能好好吃两口，一会就开始"消极怠工"了，不是含着乳头不吸，就是反反复复把乳头含住再吐出来，吐出来还再用舌头舔一舔，偶尔吸两口，正当你松一口气，以为他开始吸了，他却又故态复萌。这说明宝宝对吃了睡、睡了吃这种生活已经不满足了，他需要玩耍，而乳头是他最熟悉的，嘴巴是他最早认识世界的工具，那玩乳头就理所当然了。但这不是个好习惯，需要制止。

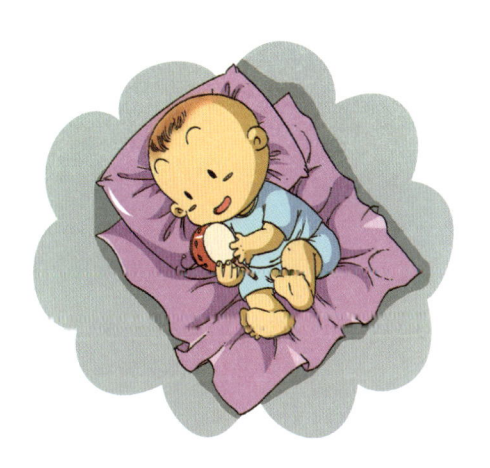

果断中止宝宝边吃边玩的行为

当你发现宝宝开始边吃边玩了，催促两三次还不能好好吃的时候，最好中止这次喂奶。边吃边玩对宝宝身体和行为习惯培养都不利，首先边吃边玩，吃奶时间会延长，而肠胃的兴奋性能保持的时间是有限的，在肠胃失去兴奋性的时候还吃奶，就会加重消化负担。另外，边吃边玩的习惯如果不中止，妈妈甚至陪着他玩，很容易延续下去，对培养宝宝的专注性不利。

因此，当你发现宝宝边吃边玩的时候，就应该马上中止喂奶，让宝宝明白边吃边玩是不被允许，行不通的，慢慢地他就会做出改变了。

另外，到宝宝再大一些的时候，对周围环境敏感，还会出现边吃边玩的现象，那就需要你每次喂奶都找个安静的地方了，避免受打扰。

中止边吃边玩行为不会造成营养不良

有些妈妈担心宝宝还没吃饱，害怕营养不良，所以不敢中止宝宝的行为，其实，宝宝需不需要乳汁，他自己最清楚，吃不饱他是不会玩的。不好好吃说明他还不饿，不需要，等他饿了自然就会卖力吃了。

所以该中止的时候就要中止。

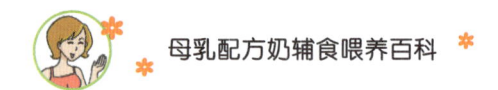

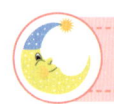

别排斥夜间哺乳，学会躺着喂

宝宝出生后的前几个月里，生长迅猛，消耗能量较快，而胃容量又有限，因而很难一觉到天亮，夜里至少会醒1次要求吃奶。对于宝宝夜间吃奶的要求，妈妈不要排斥。夜间哺乳，一方面可以避免妈妈乳房胀得太厉害，另一方面可以大大增进母子亲情，让妈妈更了解宝宝，也让宝宝更信任妈妈，而最重要的是帮助保持泌乳量。不过，你不必每次都坐起来了，可以学着躺着喂。

✹ 找到舒服的姿势躺着喂奶

刚开始躺着喂奶，你肯定会不习惯，需要多练习几次，并且尝试不同的卧姿，才能找到一个你和宝宝都舒服的姿势。姿势找对了，宝宝吃奶甚至都不会影响你重新入眠了，而宝宝吃饱了也会自动吐出乳头再次入睡，对妈妈、宝宝都是好事。

一般来讲，妈妈侧躺着，下面的手臂向前伸出，与身体形成一个很小的夹角，然后把宝宝放在这个夹角里，头部在妈妈大臂上，妈妈手臂其余部分支撑着宝宝的后背、小屁股，这时候宝宝的嘴巴就正好对着妈妈的乳房了，妈妈略微调整自己身体，将乳头喂给宝宝就可以了。这时你可以在后背处塞个枕头，缓解长时间坚持不动引起的劳累。

当然你也可以找到更适合自己的姿势，可以多尝试一下。

✹ 别担心会压着宝宝

你可能会担心躺着喂奶万一自己睡着了会压着宝宝，其实完全没必要，这时候的宝宝已经能够在感觉不舒服的时候向妈妈发出信号了，哭叫、挣扎或者拍打妈妈，另外，母亲对宝宝的需求有着天生的敏感，这些都能保证你不会伤害到宝宝。

躺着喂奶，可以缓解你相当程度的辛苦，值得一学。

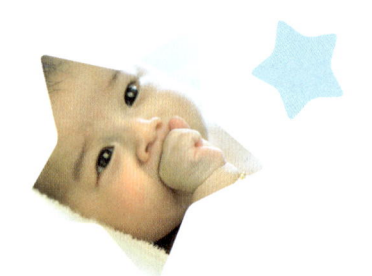

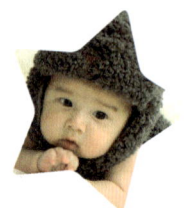

> **特别叮嘱**
> 夜间哺乳时，如果手臂裸露在外面，最好加盖衣服，以免着凉，引起疼痛。

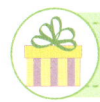

感冒时能喂母乳吗

妈妈感冒了，有的妈妈因为担心哺乳会传染给宝宝，就干脆停了母乳而改喂奶粉了，我们认为倒没必要。

首先，感冒是通过空气传播的，乳汁中并没有感冒病毒，单纯哺乳不会传染。

其次，妈妈感冒后，乳汁内就会含有对抗感冒病毒的抗体，宝宝吃奶后就可以拥有这些抗体，从而拒绝传染。

而妈妈如果感冒后停止哺乳，宝宝反而容易被传染上感冒，因为感冒病毒是在感冒症状显现之前就已经存在的，也就是说在妈妈感冒之前，宝宝也已经接触到了感冒病毒，却还没有获得感冒抗体，此时再停止哺乳，感冒几乎是不可避免的。

不过，妈妈如果持续高烧，要暂停哺乳1~2天。另外妈妈和宝宝接触也不是百无禁忌，还是尽量少跟宝宝接触，给宝宝洗脸、洗澡、换尿布时最好先洗手，喂奶前除了要先洗手，还要戴上口罩防护。

妈妈感冒后要多休息，尽早恢复。如果需要吃药，要注意安全，最好咨询医生，告诉医生你正在哺乳，可以吃对宝宝没有影响的药，还可以尽量拉大吃奶与吃药的时间间隔，以降低药物影响。如果需要服用大剂量或者药性较重的药物，要询问医生还能不能继续哺乳。

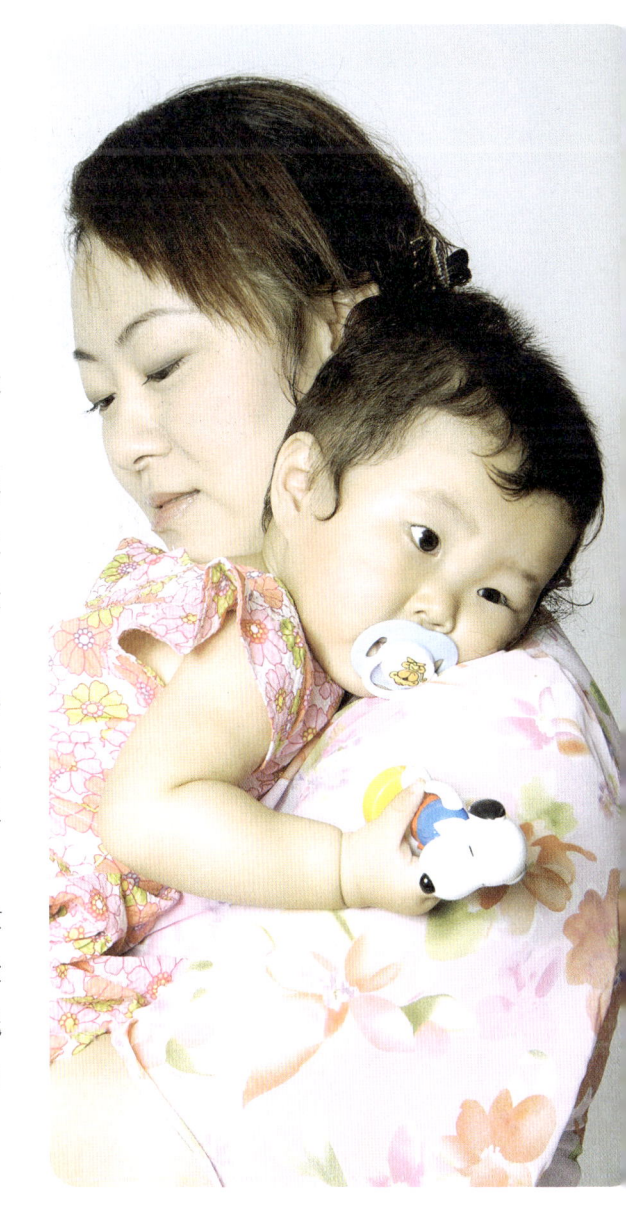

经期可以喂母乳吗

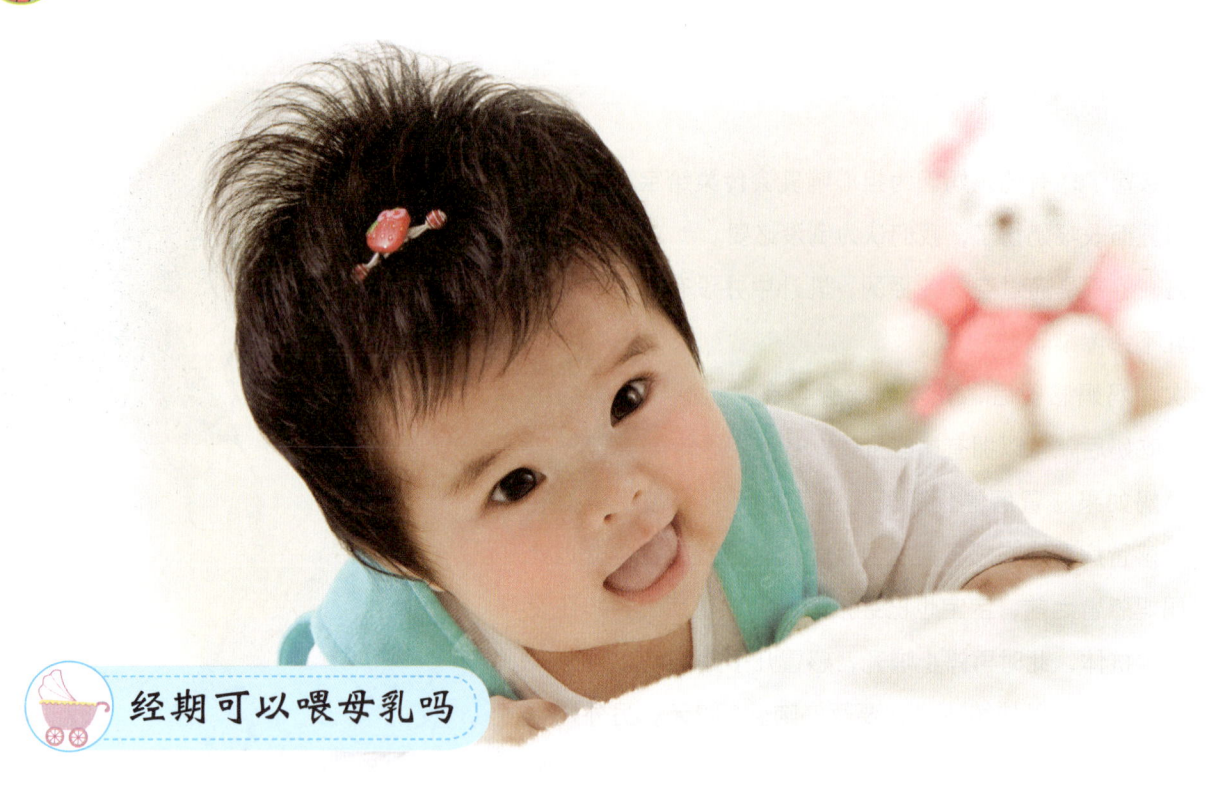

很多人认为喂母乳的妈妈月经恢复得晚，甚至只要宝宝在吃奶就不会恢复，反过来，月经来潮后，母乳质量就会下降，甚至含有毒素，不能继续喂了。这两方面的说法都没有科学依据，很多喂配方奶的妈妈比喂母乳的妈妈月经恢复得晚就是明证，而根据研究，月经恢复后的乳汁虽然略有改变，营养成分比例稍微有些变化，乳汁味道也略有不同，但并没有毒素，也不影响哺乳。成分改变不会对宝宝身体造成不利，而味道变化，宝宝也吃不出来，不会因此而拒绝，因此，停喂母乳是没必要的。

不过，月经恢复后，乳汁或有所变少，这个也不必担心，这是暂时的、一过性的现象，月经干净后就会消失，重又恢复到以前的泌乳量，不会对宝宝的身体造成不利，所以我们建议继续喂。同时，你可以多吃些营养丰富的食物，或者催奶汤，继续促进泌乳。

母乳喂养的宝宝是否需要喂水

母乳中大约有70%是水分，所以吃母乳的宝宝水分摄入是很充分的，从这一点来看并不需要额外再喂水。

不过这并不是绝对的，而且喂些水对宝宝是有好处的。首先喂水用奶瓶、勺子等可以让宝宝熟悉吮吸乳头之外的进食方法，以后宝宝更容易接受这些进食工具，在妈妈上班后、加辅食后或者喂药时会更顺利。还有，宝宝喝水可以顺带漱口，减少奶水在口腔中存留，对口腔卫生和健康有好处。而且，在春天天气干燥时，夏天水分流失快的时候，适当补水也是必要的。妈妈自己要学会判断，看宝宝是否需要喝些水。你可以注意以下几点来确定：

第一，看宝宝大小便。如果宝宝一天的小便次数在5次以下或者大便干燥甚至便秘，那么一定要给宝宝喂些水。

第二，看宝宝嘴唇。如果宝宝嘴唇干燥，且经常用小舌头舔嘴唇，也需要喂水。

还有，可以看宝宝的眼屎。如果眼屎多说明有些上火，最好喂些水。

另外，宝宝有腹泻、呕吐、感冒、发烧的现象时，身体流失水分较大，水、电解质容易失衡，进而脱水，都需要及时喂水。

刚开始给宝宝喂水时，他一般都表现得不太喜欢，经常吐出来，这主要是因为宝宝的吐舌反射还没消失，坚持一段时间就可以了。

特别叮嘱 给宝宝喂水不追求喝多少，只要喝点就行，一口两口都没关系，哪怕只是在嘴里打了个转又都吐出来了也不要紧，最好不要规定喝多少毫升，宝宝的肾脏能力较弱，喝太多水只会增加肾脏负担，不利于健康。另外，宝宝的胃本来就小，喝水会减少吸奶的量，不但影响营养供给，还可能使母乳产量减少。

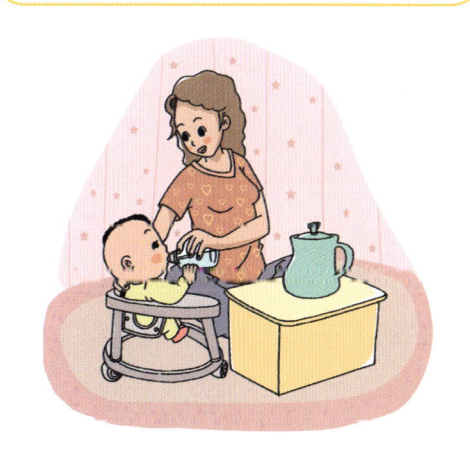

母乳配方奶辅食喂养百科

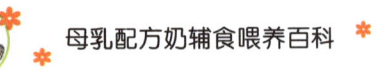

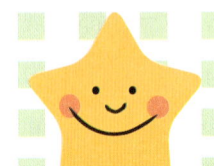

配方奶喂养逐渐规律

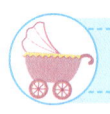

定时、定量喂养还需微调

喂配方奶的宝宝，配方奶的包装上都有怎么定时、定量喂食的说明，但那是一般情况，只能作为参考，具体到宝宝身上还需要微调，毕竟宝宝和宝宝不同，不能一概而论。

☀ 参考一般标准，做个性化定时、定量

2~3个月的宝宝，一般标准是每天喂6次，每次喂130~150毫升，每天喂750~900毫升，这样就是每间隔4小时就喂1次。

这个标准可以作为参考，然后观察宝宝的状况。先按照标准量冲配方奶，看冲好的配方奶，宝宝能不能喝完，还剩多少，喝完后能坚持多长时间又要喝，是否能坚持到4小时。看醒着的状态下和睡着的状态下有什么分别，这样过1天，你就基本能确定宝宝的规律了。如果宝宝这一天每次都是喝120毫升，每次2.5小时就要吃，那定时、定量就可以照着每2.5小时喂1次，1次喂120毫升来做，如果这一天每次都是150毫升，每次可以坚持4小时，那就定时在4小时，定量在150毫升。

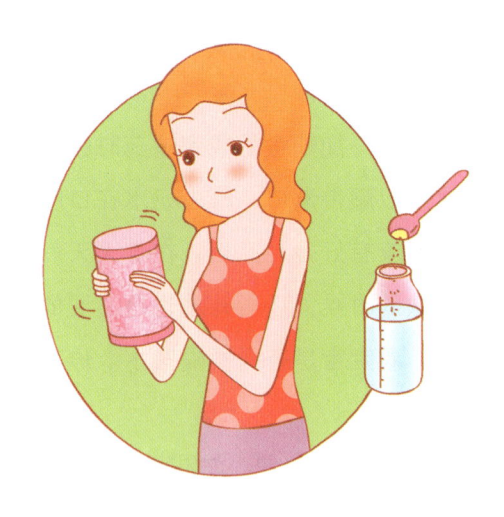

☀ 个性化定时、定量也需要微调

标准定下来了，但也并非就要死守，还是要看宝宝的表现。你需要做的事是在规定时间将要到

来时或到来之后观察宝宝的表现，看他是否有饥饿的表现，如果饿了，即使还没有到规定的时间也可以喂；如果不饿，即使到了规定的时间也可以再等等，中间差30分钟没有任何问题。

另外，定时、定量过一段时间，因为宝宝的食量增加了，还要微调。微调以时间为准，如果宝宝这次吃了规定的量，没到规定的时间就饿了，多观察几次，如果次次如此，下次就要适当多冲点了，先增加10毫升，仍然不能坚持到规定的时间就再加10毫升。

顺着宝宝的意思去做，就一定能喂好宝宝。

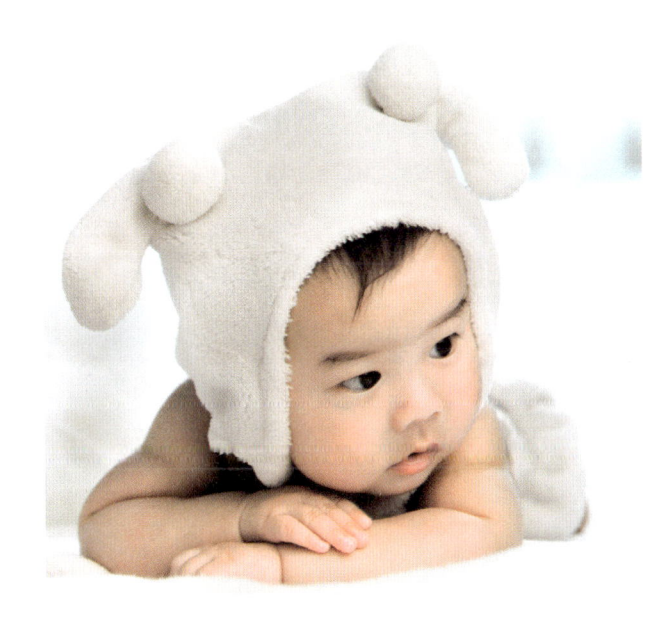

配方奶喂养谨防过量

吃配方奶的宝宝比吃母乳的宝宝更容易肥胖，除了配方奶能量更高外，还因为配方奶喂养更容易过量，需要妈妈特别注意。

❋ 错误观念要纠正

宝宝胖虽然很招人爱、很好看，但你不要认为宝宝越胖越好，肥胖对宝宝只有害没有利。首先，他的心脏要超负荷运转供养多余的脂肪；其次，他的肾脏、肝脏都要对过量摄入的营养做处理。长期如此，不但妨碍宝宝发育，而且成年后容易患多种疾病。

❋ 错误做法要改掉

妈妈有些做法会导致过量喂食，虽然不是故意的，但伤害是很明显的，一定要改掉。

第一，别擅自加奶量。有的宝宝食量较小，所以喂奶时间间隔较短，妈妈为了延长时间间隔，有时候会"善意"地给宝宝加点量，以期他能多坚持一会，喂养就过量了。

第二，别让宝宝"包圆"。冲好的配方奶，吃不完倒掉太浪费，于是很多妈妈都选择了让宝宝妈妈，我不想成为胖宝宝！

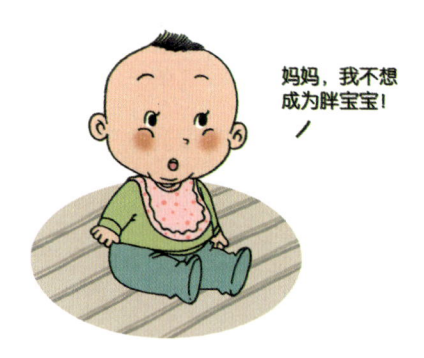

"包圆"，在宝宝吐出奶嘴表示吃饱之后还三番五次给宝宝塞入口中，诱导宝宝吃完，而宝宝也多数会很配合，不知不觉就吃多了。

第三，不要随便增加奶粉浓度。舀奶粉的时候习惯冒尖或者压实，哪种方法都会造成过量。

以上3种做法都要尽量改掉。

✺ 食量过大要适当控制

宝宝一次进食量如果超出推荐量太多，比如推荐量为120~140毫升/次，宝宝每次却都要吃180毫升，显然太多了。这样的情况下，可以多喂一点，喂到150毫升，但不要太多。如果宝宝因为没有吃饱而啼哭，可以加喂30毫升白开水，逐渐调整，让宝宝的胃口恢复到正常。另外也可以减少每次喂奶量而缩短喂奶间隔时间，也能将宝宝的胃口变小。

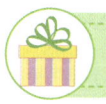

准备配方奶的宜与忌

用配方奶喂宝宝已经有一段时间了，你可能总结出了一些方便、省事的方法，但这些方法可能有的很巧妙，有的却很不科学。对照一下看看你有没有犯错，有些好方法你是否想到了。

✺ 忌提前预备配方奶

有时候妈妈可能要外出，担心家人冲奶粉不合适，就想提前冲好，等宝宝要吃的时候热一热就好，也有的妈妈为了夜里喂奶省事，先把配方奶冲好，放进温奶器中保温，待宝宝要吃的时候直接喂食。这两种方法，我们认为都不太好。

我们知道配方奶本身营养丰富，特别容易酸腐变质，同时无论你如何讲究，如何小心，配方奶都难免受污染，勺子、奶嘴、奶瓶都是外界细菌进入配方奶的媒介，因此冲好的配方奶更容易变质。这就要求我们给宝宝喝的配方奶最好现冲现喝。因此如果你要出门，不如直接告诉家人如何冲出更合理的配方奶以及在冲奶过程中的注意事项更好，夜间喂奶为省事也只能另想办法了。

❋ 忌喝剩奶

剩下的配方奶要及时清除，不要留待下顿喝。有关专家建议，冲好的配方奶在超过5℃的环境中放置不能超过2小时，喝剩下的配方奶要等到下顿再喝，无疑要等至少2.5小时以上，而且喝过的配方奶受到污染的情况更严重，就更难免变质了，所以最好及时清理掉，然后把奶具全部彻底清洁。

另外，冲好的奶，有时宝宝不喝，即使动也没动，也不主张留待下顿喝。

❋ 配方奶不宜再煮沸

已经冲调好的配方奶，不能再煮沸，否则其中蛋白质、维生素等营养物质变性的变性、流失的流失，原有的营养价值就不存在了。

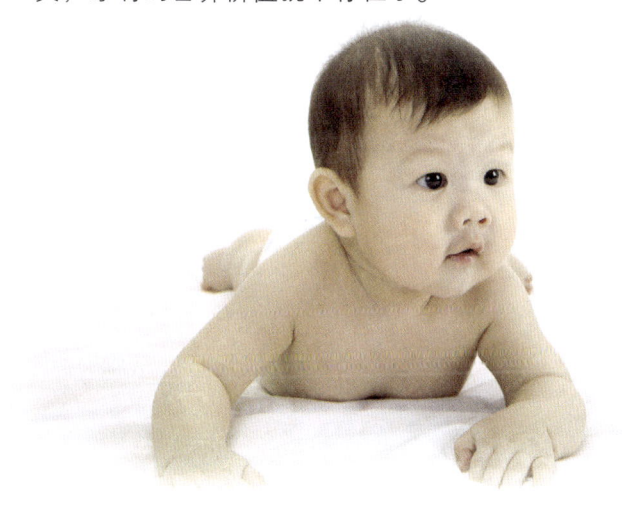

如果冲好后发现有些凉了，需要加热，可以放在热水龙头下冲几分钟，也可以用大杯子装满热水将奶瓶放进去，都能取得令人满意的加热效果。

❋ 实用的快速冲奶粉法

如果宝宝每次饿了都哭得很厉害，你也想每次都能快速冲好奶粉，可以参考这两种做法：第一种是找个干净杯子，经常在杯子里晾满凉开水，等冲奶粉的时候，倒些暖水瓶里的热水，加些杯子里的凉开水，手法熟练了，很快就能调出适合宝宝吃的温度。第二种方法是准备个保温器，将温度适宜的开水放进保温器，无论什么时候拿出就能直接用，更加快捷。

> **特别叮嘱**
> 配方奶初变质，可能看不出来也尝不出来，不要因为看不出变质也尝不出变质，就擅自喂给宝宝吃，以免危害宝宝健康。

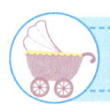

奶粉，没有最好只有更适合

喂养过一段时间以后，妈妈们对奶粉的资讯都特别留意，也常询问别人家的宝宝用什么奶粉，效果好不好，这样妈妈的选择面就增大了很多，总是想给宝宝选个最好的。其实，这种做法有些一厢情愿，你是否注意到宝宝是否"赞同"你的这些做法，对宝宝来说，奶粉没有最好的，只有更适合的。适合宝宝的奶粉就是好奶粉。

☀ 广告里的好奶粉不一定适合你的宝宝

现在的奶粉广告多得让你目不暇接，卖点层出不穷，比如添加脑黄金了、添加益生元了、增强免疫力了等等，看得多了，你可能就会萌发给宝宝吃的念头。其实，不同的配方奶之间营养元素差距并不大，用不同奶粉喂大的宝宝也不会有多大的差别，我们建议你别急着换，还是看看现在的奶粉是不是适合宝宝吧。如果还适合，最好别换。

☀ 别的宝宝吃着好，你的宝宝不一定也吃着好

宝宝之间个体差异较大，这个宝宝适合的，另一个宝宝不见得适合，所以当你听到别的宝宝吃什么奶粉长得很好或者有其他妈妈给你建议换别种奶粉，也先别着急，仍然要先看看现在的奶粉是不是适合自己的宝宝再说。

☀ 奶粉是否适合，看宝宝的表现

一种奶粉是否适合宝宝，主要判断依据是宝宝的大便。

宝宝吃了一种配方奶，如果能每天1次大便，大便色金黄，糊状或者成形，这就可以确定奶粉是适合的，不需要更换。

如果便秘了，喂再多水都不能缓解，或者有腹泻现象，吃了较长一段时间都没有好转，就可判定这种奶粉不太适合宝宝，需要更换。另外，宝宝眼屎特别多也是奶粉不适合的表示，也需要更换。

最终判断奶粉是否适合的还是宝宝的生长发育情况，如果吃了一段时间后，宝宝体重、身高增加达标，说明这种奶粉非常适合，根本没必要更换。

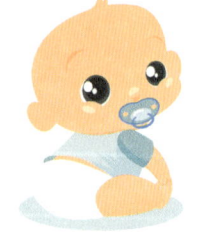

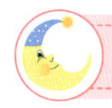

不要频繁更换奶粉

一种奶粉，宝宝愿意接受，喝了以后大便正常，那就是适合的，就不建议再更换。原因在于小宝宝的肠胃适应能力较弱，每更换一种奶粉，宝宝就要适应一段时间。在这段时间内或便秘或腹泻或呕吐或者根本不接受，对宝宝都会造成很大的伤害，远不如就用着已经适应了的那一种。尽管你可能认为它不太高档或营养不太全面，但它对宝宝是最好的。

已经在使用的奶粉不适合宝宝怎么办？有的妈妈应对的办法就是更换奶粉，而且为了尽快找到适合宝宝的奶粉而更换频繁。实际上，这是在给宝宝不停地"试用"奶粉，对宝宝来说更不适合。

我们建议的做法是先在你现在使用的奶粉上做点变化，比如在奶里加点葡萄糖或者奶伴侣，并且坚持勤喂水，然后等，等着看效果，过一段时间，大概20天左右，宝宝可能就适应了。在这段时间，你还可以拿着宝宝的大便到医院化验，看看宝宝的消化情况如何，如果正常就没有问题了。

如果仍然不能适应，也不要自行再更换奶粉，以免进入恶性循环，建议你最好咨询专业医生，听听他们的意见。

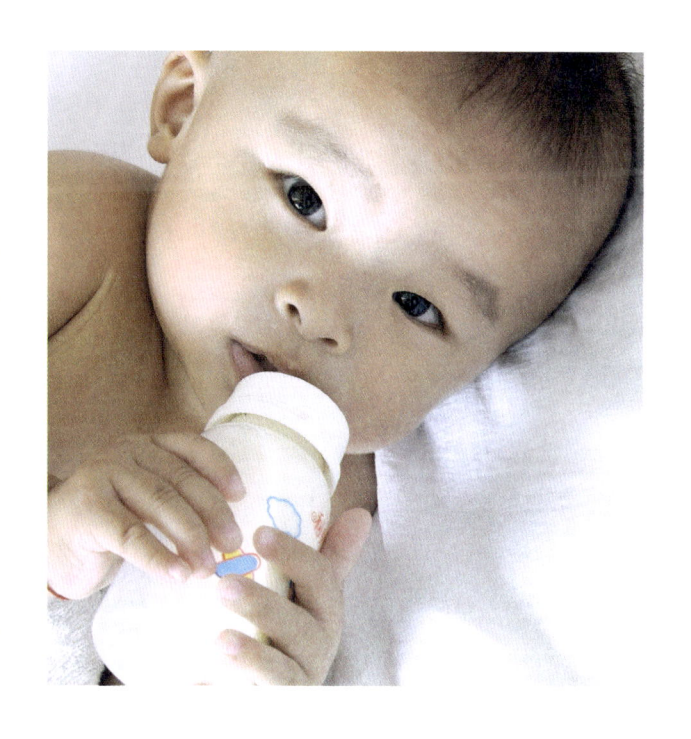

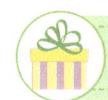

需要尽快更换奶粉的情形

当宝宝喝某种奶粉已经有一段时间了，仍然不能适应，有对奶粉的不耐受现象，妈妈不能忽视，要及时更换奶粉，以免宝宝营养不良。

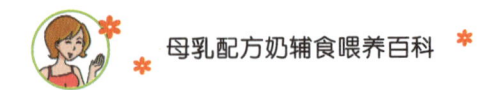

宝宝对奶粉不耐受的情况主要有3种：

1 蛋白不耐受

其实就是对牛奶中的蛋白质过敏，牛奶中包含的两种蛋白质，乳清蛋白和酪蛋白都可能引起过敏，表现为喝过奶粉后出现呕吐、腹泻、皮肤红肿、哮喘等症状，这时需要更换奶粉。

因蛋白不耐受而更换奶粉，视宝宝的过敏严重程度，可以选择深度水解蛋白配方奶粉或者部分水解蛋白配方奶粉。深度水解奶粉的蛋白质已经被水解为短肽及氨基酸结构，无致敏性，部分水解奶粉中的蛋白被水解成小分子，致敏性大大降低，对蛋白过敏的宝宝都有好处。

如果不更换奶粉，也可以调整饮食，增加谷物糖浆，在添加辅食之后，过敏症状可以获得缓解。

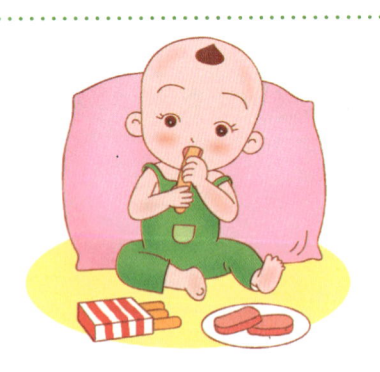

2 乳糖不耐受

乳糖不耐受是因为宝宝体内乳糖酶不足，无法把双糖水解为单糖，而人体又只能吸收单糖的缘故造成的。

当宝宝经常腹胀，大便有泡沫，并且发出酸臭味时，妈妈要想到可能是乳糖不耐受，要考虑换奶粉了。乳糖不耐受只要换低乳糖奶粉或者不含乳糖奶粉就可以了。普通婴儿配方奶粉乳糖含量是6克/升，低乳糖奶粉中的含量是2克/升。

3 脂类不耐受

有很多奶粉中含有棕榈油，是为了让配方奶营养更全面，但是研究表明棕榈油容易与肠道中的钙离子结合，使大便干燥。宝宝吃了这样的奶粉后会出现大便干结、排便困难的现象，就需要考虑换奶粉了，要选用含有益生元的奶粉或者在现在的奶粉中添加益生元。

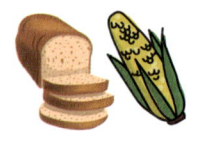

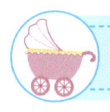

配方奶喂养的宝宝要喂水

配方奶较母乳难消化，吃配方奶的宝宝容易便秘、上火，所以在两顿奶之间一定要喂水。喂水也有许多细节需要注意，妈妈不要大意了。

首先，最好喂白开水。白开水无论从哪个角度来说，都是补充水分最好的选择，不要长时间只给宝宝喝矿泉水或纯净水，矿泉水矿物质含量太高，而纯净水矿物质含量又太低。另外，不要在水里加糖，宝宝天生喜欢甜味，尝过糖水之后就不会喜欢白开水了，而摄入糖分过度，显然不利。过度摄入糖分会导致肥胖，另外过量的糖分会抑制肠胃功能，造成消化不良。

其次，少量多次喂水。在两顿奶之间给宝宝喂水，不追求一次喝多少，只要喝点就行，关键是要多次喂。少量多次喂水能最有效地补充身体之需。

再次，喂水量为体重的10%~15%。理论上讲，宝宝每天喝水量能达到体重的10%~15%就可以，这个量可以作为参考，具体要看宝宝的实际情况。

最后，睡前少喂水，餐前不喂水。睡前喝水，睡着后排小便的次数就要增加，无疑会打扰宝宝睡眠。吃奶前也不要喂水，喝了水就会影响喝奶的量，另外水会稀释胃液，影响消化。

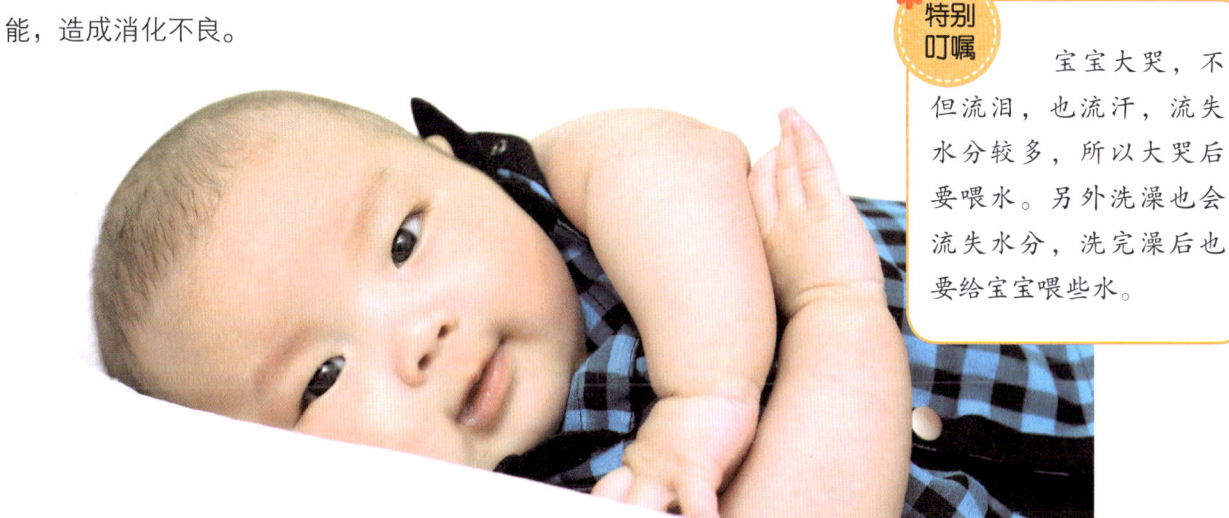

> **特别叮嘱**
>
> 宝宝大哭，不但流泪，也流汗，流失水分较多，所以大哭后要喂水。另外洗澡也会流失水分，洗完澡后也要给宝宝喂些水。

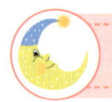

配方奶喂养的宝宝可喝点蔬果水

喝配方奶的宝宝相对于母乳喂养的宝宝来说，营养摄入不是很全面，营养结构也不是很均衡，各种维生素、矿物质相对缺乏，而且由于膳食纤维比较缺乏而容易便秘，多种因素决定配方奶喂养的宝宝需要喂些其他食物来平衡一下。建议在4个月之后开始加些辅食，考虑到小宝宝的消化能力低，耐受性差，咀嚼能力几乎没有的特点，最好的选择是用蔬菜和水果煮水，也就是给宝宝喂些蔬菜水和水果水。这样能比较有效地解决这个问题又没有副作用。

制作蔬菜水、水果水要选新鲜的食材，清洗干净后放入锅中加水煮开，煮到水略微变色即可。煮蔬菜水、水果水只用蔬菜、水果就行，千万不能在里面添加盐，以免伤害宝宝肾脏，也不要加糖，避免养成宝宝嗜食甜食的毛病或者导致肥胖。宝宝的味觉灵敏，他能尝到蔬果水味道的特别处，一般不会像大人一样排斥。

将煮好的水放在室温下自然晾温即可喂食。喂食之前要像喂配方奶一样先滴在手腕上试试温度，以温热不烫为好。注意喂食的蔬果水不能太凉，以免引起腹泻，如果已经凉了，要重新加热一下才能喂。

刚开始喂蔬菜水或水果水时，不要喂太多，一般每天10毫升即可。

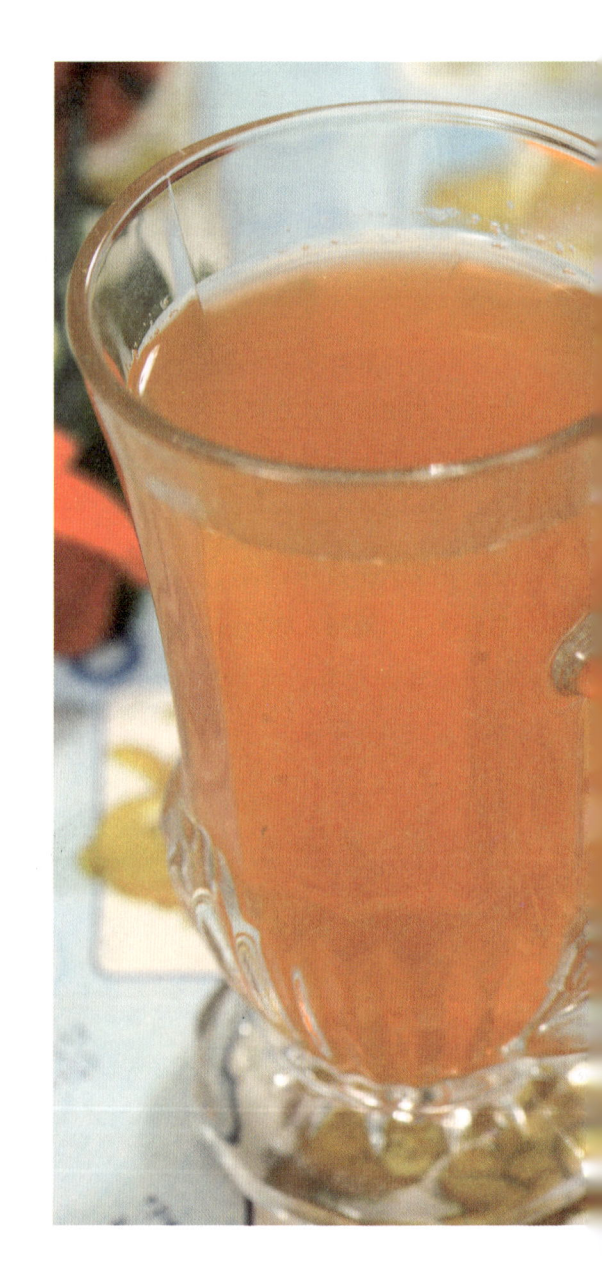

混合喂养以母乳为主

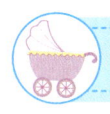

混合喂养的两种方式

混合喂养就是宝宝吃母乳的同时，再补充些配方奶的喂养方式。这种喂养方式虽然不如纯母乳喂养那么好，但是对于母乳的确不足或者有充分理由无法进行纯母乳喂养的妈妈来说，无疑也是一种好选择。

混合喂养主要有两种形式，一种叫做补授法，就是每顿都先吃母乳，吃完母乳不饱再加喂配方奶；另一种叫做代授法，就是在几顿纯母乳中间加喂1顿纯配方奶，每顿只喂一种奶。

两种方法都有优点、缺点，可以根据自己的情况选择。用补授法进行混合喂养时，每次都是先吸母乳，母乳被吮吸的次数多、频繁，泌乳量可以保持不减少，甚至还有可能增多，从这点来说这种方法比较适合母乳的确不够的妈妈。其缺点就是宝宝每次都吃两种奶，消化压力偏大，而且容易发生乳头倒错。不过也不用太担忧，可以通过努力解决。代授法，宝宝每次只吃一种奶，消化压力小，但是母乳吮吸频率明显减少，泌乳量容易降低，这样的方法适合母乳分泌充分的妈妈。妈妈需要上班时可以采用这样的方法，在家时直接喂母乳，上班时喂配方奶。这种方法也适合断奶期用，母乳会逐渐减少，添加的食物可以被宝宝逐渐接受。

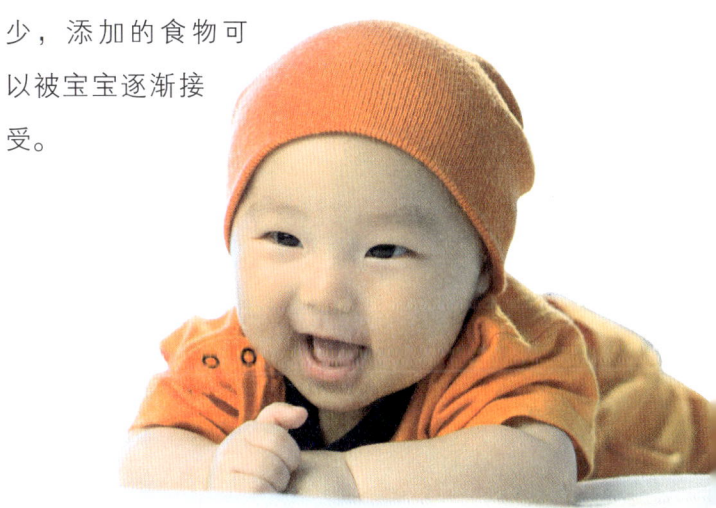

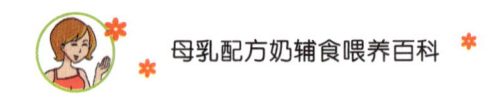

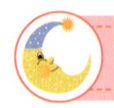

怎样判断需要添加奶粉了

妈妈们总是担心宝宝吃不饱,总是疑惑是不是该添加奶粉了,有时候很难做决定,我们建议你多方面观察,这样得出的结论更正确。

1 看宝宝吃奶时、吃完奶后的表现。 如果宝宝吃奶时间达到15~20分钟,且在这期间可听到吞咽声,连续吞咽可达到几次到十几次,就基本说明吃饱了。吃饱的宝宝表情愉悦、满足,睡觉可以安静地睡两三个小时,若不睡觉,情绪也非常好,不哭不闹。如果宝宝吃奶时间较长,吮吸很用力,但连续吮吸几次都听不到吞咽声,有时候突然放开奶头不吃而啼哭不止可能就是吃不饱。吃不饱的宝宝,吃完后可能也会安静一会,但过不了多久就开始哭闹,并且做出来回寻乳的动作,即使睡着了,睡得也不香甜。

2 看妈妈自己的情况。 如果乳汁分泌充足,2~3个小时不喂奶,乳房就有发胀的感觉,喂奶时,可看到乳房很丰满、坚硬,乳房上青筋明显。如果3小时没有喂奶,而乳房依旧感觉空瘪,喂奶前后手感无多大变化,说明乳汁不多。乳汁多的情况下喂奶,妈妈有明显的下奶感,乳房一阵阵发紧,喂完后,乳房变得柔软,妈妈也感觉轻松了,乳汁不足就感觉不明显。

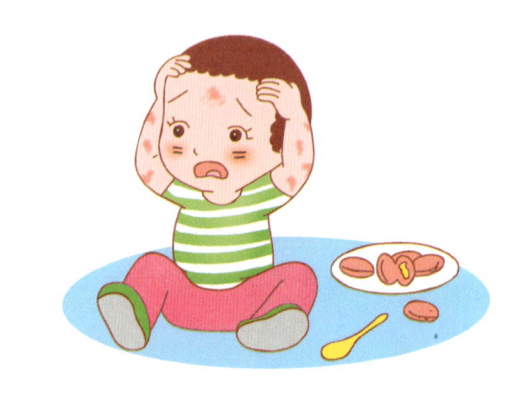

3 大小便和体重增长情况是判断宝宝是否吃饱最重要的依据。 如果大小便次数少、量也小,同时体重增长也少,说明供给的营养的确跟不上。

需要说明的是，看宝宝能不能吃饱，不能单看一种表现，如果单看宝宝吃奶时间和吃奶间隔时间长短，不能确定，如果宝宝食量小，这两个时间都会比较短。要做出准确判断，必须多个指标结合起来，如果所有的证据都表明宝宝吃不饱，就一定要添加奶粉了，以免宝宝营养不良。

混合喂养以母乳为主

开始了混合喂养后，一定要以母乳为主，母乳为主可以使母乳分泌量一直保持，避免越来越少的问题。

母乳要比配方奶多喂很多次。混合喂养后，喂母乳的次数要保证，如果采用补授法，这个问题就不存在，主要针对代授法。在采用代授法的情况下，如果妈妈经常不在家，那就只要在家就喂母乳，只有妈妈不在家的时候才喂配方奶，确保喂母乳的次数比喂配方奶的次数多；如果妈妈在家，可从每天添加1顿配方奶开始，其他时间喂母乳，最多也不能超过每天两次加配方奶。

配方奶的量要比母乳少很多。冲配方奶的时候不要太多，如果是补授法，一次可冲30毫升试试，之后做观察，不要观察宝宝是否还想吃，观察他能坚持多久才饿。如果可以坚持到3个小时，那30毫升就是可以的。如果是代授法，第一次可以先冲130毫升，看宝宝能坚持多久，能坚持3小时就可以照着这个量继续下去，如果不能再加20毫升，总之不要一开始就给很多，否则宝宝吃得太饱，总是较长时间不吃母乳，母乳分泌也会越来越少。

特别叮嘱

有的妈妈属于下奶晚的，3个月以后乳汁才真正多起来，如果你感觉乳汁多起来了，就逐渐减少配方奶的添加量，直到过渡到纯母乳喂养。

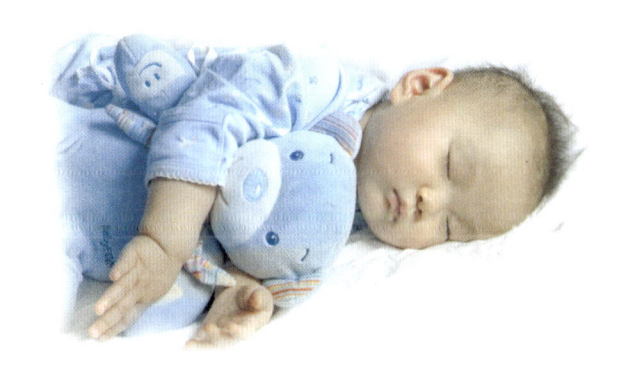

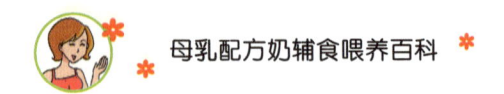

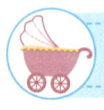

让宝宝乳头、奶嘴都喜欢

混合喂养刚开始时，最大的难题恐怕就是让宝宝接受奶嘴了，但是好不容易让宝宝接受奶嘴了，又可能开始不吃母乳了，这就是发生了乳头错觉。无论是只吃奶嘴不吃乳头还是只吃乳头不吃奶嘴，对妈妈来说都是一件麻烦事，需要想办法解决。让宝宝既喜欢吃奶嘴也喜欢吃母乳，这样混合喂养才能继续下去。

☀ 混合喂养做好准备工作

宝宝对新事物的接受度本身比较差，更何况让他改变从出生就已经开始了的吃奶方式，所以准备混合喂养的时候，凡事要慢慢来，尽量让宝宝奶瓶和母乳都喜欢，做到以下4点。

1. 喂奶瓶和喂母乳用同样的姿势。 有些妈妈喂母乳时抱着，喂奶瓶时躺着，这让宝宝感觉到吃母乳和吃奶瓶是不一样的，那当然更喜欢母乳了，就不吃奶瓶了，建议妈妈喂奶瓶和喂母乳时要采取一样的姿势，要躺着都躺着，要抱着都抱着，让宝宝感觉两者之间无差别。

2. 第一次吃奶瓶不要勉强。 宝宝往往把吃奶和享受母爱等同起来，要让他接受奶瓶等于让他放弃母爱，所以比较困难，要慢慢来，先让宝宝接受奶瓶。你可以在宝宝不太饿、心情好的时候，玩耍似的给宝宝吸奶瓶，先把奶嘴试探性地放在宝宝嘴角，逗引他主动去含，含了就喂点，如果不含就放弃，下次再试。总之不要勉强，一旦宝宝感觉这并非强迫，反而更愿意接受。

3. 奶粉味道尽量和母乳接近。 宝宝不接受奶瓶或者吃了配方奶后不再喜欢母乳，很大一个原因在于奶粉。如果奶粉过分香甜，宝宝自然不再喜欢母乳，如果奶粉味道较差，自然不肯接受，就只喜欢母乳了。对付这个问题，建议先购买一些奶粉的试用装，看哪种宝宝能接受且不排斥母乳，之后就选哪种。

4 **奶嘴和乳头尽量相似。** 选购奶嘴时，无论形状、大小、手感都选择和乳头较接近的产品，偏软、短、扁的奶嘴，宝宝更容易接受。不过不同的宝宝喜欢不一样的奶嘴，不能肯定他会喜欢哪种，不妨不同材质、形状、大小的产品各买1个，回家让宝宝试试，喜欢哪个说明哪个跟乳头的感觉更接近。

奶嘴的出奶孔也要和母乳接近，尽量买小孔的，这样宝宝吃起来，吮吸需要的力气跟吃母乳差不多，能避免宝宝总是等着更容易吃的配方奶而不好好吸母乳，因为奶嘴而发生厚此薄彼的情况就会少些。另外奶嘴买回家要先用开水多煮几次，每次用之前先加加温，让奶嘴更柔软，更接近乳头的感觉。

做到以上4点，宝宝可能就奶嘴、乳头都喜欢了。如果这些都做到了，宝宝仍然只认一种，那就需要慢慢调整。

发生了"乳头错觉"怎么办

乳头错觉指的是宝宝只吃奶嘴不认乳头的情形，让妈妈很烦恼，其实不认奶嘴只认乳头的情形，一样很困扰妈妈们。遇到哪种情形都不要着急，只能慢慢来，只要坚持纠正就会好的。

☀ 只吃奶瓶不吃母乳这样做

宝宝如果只吃奶瓶不吃母乳，不要强迫，也不要非等宝宝饥饿的时候给他吃母乳，强迫他接受。如果宝宝是因为喜欢奶瓶吃着畅快，那么在这个时候就会因为吸母乳太费力而愤怒，更不愿意吃了。由这一点可以看出，你也不要故意饿着宝宝逼他就范了，以免伤害宝宝情感。你可以先把乳汁挤出来放到奶瓶里喂，之后你再积极做诱导工作，可以在宝宝不大饥饿的时候，多把宝宝抱在怀里逗他含乳，他会重新找到吮吸母乳的美好感觉。同时，给宝宝吮吸没有开孔的

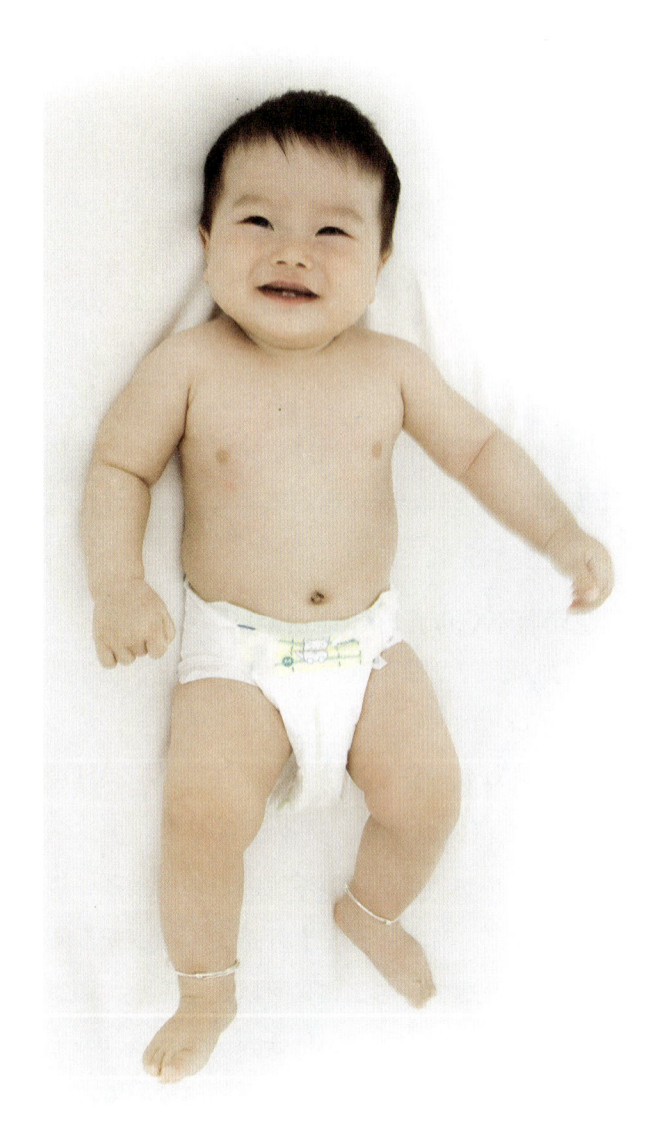

奶嘴，让宝宝吸不出奶，相比之下，乳头就更有优势了。慢慢地，他可能就重新接受乳头了。

☀ 只吃母乳不吃奶瓶这样做

宝宝如果只吃母乳不吃奶瓶，在下次尝试用奶瓶的时候，可以让别人喂，别让宝宝闻到妈妈身上母乳的味道，如果只能你自己喂，可以让宝宝背向你坐在怀里，可能也会有帮助，或者干脆用勺子和杯子喂，如果宝宝只是因为不喜欢奶嘴拒绝配方奶，那么这个方式就可以解决。

另外，如果你采用的是代授法，要把喂配方奶的时间固定下来，让宝宝知道什么时候是吃配方奶的时间，什么时候是吃母乳的时间，就不会把两者混淆起来，从而变得两种方式都能接受了。

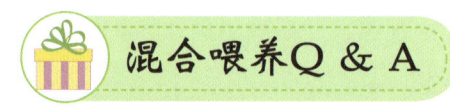

混合喂养Q & A

相比于母乳喂养和配方奶喂养，混合喂养更复杂些，问题也更多些，我们总结了一些你可能会遇到的问题，看看该怎么解决。

Q 混合喂养按时还是按需？

A：这要看采用的是哪种方法。如果是补授法，宝宝每顿都吃了定量的配方奶，虽然每顿吃到的母乳量不尽相同，但差距不大，所以最好是按时喂养，一般喂奶间隔时间会比纯母乳喂养延长0.5~1小时。如果是代授法，吃完配方奶后的下一顿，可以定时。

另外，添加配方奶的时间也要固定，在几点添加就固定几点，别今天上午加，明天下午加。其他时间因为是纯母乳，当然应该跟母乳喂养一样要按需。

Q 每天给宝宝添加1顿配方奶，应该在什么时候加？

A：你可以感觉一下自己什么时候最没有胀奶的感觉，那时的乳汁最少，那时候添加是最适合的。一般是下午4~5点时最少，可以在这时添加。

如果需要添加2顿配方奶，要注意这2顿配方奶不应该连着加，要和母乳间错开，以免太长时间不吃母乳，母乳分泌量减少。

Q 母乳少，宝宝吃了总是睡不了多久，为了宝宝能睡好，夜间改喂配方奶好吗？

A：夜里最好喂母乳。事实上，你的身体在夜间得到了比较充分休息，乳汁分泌比白天要好一些，宝宝吃得也饱一些。如果夜间不喂母乳，那乳房就有太长的时间得不到宝宝的吮吸刺激了，泌乳量特别容易减少。为了保持泌乳量，还是应该喂母乳。另外，夜间喂母乳比喂配方奶要方便很多，这也是建议你夜间喂母乳的原因。

宝宝只认奶嘴，那我就每次都挤出来喂他，这样好吗？

A：宝宝自己吮吸本身对妈妈大脑就是一种要求分泌乳汁的刺激，这是挤母乳做不到的。而且挤母乳怎么挤都不如宝宝吸得更彻底，总是有所残留，这就容易给大脑一个错误的信号，就是不需要这么多乳汁了，从而越来越少。所以，还是要坚持纠正宝宝，让他重新接受乳头。

宝宝不吃奶粉，里面加点糖行吗？

A：奶粉里蛋白质、脂肪本身提供的能量就较母乳多，如果再添加糖，能量超量供给是必然的，宝宝很容易肥胖，为以后的健康埋下隐患，而且这样会培养出宝宝嗜食甜食的毛病，对日后的生活习惯也有不好的影响。所以，奶粉加糖是不当的，要想另外的方法让宝宝接受奶粉。

将母乳挤出来加到配方奶里一起喂，很方便，这样可以吗？

A：这样做，首先就是宝宝的消化压力太大，另外，这看上去方便，实际上很难操作，主要是温度，如果配方奶比较热，母乳加进去，其中的免疫物质、营养物质可能就会受到破坏，失去了原本的价值。

混合喂养的宝宝需要喂水吗？

A：宝宝的饮食中已经添加了配方奶，母乳中的水分就不足以支持他消化这些配方奶了，所以也需要喂些水。跟配方奶喂养的宝宝一样，在两顿奶之间喂点就行。代授法喂养的宝宝在喂完母乳之后可以不加。

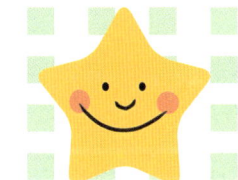

看大便监测宝宝消化

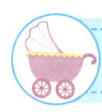

不同喂养方式大便不同

2个月以后，无论是吃母乳的宝宝还是吃配方奶的宝宝大便都基本规律了，不过大便性状上和次数，两种喂养方式下是有所不同的。

吃母乳的宝宝每天大便有2~3次，吃配方奶的宝宝每天大便一般只有1次，有的宝宝能每天都在同一时间大便。如果已经开始把便了，就会非常省心。

吃母乳的宝宝大便呈金黄色的糊状，很少有能成型的，吃配方奶的宝宝大便呈黄色，一般都能成型。

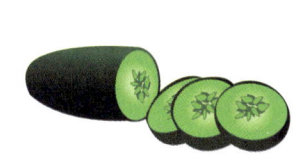

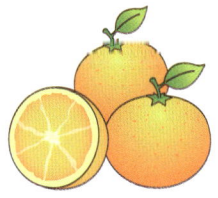

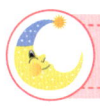

大便反映宝宝消化与喂养问题

大便的性状改变可以很直接地看出宝宝的消化问题，妈妈可以根据宝宝的大便调整喂养方式。

1 大便恶臭如臭鸡蛋味。 大便有臭鸡蛋味表示宝宝蛋白质摄入过量了或者表示蛋白质消化不良。发生这种情况，如果是母乳喂养，一定要让宝宝吃完一侧乳房再吃另一侧，因为前奶主要成分是蛋白质，如果一侧没吃完就吃另一侧，宝宝往往就会摄入太多蛋白质而导致消化不良，表现出大便不正常。如果是配方奶喂养，要注意冲调奶粉的浓度不要太高，可适当稀释配方奶或者限制奶量1~2天。

2 大便呈绿色黏液状，量少，次数多。 这种大便也被叫做"饥饿性大便"，往往是因为喂养不足引起。这种表现的宝宝平时总是吃奶特别少或者不喜欢吃奶，体重增长不足或干脆不增长。这种情况下，需要加强喂养，另外要看看宝宝有没有口疮，嘴疼会导致宝宝不愿意吃奶。

3 大便有时候黄色、有时绿色。大便时黄时绿，如果宝宝体重增加正常，可能就是消化功能有些问题，大便绿色是其中含有胆绿素造成的，可给他吃些益生菌，另外可以顺时针按摩腹部，每天2~3次，每次1分钟左右就可以改善。

4 便秘。宝宝排便困难，排出的便干硬，就是便秘了。便秘的原因可能是进食太少，也可能是消化不了，每天可以给宝宝按摩腹部并勤喂水，帮助肠胃蠕动，增加肠道润滑性，另外可以适当给些蔬果水，能缓解便秘。

要正确看待便秘。便秘不是说时间长不便就是，即使两三天没有排便，但排出的便是糊状或成型的软便，排便较轻松，那就不能算便秘。

5 屁多、便少。宝宝屁多是常见现象，便少没关系，关键看排便困难与否，另外看宝宝有无腹胀，如果肚子软软的、不胀就没关系。如果腹胀可以给宝宝吃些益生菌，另外再每天顺时针按摩肚子。

母乳喂养的宝宝也会便秘

便秘的宝宝大多数是吃奶粉的宝宝，但不代表吃母乳的宝宝就不会便秘，只是吃母乳的宝宝发生便秘的较少。

吃母乳便秘的宝宝，原因主要在妈妈身上，是妈妈的饮食出了问题，比如妈妈喝水太少，吃了太多辛辣、上火食物等导致乳汁水分太少、火气太大，宝宝吃了就会便秘。这时妈妈可以吃油脂含量大一点的食物，也可以喝点带油的汤，油脂可以帮助宝宝润滑肠道，缓解便秘。同时可给宝宝多喂些水。

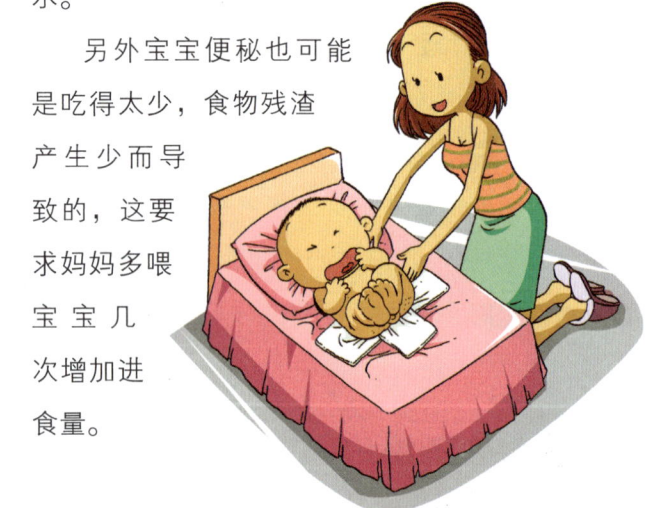

另外宝宝便秘也可能是吃得太少，食物残渣产生少而导致的，这要求妈妈多喂宝宝几次增加进食量。

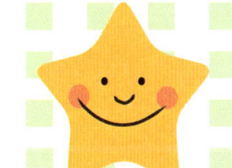

哺乳妈妈健康哺乳两不误

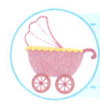

正确穿戴哺乳胸罩

哺乳期间佩戴胸罩，可以避免乳房在断奶后过度下垂，而且能固定乳头，避免乳头与衣服过度摩擦，是必要的，但是一定要合适，别让哺乳胸罩妨碍哺乳。

❋ 选购合适胸罩

哺乳期佩戴胸罩要足够合适，这样才能既起到承托作用，又不会影响泌乳。建议不要穿普通的胸罩，哺乳期的乳房不仅仅是比平时大了，形状也有所改变，更多的是向身体两侧扩张，普通胸罩满足不了这种需求。最适合穿戴的是专门的哺乳胸罩，哺乳胸罩一般是前开口或者在乳头的位置留了开口，方便哺乳。选购哺乳胸罩时要注意以下几点。

首先，哺乳胸罩不能太紧。太紧的胸罩会压迫到乳腺管，使乳汁不能顺畅流通，很容易导致乳腺发炎，同时会减少乳汁分泌。另外，胸罩太紧，妈妈很难准确判断胀奶程度，不能及时处理，也容易导致乳腺炎。

为此，哺乳胸罩最好选择乳房最胀的时候试穿。另外，要考虑到溢乳垫，给溢乳垫留一个空间。如果罩杯太小，勉强塞入溢乳垫，乳房也会受压。

其次，哺乳胸罩选择不带钢圈或者带软钢圈的产品。如果胸罩不合适，钢圈很容易滑动，压迫到乳房，不带钢圈或带软钢圈的产品即使压到也不会太严重。

再次，哺乳胸罩一定要选棉质的。棉质产品吸湿、透气性较好，也比较柔软，对较长时间处在潮湿环境下的乳头能起到较好的保护作用。

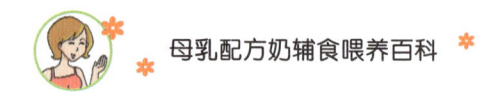

穿戴哺乳胸罩方法要正确

穿戴哺乳胸罩，最重要的是不能让胸罩的边压到乳房，你可以学习这个方法：肩带落到肩膀上之后，将身体前倾45°，让乳房自然倾入罩杯内，扣上胸罩扣后直起上身，然后再整理一下，摸下胸罩边缘，将留在胸罩外面的部分塞入胸罩，并将罩杯底边往下按，固定好位置即可。

哺乳胸罩勤洗勤换

乳汁营养丰富，特别容易滋生细菌，哺乳胸罩免不了浸到乳汁，长时间不洗不换，容易污染乳汁或者引起乳腺炎，更何况浸过乳汁的胸罩变干后特别硬，很容易摩擦乳头造成损伤，所以一定要勤洗勤换。

洗胸罩跟其他衣服要分开，也别用香味太浓的洗衣液，宝宝可能不喜欢，最好用透明皂，洗完后多漂洗几次，确保无残留。

> **特别叮嘱**　夜间最好不要穿戴哺乳胸罩，可以换用紧身小背心，如果溢奶就在小背心里面塞上溢乳垫。

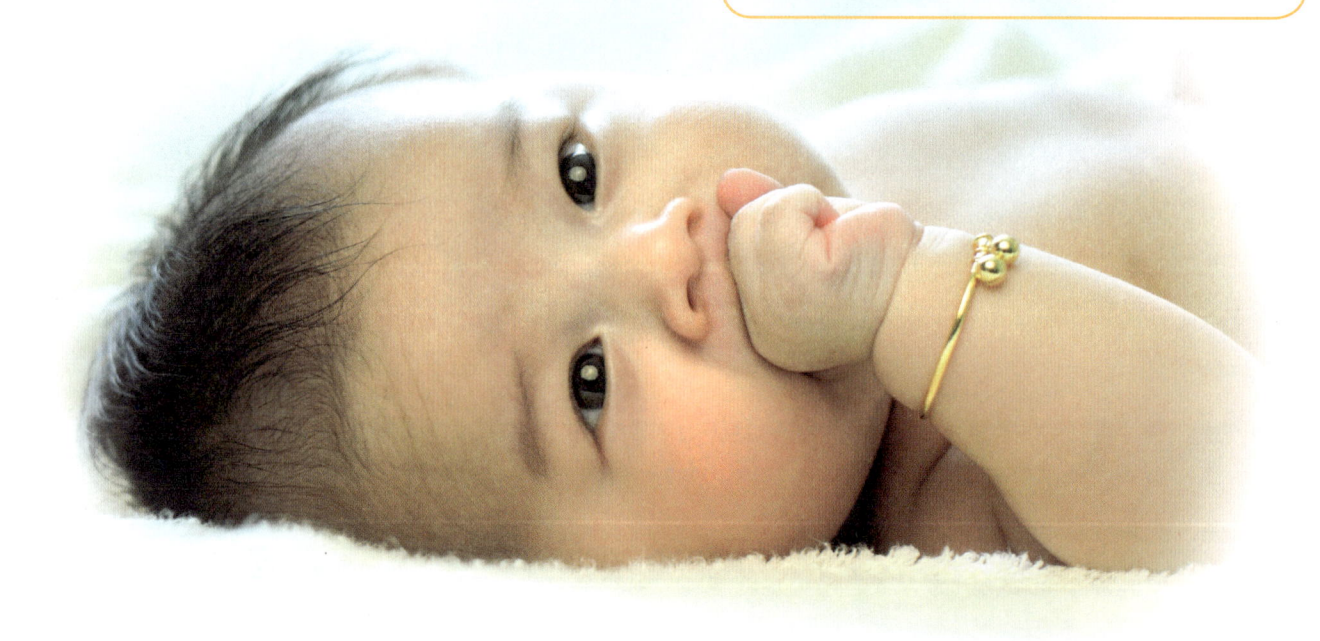

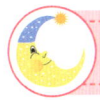

哺乳妈妈生病及时治疗

哺乳妈妈吃药需谨慎，但不是说绝对不能吃药。生了病也扛着不治疗、不吃药，这是不对的，因噎废食可能造成更严重的后果，不但哺乳不能继续了，连照顾宝宝日常生活都成了问题，就后悔莫及了。

不过，哺乳期生病吃药一定不要自行决定，最好看医生，并且告诉医生你正在哺乳，医生会考虑这点，给你开些不会进入乳汁或者即使进入乳汁也不会影响宝宝健康的药物，那就可以放心吃了。如果你还有些不放心，可以跟产科医生或儿科医生咨询。另外，药品都附有详细的说明书，你要详细阅读，有时候有些医生对一种新药的情况可能也不是很了解，还需要你自己把把关。

另外，药物有长效药和短效药之分，如果可以就用短效药代替长效药，这样你可以通过调整服药时间与哺乳时间来减少对宝宝的影响，也就是尽量拉长服药时间和哺乳时间的时间间隔，一般是哺乳后马上吃药，到下次哺乳的时候，药效可能已经过去了。

如果必须使用一些药物，而这些药物必然会对宝宝造成影响，那就暂时停止哺乳，改用配方奶喂养，等用药停止、药效过去了再开始哺乳。在这期间，乳汁要定时挤出，避免回奶。

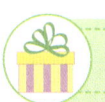

哺乳妈妈要了解的用药禁忌

哺乳期间用药必须考虑到对宝宝的影响，妈妈应该了解一些这方面的知识，一旦需要用药的时候，对比一下，这样更安全。下面这些药物是医学专家列出的，对哺乳妈妈来说安全性不同：

禁忌药物	金刚烷胺、胺碘酮、抗癌药物、溴化物、可卡因、氯霉素、安乃近、金制剂、碘化物、碘作对比的药物、抗凝血剂、灭滴灵、放射性同位素、水杨酸盐（大量）
慎用药物	醋丁洛尔、酒类（尤其是大量）、阿替洛尔、抗组胺与抗充血剂合用、大部分苯二氮䓬类抗焦虑药、氯胺酮、西咪替丁、洁霉素、可乐宁、避孕药（含雌激素药物）、多塞平、麦角、抗癫痫药、氟西汀、钾、他巴唑、纳多洛尔、麻醉剂（成瘾或产后10天内治疗剂量）、尼古丁、呋喃坦啶、苯巴比妥（抗痉挛剂量）、喹诺酮类抗生素、利血平、磺胺（长效）、噻嗪类利尿剂（长效或大量）
普通剂量时可能安全的药物	ACEI抑制剂（如卡托普利、依那普利）、氨基糖苷类抗生素、抗胆碱能药物、抗癫痫药（除乙琥胺和苯巴比妥）、抗组胺药、抗结核药、AZP硫唑嘌呤、巴比妥、丁酰苯类抗精神病药（氟派啶）、口服消除充血药物、麦角新碱（短程）、灭吐灵（胃复安）（10~14天）、非甾体抗炎药、丙基硫氧嘧啶、吩噻嗪、奎尼丁、水杨酸盐（偶用）、安体舒通、磺胺二甲基异噁唑、四环素（2周以内）、噻嗪类利尿剂（短效）、三环类抗抑郁药（除多塞平）、异搏定

在这些药物中，禁忌药物哺乳妈妈绝对不能用，如果必须用，就要暂时停止喂母乳，有时候甚至是永久性的停止；慎用药物建议能不用就尽量不用，这类药物可能存在潜在危险，只是现在还不明确，如果必须用，也要暂时或永久性停止母乳喂养；普通剂量时可能安全的药物是说现在还没有证据表明会对宝宝造成不利影响，副作用也是少见和轻微的。不过少数过敏体质或特异体质可能会有不良反应。

另外，有些药物有回奶作用，虽然不会对宝宝健康产生直接影响，但会导致母乳分泌减少直至停止，如果想继续母乳喂养，就要远离这些药物，如中药有炒麦芽、花椒、芒硝等，西药有左旋多巴、麦角新碱、雌激素、维生素B_6、阿托品类和利尿药物。

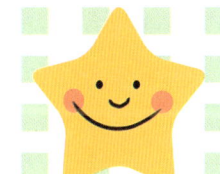

焦点问题

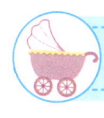

宝宝体重不达标怎么办

小宝宝体检，体重是最主要的项目，一旦不达标，妈妈就会非常忧虑。其实宝宝还小，调整的机会多得很，只要在饮食上多注意，慢慢调整，过不了多长时间就能达标。提醒妈妈，你过度的忧虑对宝宝来说是最要不得的，可能会导致你在喂养上做出一些偏激的事。

✸ 体重过轻怎么办

宝宝体重过轻，就多观察他平时的状态，如果吃得好、睡得好，表现也活泼、机灵，那说明宝宝本身是没问题的，而且宝宝的生长是阶段性的，体检前可能正好是体重不增长的一段时间，体检后说不定会出现体重猛增的情形，从而追上其他宝宝。所以不用担心，只要留意一下，总结出导致宝宝体重过轻的原因，对症调整就行。

有些宝宝不喜欢吃奶或者食量较小，总是吃到中途就停了，是导致体重过轻的主要原因，此后喂养可由3小时1顿改为2.5小时1顿，可以让宝宝总摄入量增加，体重也就慢慢增长了。

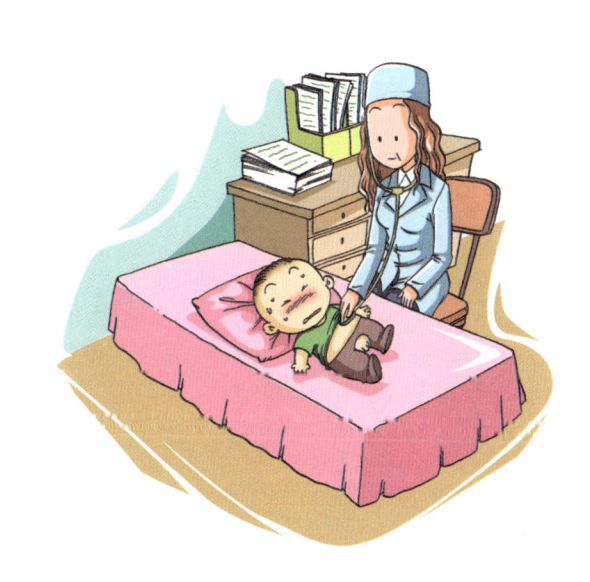

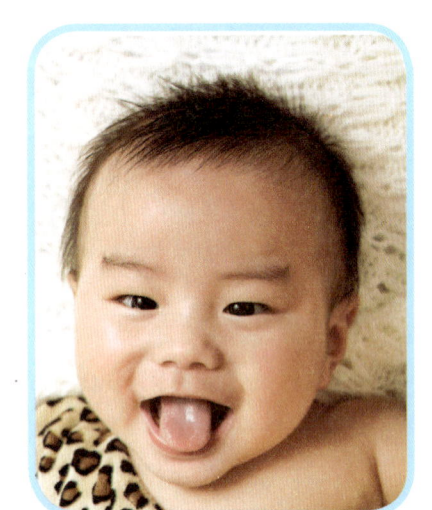

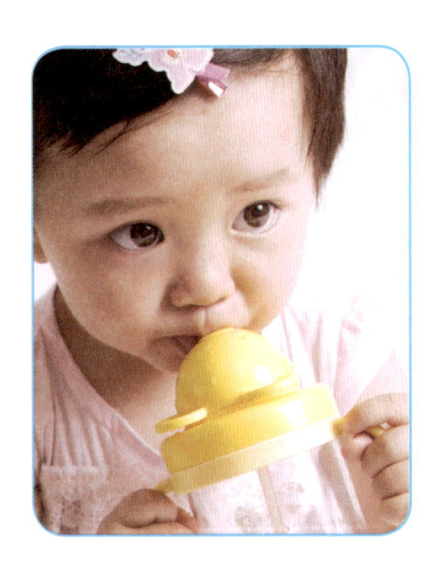

母乳喂养的情况下，如果宝宝每顿吃得都不多，体重增加慢就可能还有一个问题，那就是没有吃到足够的后奶导致的。因为后奶脂肪含量高，是宝宝体重增加的主要动力。那么以后每次喂之前可以适当将前奶挤掉一些，让宝宝吃到多一点后奶。不过，这样宝宝摄入的水分会不足，要适当再喂些水。

奶粉喂养的宝宝体重过轻的情况很少，如果出现了切不可为了快速增加体重而把奶粉冲得过浓，以免增加宝宝肾脏负担，造成便秘等，那是得不偿失的。

☀ 体重过重怎么办

体重过重，宝宝太胖，多出现在配方奶喂养的宝宝身上，少数出现在母乳喂养的宝宝身上，无论是哪种喂养方式，都别急着给宝宝减肥。

母乳喂养的宝宝即使肥胖也不会影响健康，一般在断奶后，宝宝会走了，活动量加大会自动回到正常水平，所以母乳喂养的宝宝根本不需要调整喂养方式，哺乳次数、哺乳时间都可以照旧。

配方奶喂养的宝宝肥胖虽然会对将来身体健康造成隐患，但短时间的肥胖根本没问题，只要以后注意控制体重就可以，需要说明的是控制体重是控制体重增长速度，绝不是说要给宝宝减肥，所以每顿给宝宝的喂食量，喂食的次数都不要减少，只要多让宝宝运动运动就可以了。

综上所述，宝宝的体重无论过轻还是过重，都不应该用极端的方式解决，以免造成更大的隐患。

宝宝饿了有何表现

对新手妈妈来说，怎么判断宝宝饿了是很急切想要知道答案的问题，很多人总结过宝宝饥饿时候的表现，综合起来看，这些表现能很准确地判断出宝宝饿了，尤其是2~3个月的宝宝已经能很明确的表示自己想吃的愿望，参考他的表现判断就更准确了，可以供妈妈参考：

1 宝宝躺着时，头不停向左向右转像寻找什么东西似的，同时小嘴张开，这是在寻乳，要吃奶了。

2 宝宝会吮吸到了嘴边的所有东西，比如被角、袖口等，还会把小手放到嘴里有滋有味地砸吧，这就是想吃了。

3 用手指点宝宝的嘴角，宝宝的嘴会迅速张开并转向手指，如果躲闪不及，手指会被宝宝嘴巴碰到。

4 把宝宝抱在怀里，宝宝会把头转向怀抱里乳房所在的位置并张开小嘴，碰触衣服，含不到乳头就会哭。

当宝宝有了以上这些表现就说明他真的饿了，应该马上喂奶了，不要等到宝宝哭，那是他表示饥饿的最后一招了。这时如果把乳头送到宝宝嘴边，宝宝会急不可待地叼住乳头，开始快速有力的吮吸，而且吃得非常认真，很难被打扰，如果你强行拔出乳头，宝宝就会大哭。

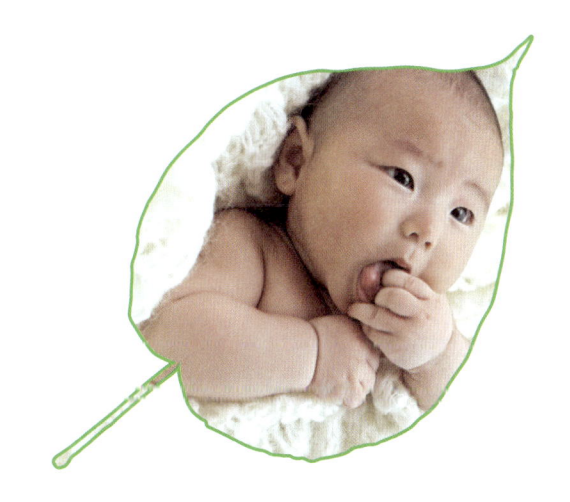

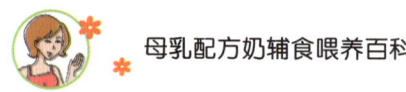

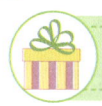

宝宝吃饱了有何表现

看宝宝是否吃饱,有很多途径,比如大小便、睡眠、体重增长等都可以,不过最直接的还是看宝宝的表现。如果宝宝吃饱了,会有下面这些表现:

1 吃奶速度慢下来,吮吸力度也减弱,而且显得漫不经心,跟刚开始时的迫不及待完全不同。

2 把奶头吐出来,如果累了,就闭着眼休息或睁着眼发呆,如果用乳头逗弄他的嘴角,他也无动于衷。如果不累,就会玩耍妈妈的乳头,用小舌头将乳头顶出来,然后再吸进去,再吐出来,还会伸出舌头再舔一舔,但就是不再吮吸。

3 开始跟妈妈或周围的人咿咿呀呀"说话",头转向离开乳头的方向,对乳头不再关注。

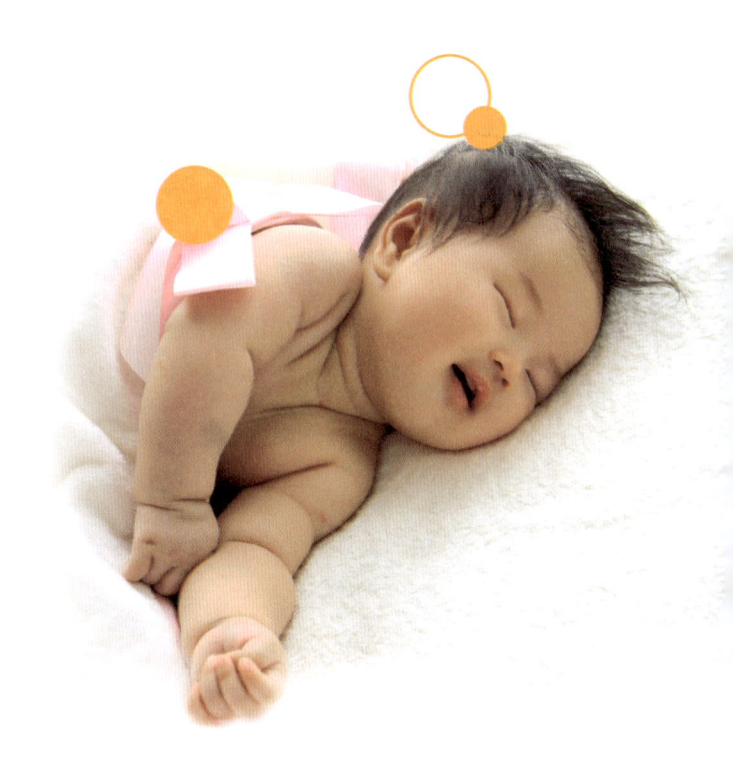

4 如果妈妈想强行把乳头塞给宝宝,宝宝会转开头躲过去,如果躲不过去会大哭表示抗议。

当宝宝有了以上的表现就说明他吃饱了,不要再喂,如果你再坚持,很可能会把宝宝逗引得恶心、吐奶。

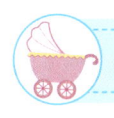

宝宝吃奶不专心怎么办

不能专心吃奶的宝宝不在少数，有的是吃吃停停，有的是吃吃睡睡，有的是吃吃哭哭，有的是吃吃玩玩等等，都让妈妈很烦恼。宝宝这些习惯，有的正常，有的需要纠正，有的可能是疾病的表现，需要重视。

吃吃停停很正常。 宝宝吃奶是件很费力的事，吃一吃就需要歇一歇，等他觉得有力气吸了就会又开始了，这样的现象不需要担心。除非是歇了太长时间不吸才要提醒他一下，如果不是就让他自主把握休息时间好了。

吃吃睡睡要提醒。 宝宝吃几口睡了，睡一会又醒来要吃，他吃不好，妈妈也会很累，是个坏习惯，需要及时纠正。

首先在吃的过程中，妈妈要时刻注意观察宝宝，如果他不吸了，歇了一两秒都没动静，就揪揪他的耳朵或摸摸他的脸，别让他睡着，同时对他起到提醒作用，让他继续吃。

其次如果每次提醒都不能阻止他睡觉，而且睡醒后就要吃，那就不要马上给，可以饿10多分钟，让他明白奶也不是什么时候想吃就有的，那吃的时候就会卖力一些。

吃吃哭哭，可能宝宝嘴疼，也可能妈妈的奶吸不出或出得太快了。 妈妈没奶，宝宝吸不出，自然会哭，暂时需要加点奶粉，同时尽快催奶。妈妈的奶出得太快，宝宝来不及吞咽，总是呛到也会哭。妈妈可以用食指和中指成剪刀状夹住乳房靠近乳头的地方，减缓乳汁流速。如果不是乳汁的原因，就要考虑可能是宝宝口腔有发炎现象，吸奶时会疼，自然就会哭。妈妈可检查下宝宝口腔颜色、形态是否正常，有无红肿、溃烂等。口腔发炎要及时治疗。

吃吃玩玩要及时制止。 宝宝开始吞吞吐吐或者舔乳头，这就是开始玩了，说明他已经吃饱了，这时最好马上结束这次喂奶，不要让宝宝养成边吃边玩的习惯。

其实，妈妈和宝宝相处时间越久就越了解宝宝，他是什么问题，你不用费什么劲就能看出来，也肯定能想出对付的方法。

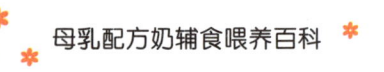

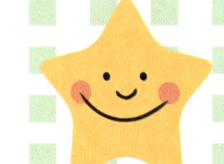

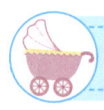

特别关注：双胞胎宝宝

双胞胎宝宝的身体特质

怀双胞胎的妈妈会输送更多的营养到子宫，但是分到两个人身上还是显得欠缺，因此双胞胎的宝宝在出生时体内的营养储备普遍较低。而且，双胞胎能在妈妈肚子里待到足月出生的不太多，通常都早产，在营养迅速储备的时期还没过完就出生了，所以双胞胎的宝宝出生时较单胎宝宝体重轻，体质也要差一些。另外，双胞胎在胎里不会均分营养，所以出生时总是一个重一些，一个轻一些，一个体质好一些，一个体质差一些。

双胞胎宝宝出生时体重轻、体质差，在最初的几个月里，发育、生长速度也可能较慢。

不过，这并不一定会影响长大以后的体质或者总体生长速度会慢于单胎宝宝，只要好好喂养，他们也能非常健康地长大。

让双胞胎宝宝都吃饱、吃好

基于双胞胎宝宝的身体特质，要比抚养单胎宝宝更用心地让他们都吃好、吃饱，才不会输给单胎的宝宝，确保他们健健康康地长大。

☀ 母乳够的时候尽量母乳喂养

双胞胎宝宝本来营养储备不够，在母乳还够吃的时候，尽量都母乳喂养。

给双胞胎喂母乳尽量同时喂，这样喂奶所需时间就会较单独喂减半，而他们也比较容易形成一致的作息规律，妈妈就会比较轻松一些。

2~3个月：喂养逐渐形成规律 第二章

不过，同时给双胞胎喂母乳可不是一件容易的事，妈妈可多尝试些办法，看怎样自己才能更轻松。我们有两个方法可供参考：

1 妈妈坐在有靠背和扶手的沙发上，腿上垫个长枕头或者垫两个抱枕，枕头或抱枕的高度以能接触到手肘为好，这时妈妈就可以一手抱一个宝宝，左右手分别托一个宝宝的小屁股，左右手肘弯分别放宝宝的头，这时两个宝宝的脚会交叠在一起，嘴正好在乳头的附近，就可以让一个宝宝吃一个乳房，开始哺乳了。

2 妈妈坐在床上，用被子或枕头在身体两侧垫高，高度以接近乳房为好，然后让两个宝宝分别躺在左右两侧，妈妈双手分别由身体外侧向内侧托着宝宝的头，让宝宝含住乳头，也可以开始哺乳了。

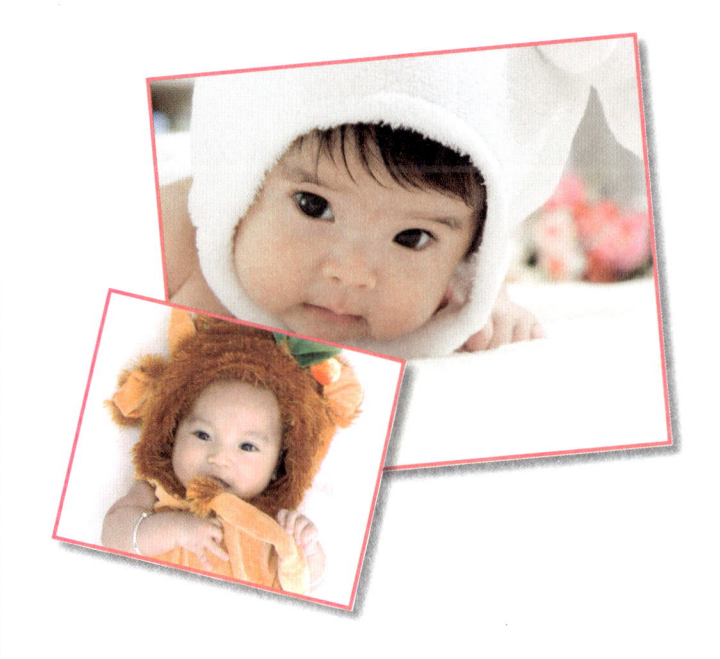

双胞胎宝宝能同时喂最好，不过，如果一个已经醒了哭着要吃，另一个还在酣睡，那也不必叫醒另一个或者让这个等，就只能前后分开喂了。

☀ 公平喂养两个宝宝

我们说的公平指的是让宝宝平均地吃母乳。如果是前后分开哺乳，要轮流优先，这次先喂大的，下次就要先喂小的，不能总是先喂大的或者先喂小的。另外，妈妈的乳房一般都是一只乳汁较丰富，另一只较少些，要让两个宝宝轮流吃两个乳房，这

103

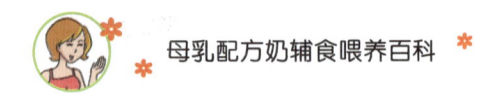

次大的吃乳汁丰富的那只，下次就吃乳汁较少的那只，把乳汁丰富的留给小的吃。

等到母乳不够吃了，有的妈妈选择纯母乳喂养其中一个宝宝，另一个宝宝就完全用配方奶了。我们不提倡这种做法，母乳对谁来说都很重要，最好能把公平的做法坚持到底，仍然坚持让两个宝宝轮流吃两只乳房，不够的用配方奶补足。妈妈会麻烦些，但是对宝宝好。

及时添加配方奶及各种营养素

双胞胎几乎很难有能纯母乳喂到6个月的，毕竟无论如何，妈妈的产奶量也是有限的，而宝宝的需求是不断增大的，所以当感觉到母乳不够的时候，要及时添加配方奶，别让宝宝饿着。选购奶粉的时候，最好选择那些添加了多种营养元素的强化产品。

另外，双胞胎宝宝要比单胎宝宝更早、更全面地补充各种营养素，除了在出生2周时开始添加鱼肝油外，满月后就要强化铁摄入，可以口服葡萄糖酸亚铁、富马酸亚铁等，同时口服维生素C，促进铁的吸收。注意在吃铁制剂和维生素C的时候，要在两顿奶之间，这样吸收率比较高，又可避免刺激消化道。

第三章

4~6个月：
准备转奶加辅食

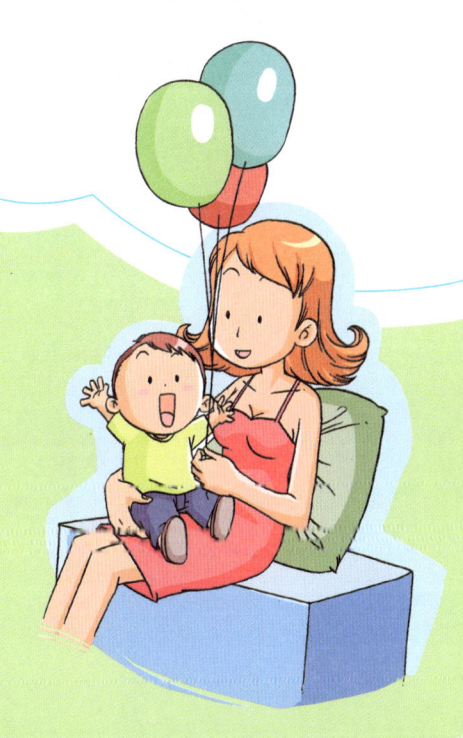

母乳配方奶辅食喂养百科

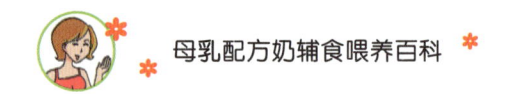

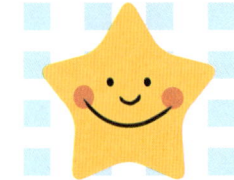

宝宝仍在快速生长

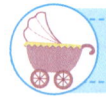

4~6个月宝宝发育数据参考

4个月	男宝宝			女宝宝		
	身高（厘米）	体重（千克）	头围（厘米）	身高（厘米）	体重（千克）	头围（厘米）
正常值	59.7~68.0	6.2~8.7	40.9~43.5	57.8~66.4	5.7~8.2	40.0~42.4
平均值	63.9	7.0	42.2	62.1	6.4	41.2

5个月	男宝宝			女宝宝		
	身高（厘米）	体重（千克）	头围（厘米）	身高（厘米）	体重（千克）	头围（厘米）
正常值	61.7~70.1	6.7~9.3	42.0~44.6	59.6~68.5	6.1~8.8	40.8~43.4
平均值	65.9	7.5	43.8	64.0	6.9	42.1

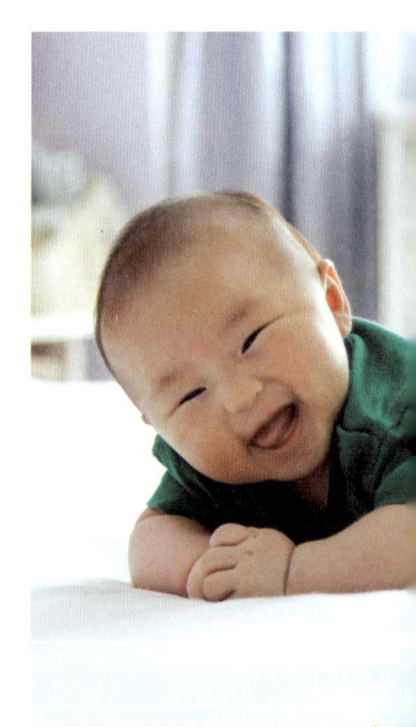

6个月	男宝宝			女宝宝		
	身高（厘米）	体重（千克）	头围（厘米）	身高（厘米）	体重（千克）	头围（厘米）
正常值	63.3~71.9	7.1~9.8	43.0~45.4	61.2~70.3	6.5~9.3	41.8~44.4
平均值	67.8	7.9	44.2	65.7	7.3	43.1

数据解读： 4~6个月的宝宝身体发育速度不像前3个月那么迅猛，但仍处于高速发展期，营养必须跟上。

4~6个月宝宝食量、大小便和睡眠概览

食量： 6个月以后，宝宝就开始添加辅食了，刚开始时每天只能吃一顿辅食，一顿辅食大概只能吃1勺的量。虽然添加了辅食，但奶仍然是宝宝的主要食物，供应不能少。此时的宝宝每天可以喝800毫升奶，最多不能超过1 000毫升，以免肥胖。

大小便： 宝宝的大小便次数跟前段时间比都没什么变化，但大便性状会随着加辅食而出现改变，需要注意区分正常还是异常。另外宝宝在排便之前有明显的表情变化，妈妈及时发现宝宝的表情变化，抓住排便信号，可以成功把便。

睡眠： 宝宝的睡眠时间比起前段时间明显减少，加起来大概每天睡眠14~15个小时。在睡眠时间分布上更接近成人，夜间睡眠时间可以达到10多个小时，有的可以一觉到天亮，白天睡2~3次，清醒时间增多，尤其是上午，清醒时间明显延长。

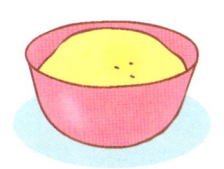

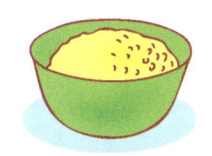

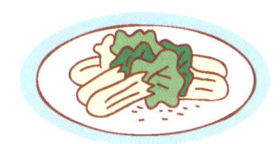

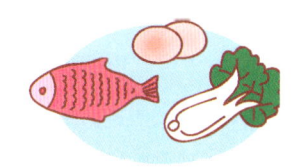

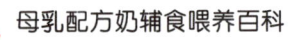

4~6个月宝宝身体能力观察

大动作： 宝宝4个月时，头颈部力量增强，在俯卧时可随意抬起，在竖直时能稳定居中，还能随意转左转右。

4个月的宝宝翻身也不错，能够从仰卧翻到俯卧，到了6个月仰卧翻俯卧后，还能把手臂垫在胸下支撑起上半身，但俯卧翻仰卧在4个月时还不会，只会被动地滚成仰卧，在6个月时也还是不那么自如，还需要再练习一段时间。

俯卧着的宝宝，可以只用腹部支撑，四肢和头部都离地，像飞机一样左右摇晃。躺着的宝宝则能用双手扳住双脚送到嘴里啃。

但是，这段时间宝宝的腰部力量还较弱，还不能挺直，4个月时坐着时头向前倾，5个月靠物能短暂坐一会，6个月时可独坐片刻，但独坐时需要手臂向前支撑着，像小青蛙一样。

此阶段可以做让宝宝站立的训练，就是用双手扶着他腋下，待双腿直立站正以后，松开双手，让他独立站立一会，待要倒下时再伸手扶住。6个月后，宝宝俯卧时还可以经常用手推他的双脚，练习爬行。

精细动作： 宝宝手部的动作准确性越来越高，4个月时能把自己的双手握起来，能主动张开手把放到他手边的玩具握住，并把拿到手里的东西放到嘴里品尝，但此时的这些动作还是无意识的，到了5个月就是有意识的了，如果抓不到会表现出很着急、懊恼的表情，抓到了就很兴奋，到了6个月动作就比较精确了，只要想抓就能抓到，并准确地放到嘴里。

妈妈要注意，别在宝宝身边放毛巾、围嘴等物件，以免宝宝抓起来蒙住脸影响呼吸，也不要放小珠子、曲别针、纽扣等，宝宝可能会吃下去造成卡喉。

感知觉： 宝宝的视力发展很快，4个月时已经能辨别色彩、能区别远近，能随意转移视线，对复

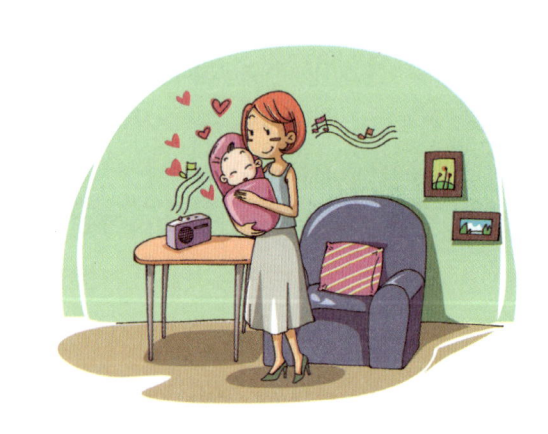

杂图形有认知欲望，而且能记住看到的东西，一件东西突然不见会用眼睛四处搜寻，视觉能力接近成人，到6个月时对周围的一切都会感兴趣地东瞧西看。

此阶段的宝宝对声音很敏感，尤其是音乐声，在4个月时能分辨男声、女声，到5个月时就会跟着音乐节奏摆动身体。听觉发展在这个阶段发展成果很多，5个月时会主动寻找声源，把头转向发声的方向，6个月时有了听觉记忆力，能记住妈妈的声音，能记住小动物的声音。

另外，这个阶段的宝宝对事物有了一定的认知，比如能知觉物体的形状，知道实体事物和影像不同，知道我和别人是不同的等，另外他对自己不同的身体部位也有了察觉。

这个阶段要带宝宝多接触外界环境，他的感知觉能力会得到更充分的发展。

语言：语言发展相对其他能力比较缓慢，到4个月，宝宝还只能发出一连串语意不明的音，到5个月时虽然声音变化丰富，语调有升有降，但发出的音节依然单调，有时能发出"baba"或"mama"的音，6个月时也没有质的变化。不过此阶段的宝宝倒是能用声音表达一些需求，比如通过发出声音引起别人注意，用不同语调表达情绪等。

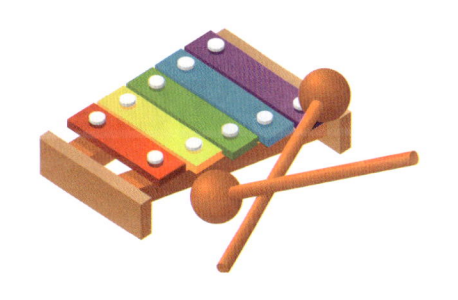

妈妈平时多跟宝宝说话，可以让宝宝语言积累加速，语言能力会发展得快一些、早一些。

情绪情感：这个阶段，恐惧和不愉快情绪会出现在宝宝身上，他会用喊叫或哭闹表达这些情绪，同时还会用各种动作配合。另外，宝宝有了自主愿望，不顺意就拒绝，比如别开头不吃辅食，推开妈妈的手不洗脸等等，不喜欢自己呆着，喜欢有人抱，如愿被抱起后显得很满足。

人际关系：宝宝开始注意到大人与小孩的区别，能分清镜子里的自己和别人，特别喜欢小孩，对其他小宝宝，无论陌生还是熟悉都会微笑、注视等，见到熟人会微笑，但害怕陌生人。另外，宝宝开始懂得配合，吃奶时会把手放在妈妈的乳房上或帮忙托着奶瓶。

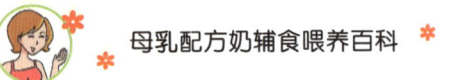

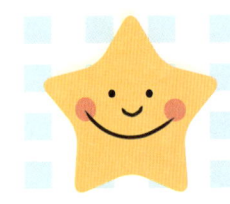

职场妈妈喂母乳

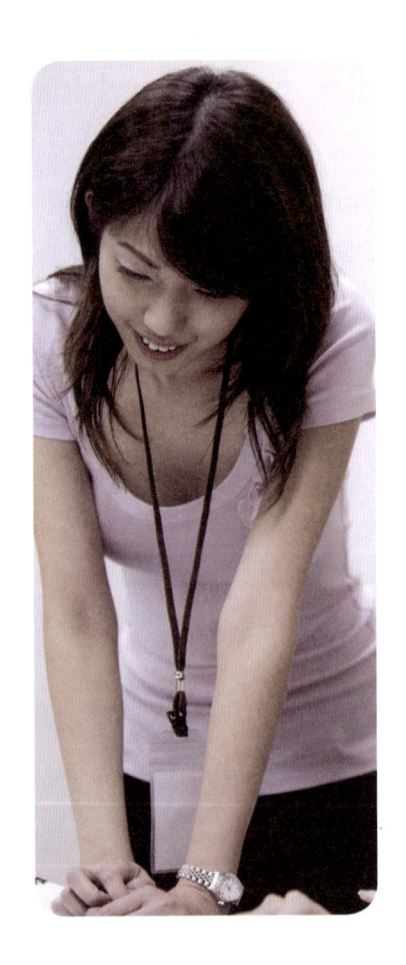

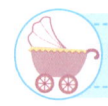

让宝宝提前适应妈妈上班后的喂养方式

很多妈妈在产后3~4个月就要返回到职场，继续上班，有些妈妈可能想上班后就断母乳了，有些妈妈则想改为混合喂养，我们建议尽量坚持纯母乳喂养。

不过，在这段时间坚持纯母乳喂养，无法像以前一样亲自哺乳了，而是改为将母乳挤出来喂给宝宝。虽然只是喂养的方式出现了少许变化，但对于接受变化能力较弱的宝宝来说可能显得很大，所以应该让宝宝提前适应。其实，提前适应对妈妈也有好处。

大约在正式上班前半个月你就可以开始做准备让宝宝适应变化了，具体可以这样做：

第一，让宝宝提前适应妈妈上班后的喂奶时间安排。在你将来上班前和下班后的时间，直接喂母乳，在将来上班的时间，把乳汁挤出来，放在奶瓶里喂食。

第二，让宝宝提前适应妈妈上班后的喂奶人员安排。奶水挤出放到奶瓶里以后，在将来你上班的时间里，可以交给那时将要照顾他的人喂

4~6个月：准备转奶加辅食 第三章

装备好，做个"背奶"妈妈

"背奶"妈妈指的是上了班后，每天挤奶背回家喂宝宝的妈妈。做"背奶"妈妈很辛苦，但是能把母乳喂养的时间延长，对宝宝很有益，如果可能，不妨坚持一下。

做"背奶"妈妈需要准备些装备，主要是吸奶器和集乳瓶或集乳袋，如果单位里没冰箱，还需要准备个冰袋或者保温器，然后再准备一个大背包，就基本满足需要了。

吸奶器：吸奶器主要有电动的和手动的。电动的吸力强劲，一次吸奶用时较短，明显的优势是省时间，另外还有配备两个泵的产品，能同时吸两只乳房，更省时，缺点是乳房受压较大，可能不太舒服。手动的产品有两种比较实用，一种是吸管式的，一种是扳机式的，优点是对乳房刺激温和，缺点是一次吸奶用时较长，跟电动的正好相对。两种类型用哪种都可以，如果在时间上比较充裕，就用手动的，如果使用电动的，可再准备一个哺乳罩，在吸奶时覆盖在乳房上保护乳头，就都能做到扬长避短了。

另外还有一种电池驱动的吸奶器，劲道比电动的小

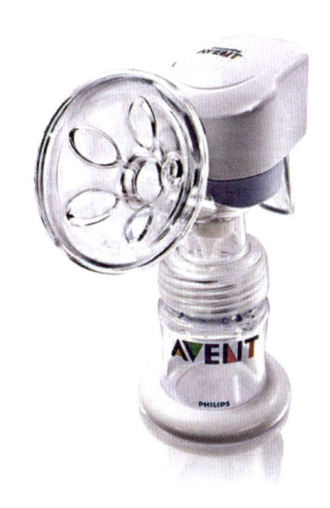

食，这样宝宝和照顾者之间能更好地互相了解、适应，不至于出现妈妈上班后宝宝就吃不好的问题。

需要注意的是，刚开始用奶瓶，宝宝可能不喜欢，不要勉强，可以多换几个奶嘴尝试一下，较硬的奶嘴可以用热水先泡一下，宝宝如果实在不接受，也可以暂时用滴管、小勺子、杯子等，以后继续尝试，直到宝宝接受为止。另外要让照顾宝宝的人像妈妈喂奶一样抱着宝宝，尽量让宝宝感觉好一些，争取让宝宝尽快适应奶嘴，避免在妈妈上班后的最初几天里挨饿。

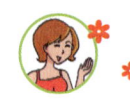

些，比手动的大些，但是非常耗电池。电池驱动的有一种比较隐蔽，可以边工作边吸奶，别人根本看不出来，也可以选择。

不过吸奶器并不是非买不可，如果你时间充裕，技术比较娴熟，乳汁也很好挤出，可直接用手挤奶，不购买吸奶器也可以。

集乳袋或集乳瓶：集乳瓶与奶瓶在外观构造上相同，是用来存放吸奶器挤出的乳汁的。可以和吸奶器搭配着购买。集乳袋相比集乳瓶，携带更方便，不过不能重复利用。选购集乳袋或集乳瓶的时候，要看自己每次能吸出多少奶，若每次能吸出50毫升，可以购买80毫升的，每次能吸出80毫升就购买100毫升的。如果每天上班时间为8小时，上班时间内就需要吸奶2~3次，每天需要带2~3个集乳瓶，这样"背奶"妈妈至少要买4~6个集乳瓶，每两天轮换1次，如果是集乳袋，因为不能重复利用，一次可以多准备点，用完再买。

另外，你也可以收集一些饮料瓶，清洗消毒后用来收集母乳也很好。顺便说明一下，母乳冷冻最好使用塑料制品，其次是玻璃制品，不要使用金属制品，因为母乳中的活性因子会附着在金属或玻璃上，降低母乳的营养价值。

冰袋、保温器或保温瓶：这3种东西是用来冷藏吸出的奶水的，使之不容易变质，准备一个能放下2~3个集乳瓶或集乳袋的就可以了。如果单位里有冰箱，这个可以省掉，吸出的奶直接放入冰箱，要回家时再取出就可以。

大背包：将来吸乳器、集乳瓶、冰袋等都要放入这个背包中，妈妈要天天背着它上下班，所以一要大容量，二要背着舒服，双肩包是好选择。

将来上班后，每天都要背着这些装备，会让你很辛苦，另外每天吸奶也不是一件轻松事，要提前做好心理准备克服一切困难。

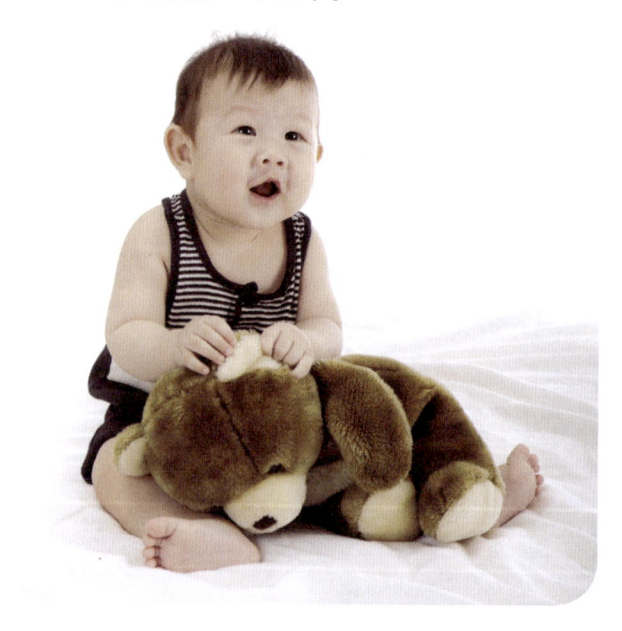

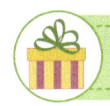

练习挤奶、储存和喂食

练习用吸奶器吸奶或直接用手挤奶，从上班前半个月就可以开始了，每天都严格按照程序操作几遍，上班后就不会手忙脚乱了。

☀ 练习吸奶

吸奶或挤奶前，可先用温水热敷乳房，使乳房变软，接下来要对乳房进行按摩，可以这样做：一只手托住乳房，另一手整个手掌放在乳房上，一边按摩一边由上至下移动手掌，遍及整个乳房四周。然后用手指尖从乳根部位向乳晕方向捋，让乳腺管中的乳汁向乳晕处集中。再用两个拇指和其他手指配合轻轻按压乳晕，促进射乳，再接下来就可以开始吸奶或挤奶了。如果是用手挤，就用拇指和食指配合着在乳头两侧乳晕处的挤压，挤压的同时向后施压，乳汁就会从乳头涌出来。另一只手拿集乳瓶接着流出的乳汁即可。一边挤3~5分钟后换一边，再挤3~5分钟再换一边，如此轮换，直到挤完，差不多每边共用时10~15分钟。如果用吸奶器吸奶，就将集乳瓶装到吸奶器的出奶端，并把吸奶器的漏斗放在乳晕上，使漏斗与乳晕紧密贴合，吸奶就可以开始了。如果用手动的，吸管式的就用手拉外筒，如果是扳机式，就用手扳动扳机，乳汁就会流出到集乳瓶中了。

☀ 妥当储存

挤出或吸出的乳汁，及时盖紧盖子或封好袋口，然后找一张标签纸写好挤出的时间，贴到集乳瓶或集乳袋上。贴好时间标签的集乳袋或集乳瓶不着急往冰袋或保温箱中放，而是要放在室温下先放凉，然后才放入。保温箱或保温瓶中事先可放入一些冰块，能起到更好的冷藏作用，如果空间较大，就直接把乳汁放入，如果空间较小，就把冰块倒出，再将乳汁放入。

如果集乳瓶或集乳袋是放到冰箱里的，也要先放到冷藏室先降温，然后才能放到冷冻室冷冻。

挤出的乳汁拿回家后，如果当天就食用，放到冰箱冷藏室即可，如果当天用不完，最好放到冷冻室。

☀ 加热喂食

如果乳汁放在冷冻室中，要在宝宝吃奶前4个小时拿出足够的量，放到冷藏室或室温下解冻，等宝宝要吃的时候加热喂食。要注意，母乳加热不能煮沸，也不能用微波炉、电磁炉等，那样会严重破坏母乳的营养。最好的加热方式是隔水加热，先把乳汁倒入奶瓶，然后用大碗或大杯子装满热水，把奶瓶放入碗或杯子中几分钟，待乳汁温热即可喂食。另外也可以在乳汁装入奶瓶后，用流动的热水冲刷奶瓶外壁，加热速度会更快些。奶热好后，用宝宝喜欢的方式喂他吃奶就可以了。

需要说明，从冷冻柜里拿出的已经解冻的乳汁，不能再次冷冻，放在冷藏室可保存24小时，所以要尽量在一天之内用完，用不完只好倒掉。

挤母乳、储存、喂食的注意事项

在挤母乳、储存母乳、给宝宝喂食的各个环节中，很多小细节需要注意，这里强调7点：

1 一定要注意卫生，吸奶前，不管是直接用手挤还是用吸奶器吸，都一定要先洗手。若用吸奶器，吸完奶要冲洗干净待下次再用，而且每天都要消1次毒，集乳瓶则每次用完都要清洗并消毒。

2 用手挤奶时，手指、手掌都不要在乳房上滑动，要绕着乳房周围挤，这样才能把所有的乳腺管都清空。

3 用集乳袋、集乳瓶储存乳汁，不要装太满，一般八分满即可，因为放入冰箱冷冻时，乳汁会冰冻膨胀，如果装得太满，可能会胀破瓶子或袋子。另外用集乳袋时，最好用双层，保证不破不漏。

4 如果集乳瓶或集乳袋比较大，盛放的母乳比较多，冷冻时，建议分成小份，60~120毫升1份，较小的份和较大的份都分一些，这样比较容易配出宝宝需要的量，解冻了吃不完的情形要少些，不容易造成浪费，而且喂食的量也比较好把握。

5 如果宝宝是交给别人看护，而看护人看护的宝宝比较多，挤出的母乳要写上宝宝的姓名，避免弄错。

6 用集乳袋将乳汁放入冰箱冷藏或冷冻时，不要放在门边，要放在冰箱最里面，那里温度更低，也更稳定，受到开门、关门的影响较小。如果冷冻室意外化冻了，比如停电导致乳汁化开了，24小时内吃不完就要倒掉。

7 不要因为母乳在刚开始挤得比较少而灰心，练习多次后，技术熟练了就能挤出比较多的乳汁了。

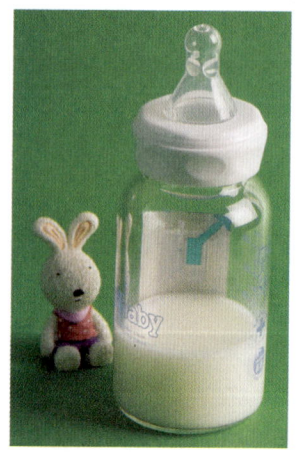

了解母乳的保质期限

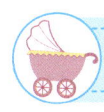

妈妈要了解母乳的保质期限，以免造成母乳浪费，或者让宝宝吃到没营养、变质的母乳。

一般情况下，新鲜乳汁在25℃的室温下可以保存4~6小时，在19~22℃的室温下可以保存10小时，放在隔热效果很好的保温箱或冰袋中，温度如果能保持15℃以下，可保存24小时，在0~4℃的冰箱冷藏室内可保存5~8天，放在冰箱冷藏室内的冷冻盒中可保存2周，如果放入单独的冷冻柜，但需要经常开门、关门，则可以保存3~6个月。如果是放到专门的冷库里，温度可以保持-19℃，母乳可以保存6个月到1年。不过我们一般都是头一天挤奶给第二天的宝宝吃，即使能攒到一些乳汁也较少，根本等不到放一年才吃，所以即使你攒了一些母乳也没必要放到冷库中去。

职场妈妈挤母乳Q & A

刚开始挤奶喂宝宝的妈妈，总是会遇到一些新问题不知道什么原因或者怎么解决，我们搜集了一些你可能会遇到的问题，看看是否能对你有所帮助。

Q：乳汁冷藏后跟刚挤出时颜色不一样了，还能喂给宝宝吗？

A：挤出的乳汁因为没有经过均质处理，所以会在储存过程中发生分解，发生油水分离，油脂含量大的部分漂在上面，水分含量大的沉在下面，或出现颜色变化，发蓝、发棕或发黄，这些现象都是正常的，只要摇匀、加热就可以喂食。

Q：别的宝宝可以吃160毫升配方奶，而自己的宝宝每次只能吃100毫升母乳，差距为什么这么大？

A：吃配方奶的宝宝比较早地开始按时喂养，平均每天都比母乳喂养的宝宝少吃1~2顿，自然每次吃的就比吃母乳的宝宝多一些，从总量上来说差不了多少。

Q 用吸奶器吸奶，乳汁会不会越来越少？

A：电动吸奶器吸奶模仿了宝宝吮吸的节奏，手动挤奶或直接用手挤奶，也可以模仿宝宝吸奶，只要方法正确，虽然不会让母乳增多，但也不会导致母乳越来越少，奶量能一直保持。另外，每次吸奶尽量吸干净，耐心点，慢慢来。如果吸不干净就会给大脑一个错误的信号就是不需要那么多乳汁了，乳汁分泌会减少。还有，跟宝宝在一起的时候，一定要让宝宝自己吸，这样可以给乳房更充分的刺激。

如果吸奶器吸奶越来越少了，你要检查下吸奶器是不是还完好，吸奶器密封性如果变差，吸力会减小，那么吸奶就显少了，要及时更换。

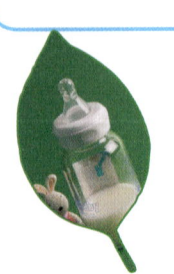

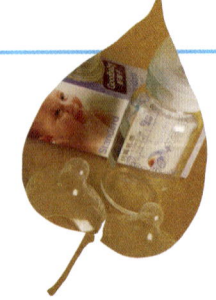

Q 不同时间挤出的母乳能混在一起吃吗？

A：很多时候，1个集乳瓶或集乳袋里的乳汁不够宝宝一顿吃，需要再加一些，或者上顿用的集乳瓶里还剩下些乳汁，扔掉很浪费，只要没有超出保质期限，完全可以和其他集乳瓶或集乳袋里的乳汁混在一起吃，只要每一个步骤都保证卫生即可。

Q 每天挤几次奶，多长时间挤一次？

A：挤奶时间和挤奶次数最好跟宝宝自己吃一样，如果宝宝是每3小时吃1次，那你最好也每3小时挤1次，两次挤奶时间间隔最好不要超过4小时，如果宝宝吃得很频繁，那挤奶的频率还要密一些。至于挤多少次就看你离开宝宝多长时间来决定了。

怎么给妈妈上班头一天的宝宝做足够的母乳库存？

A：上班后一般是今天挤奶留给宝宝明天吃，这样上班头一天就会有空缺，所以需要妈妈在上班之前就做好库存，你可以在早晚各挤一两次储存起来，另外在宝宝每顿吃完之后接着再挤几分钟，通常还能挤出几十毫升乳汁出来，也储存起来，就够宝宝在妈妈上班后的第一天吃了。

宝宝每次都是在妈妈下班前就饿了，该喂奶瓶还是饿一会等妈妈回来吮吸母乳？

A：我们主张尽量多的吮吸母乳，对宝宝和妈妈都好，如果宝宝在妈妈回家前饿了，当然也不能让他饿着，可以先热少量乳汁喂一点，然后等妈妈回来再吮吸母乳。

怎样分配奶瓶喂母乳和亲自哺乳的时间更好些？

A：早上最好亲自哺乳，你每天可以提前30分钟起床，起床后喂一次，然后自己梳洗、准备上班，然后在出门前再喂一次，即使宝宝此时又睡着了也可以叫醒他喂。你不在家的这一天就由其他人热母乳喂他，在下午下班回家后30分钟内亲自哺乳，夜里要亲自哺乳，另外节假日时也亲自哺乳。遵守一个原则就是能亲自喂母乳的时候就亲自喂，不能亲自喂就用奶瓶喂就不会出错。

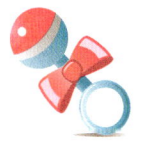

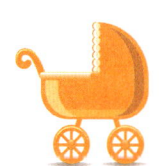

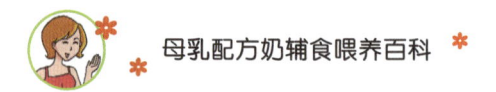

"背奶"妈妈要克服哪些困难

做个"背奶"妈妈不是一件容易的事，有很多现实的困难，主要的是没地方、没时间，这两种现实困难还会造成"背奶"的信心下降，对你的耐力也是很大的考验，另外你还会感觉特别疲倦，需要你坚强地坚持到底。

到哪里去挤奶。上班后你身处的是公开的环境，而挤奶是一件私密的事，要找到一个暂时只属于你的私密空间的确不容易，所以到哪里挤奶就是摆在每个"背奶"妈妈面前的一个问题了，你可能要为了挤奶而不停地找地方、换地方，就像打游击一样。这是你遇到的第一个困难，会让你倍感心酸，但是还是要努力克服。

如果你的单位有专门的哺乳室供吸奶之用，那最好不过。如果你有个单独的办公室，那非常好。如果你是开车上下班，而停车场离办公室也不是很远，到车里吸奶也不错。但是，你可能这些条件都没有，那么要想其他的办法，最好找找单位里还有没有其他比较隐秘的地方，如储藏室、资料室、会议室等，这些地方平时人都比较少。不过你还是要做好思想准备，这些地方再人迹罕至，吸奶的时候都可能有人闯进来。一旦被人撞到了，也不要太不好意思，要学会适应环境、放松自己，其实人们都能理解你的这种需求，他们也不会很介意，所以事后你不要耿耿于怀，以免增加你下次挤奶时的心理压力，从而动摇你继续"背奶"的决心。另外盥洗室也可以，只是别去卫生间的隔间里，那里卫生条件差，容易污染乳汁。

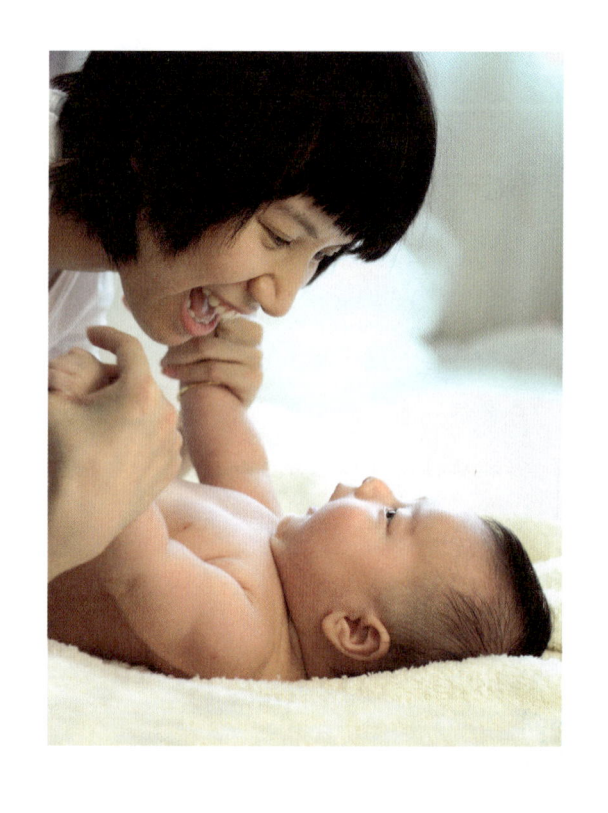

没时间挤奶。你的同事、上司可能会因为你上班时间每天要消失2~3次，每次消失半小时而生气，尽管你享有每天1个小时的哺乳假，但心理总是有压力，要么觉得委屈，要么觉得不好意思，总是说着道谢和道歉的话，让你感觉辛苦。另外你的工作本身可能也比较忙，要抽出这半小时不容易，这也让你感觉有压力，但无论如何，为了宝宝，还是要忍耐。

为了挤奶、工作都更顺利，要多跟同事及上司沟通，获得他们的理解。至于自己的工作，你可以把一天的工作分成几个阶段，然后选择两个阶段中间的空隙去挤奶。另外，你可以把挤奶时间尽量调整到工作休息的时候，那样对工作影响就很小了。

在离开岗位前要跟同事打招呼，在你不在位置的这段时间请他们留意找你的电话或人，回来之后告诉你，就不会耽误工作了。

特别疲倦。特别劳累是你上班后明显的感觉，你要同时担负起职员、妈妈和家庭主妇等多重角色，尤其是上班后的最初一段时间，这种感觉最明显，需要1~2周的时间才能逐渐适应。你要合理安排各种事务的轻重缓急，无论是工作还是家务都要多请求别人帮忙，以保证自己有足够、充分的休息时间，这样才能让生活和工作都更顺利。

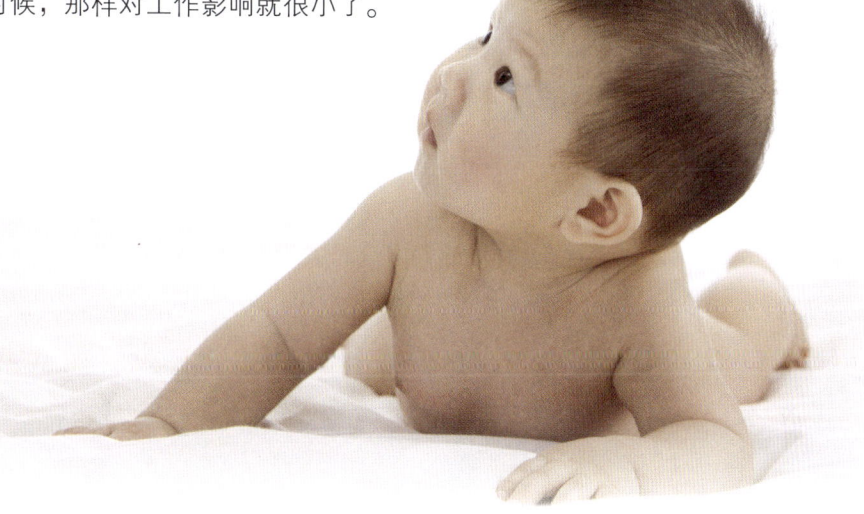

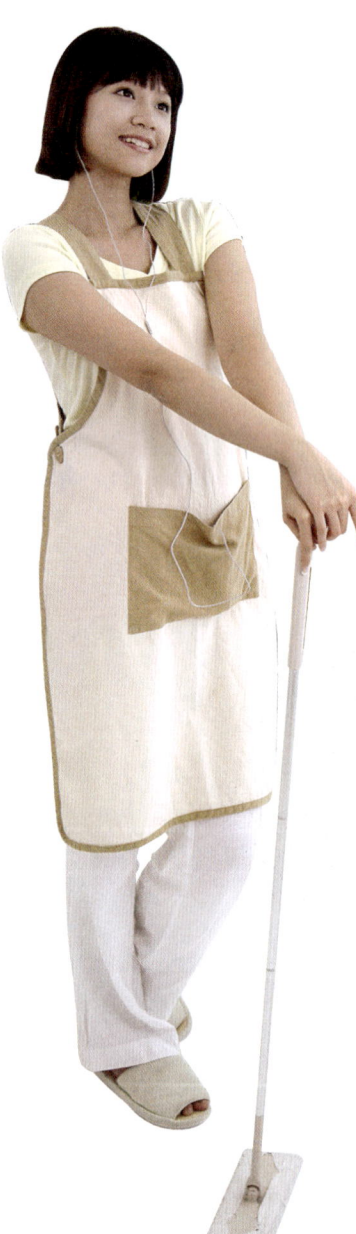

挤出的乳汁比较少。 刚开始的时候，手法不熟练，挤出的乳汁总是显少，对妈妈的心理和体力都是考验，劳作了几十分钟，成果只有很少一点，妈妈会很受打击，从而萌生停止背奶的念头。其实这个困难还是比较容易克服的，你可以学习更好的挤奶方法，比如"奶阵刺激法"，随着实践经验增加，手法越来越熟练，奶会挤出更多的。另外，挤出乳汁少可能是因为你工作后吃得不太好，平时要多喝水、果汁和牛奶，工作餐多吃有营养的食物，保证泌乳不会减少。

信心逐渐消失。 没地方、没时间挤奶，整天感觉劳累，这些现实的困难在考验着你的耐力，可能使你背奶的信心逐渐消失，决心在逐渐动摇，使你不断地动改为配方奶喂养的念头，这个念头也是你必须克服的。

支撑你把背奶进行到底的唯一动力就是宝宝的健康，所以当你信心动摇的时候，多想想宝宝，在办公桌上摆上宝宝照片，描绘出他的生长曲线，如果有空写些宝宝成长日记，都能帮助你重建信心。

宝宝的健康成长会弥补你所有的付出。

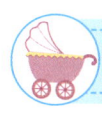

学学"奶阵刺激法",挤奶更轻松

妈妈在喂奶的时候,突然感到乳房膨胀并伴有轻微胀痛感,一阵阵发紧,这就是"奶阵"来了,"奶阵"来后,宝宝吞咽速度明显加快,嘴角隐约有乳汁流出,宝宝还可能因为吞咽不及而引起呛咳,把乳头吐出来。宝宝吐出乳头后,妈妈能看见乳汁喷射而出或者一滴一滴流出来。

可想而知,"奶阵"来时就能在最短的时间内收集到最多的乳汁,如果每次都在"奶阵"下来时挤奶、收集奶水,挤奶、吸奶就会很轻松,所以"背奶"妈妈要学学"奶阵刺激法"。每次吸奶、挤奶时,不要急着在一开始就要求乳汁流出,着急收集乳汁,而是刺激"奶阵"。刺激"奶阵"最主要的方法是对乳房进行按摩。

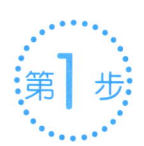

第1步 洗净双手,找个舒服的姿势坐下来。

第2步 拇指与其他四指握成"C"状,拇指在乳房上方,其他四指在乳房下方,轻轻将乳房握在手里。

第3步 手掌握着乳房轻柔并左右旋转,同时用手指轻轻触碰乳头。过几分钟,你会感觉到乳房有酥麻的感觉,很快乳房就要发硬喷乳了。

第4步 当感觉乳房有发硬、发紧的感觉,"奶阵"就来了,乳汁开始射出。这时用吸奶器吸奶就能看到一条条的"奶线"喷入集乳瓶里。不用吸奶器,直接用手指挤压乳晕,乳汁也会以滴状或线状流入集乳瓶里。

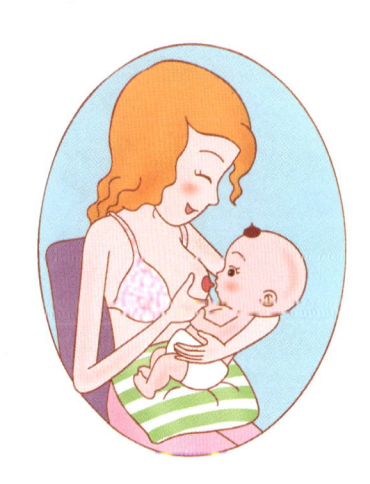

母乳配方奶辅食喂养百科

"奶阵"可多次发生，每个"奶阵"都可以收集到100毫升左右的乳汁，一个"奶阵"过去后继续刺激，过一会第二个"奶阵"很快就会来临，每次挤奶或吸奶都能有1~2个"奶阵"来就足够了。

如果你本身乳汁较少，一个"奶阵"的乳汁量也较少，可以多刺激几次，2~3个"奶阵"一般足够宝宝吃饱一顿。这种方法使用时间长了，乳汁少的情况会得到改善。

特别叮嘱

"奶阵"下来时，是两个乳房一起下来的，所以挤一个乳房的时候，要将另一个乳头按压住，预防漏奶。

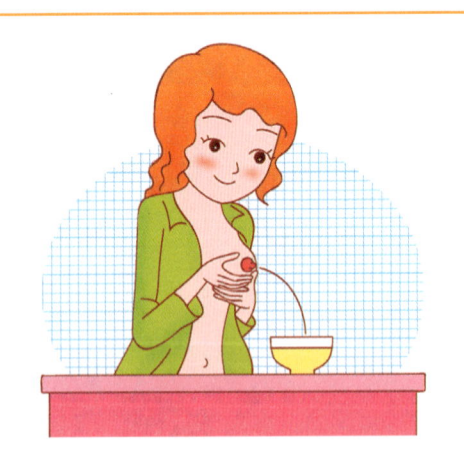

职场妈妈避免漏奶尴尬

漏奶是很多妈妈都会遇到的问题，返回职场后，漏奶污染外衣会让你尴尬，要积极预防。

漏奶一般发生在"奶阵"来时，所以漏奶之前你一般都会感觉到，当乳房一阵阵发紧、发胀的时候，你就要意识到要漏奶了。这时可以双手抱胸，让手臂向乳头施压，压1~2分钟后，"奶阵"压力减小，就不会漏奶了。不过这种方法不适宜次次都用，如果方便，最好到卫生间里挤出一点乳汁，只要挤出十几滴，乳房饱满感觉就会缓解，漏奶也停止了。这样做有个好处就是能提醒大脑，不需要那么多乳汁，促使泌乳量自动调节到适合的程度，漏奶次数也就减少了。

另外，你可以备一些溢乳垫。溢乳垫有一次性的，也有可以重复使用的，两种都可以买一些。上班时用一次性的，塞到胸罩罩杯里，一旦湿了就换新的，可以预防乳汁渗到外衣上。居家时可以用能重复使用的，湿了取出洗洗可以再用。

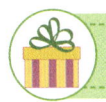

出差要保证奶质、奶量

返回职场以后，有些妈妈可能免不了要出差。出差后生活秩序、作息规律、饮食习惯可能都会被打乱，从而影响奶质、奶量，你要尽最大努力来保证它。

第一，出差期间定时挤奶。出差期间，一定要定时、定点地挤奶，千万别憋奶，以免导致回奶。如果出差时间较短，路程也较近，1~2天之内可以返回，就带着全套吸奶装备，出差时间挤出的乳汁可以带回家给宝宝吃，如果出差时间较长，路程也较远，只带着吸奶器即可，吸出的奶扔掉。

第二，出差期间尽量少应酬、多休息。出差期间总有应酬，饭局、酒会、K歌，能推掉的尽量推掉，以便及早休息。推不掉的应酬，注意饮食要清淡，不喝酒、不喝咖啡，加了太多辛辣调料的菜不吃，如果有能引起宝宝过敏的食物也不碰，但是要吃得有营养，肉类、蔬菜、水果都要合理搭配摄入。充分的休息和充足的营养是保证泌乳量最重要的保证。

第三，出差期间及时调整不良情绪。出差时，工作压力较大，另外妈妈也比较思念宝宝，这对情绪会造成一定的冲击，建议妈妈要及时发现情绪问题并认真调整，因为情绪抑郁会影响泌乳量。

出差回来后，要注意观察宝宝吃完母乳后的反应，如果出现了腹泻现象，可能是妈妈的乳汁有问题，需要再停一两天才能继续喂母乳。

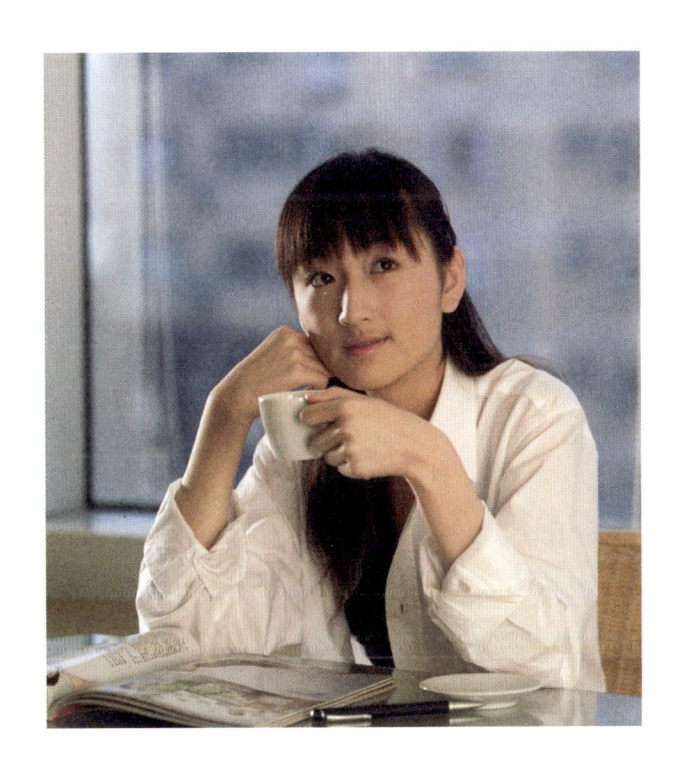

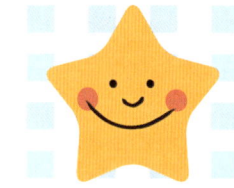

转高段配方奶

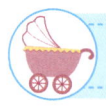

认识奶粉"段数"

婴幼儿发育按照特点可分为四个阶段，0~6个月为第一阶段，6~12个月为第二阶段，1~3岁为第三阶段，3~6岁为第四阶段。在这4个阶段里，每个阶段对营养的需求都不同，基于宝宝对营养需求的不同，配方奶也分为一、二、三段。一段奶粉脂肪、乳糖和蛋白质含量都较高，同时吸收较容易，适合6个月以下的宝宝。此时的宝宝胃口小，生长快、消化能力弱。二段奶粉一般脂肪含量略微降低，蛋白质、铁和钙的含量则有所提高，主要强调钙和铁的吸收，适合6~12个月的宝宝。此时的宝宝体内从母体内带来的铁储备消耗殆尽，和对其他矿物质的需求一样，也增大了。二段奶粉不如一段奶粉那么好消化、吸收，但这对宝宝的消化能力可以起到锻炼作用。三段奶粉一般除了调整已有营养物质的比例，还添加了牛磺酸和免疫物质，少了胆固醇。

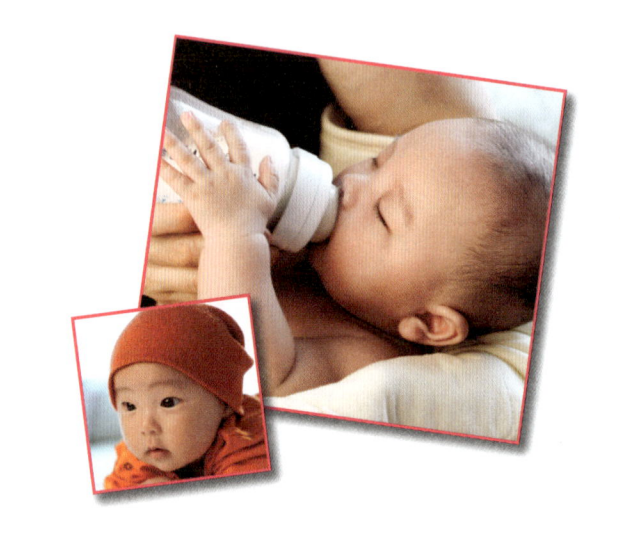

由此可知，不同段位的奶粉适合不同年龄的宝宝，宝宝不能一直吃一个段数的奶粉，要适时更换，以免营养不良。在宝宝满6个月后，应该更换2段奶粉了。

如何选择，注意看奶粉外包装说明就可以，正规产品都明确标明了适合的年龄和段数，只要适合宝宝的年龄就可以了。

需要提醒的是，最好还是适当的年龄用适合的段数。有些父母以为二段奶粉比一段奶粉"段数"高，就一定更营养，想给小宝宝吃高段数奶粉，有些父母则认为一段奶粉比二段奶粉好消化，所以给大些的宝宝吃一段奶粉，这两种认识都是误区。奶粉没有更有营养，只有更合适，靠想当然随便给宝宝用奶粉，只会伤害宝宝健康。

特别叮嘱

有的奶粉是将0~12个月分为一段的，如果宝宝吃的是这样的奶粉，在6个月时就不必更换。

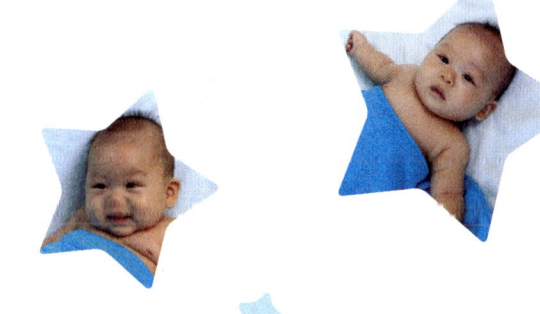

6个月给宝宝转二段奶

如果宝宝吃的奶粉是6个月前是一段，6~12个月是二段，那到宝宝6个月的时候就要转二段奶粉了。

通常来讲，转奶方法有两种，一种是这样：第1~3天，原来的奶粉放2/3，另外1/3用新奶粉，如果没有不适，在第4~6天，原奶粉放1/3，新奶粉放2/3，宝宝反应仍然很好，到第7天就可以全部喝新奶粉了，转奶完成。

另一种是这样：如果宝宝每天喝5次奶，第1~3天5次奶中有一次完全用新奶粉，观察宝宝没有不适，在第4~6天，有2次完全用新奶粉，宝宝仍然没有不适，在第7~8天，就喝3次新奶粉，边观察边逐渐增加新喝奶粉的次数，直到完全喝新奶粉，转奶完成。

我们认为，第一种方法较第二种方法更好，因为一段和二段奶粉本身营养强调的重点不同，因而营养比例不同，混合后的比例很难把握，特别容易影响宝宝的肠胃功能，并导致腹泻、便秘等问题，还是第二种方法，每次都用一种奶粉好。

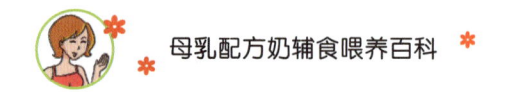

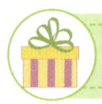

转奶的注意事项

宝宝的肠胃适应力较差，而转奶事实上也是让宝宝改吃新的食物，对宝宝是一种考验，所以不能随随便便，要注意以下几点：

第一，不能提前也不要推后。6个月前的宝宝，如果吃二段奶粉，一方面很难消化，容易造成便秘或腹泻；另一方面奶粉的营养供给和宝宝对营养的需求很难契合，容易营养不良或超标。反过来，6个月以上的宝宝仍旧吃一段奶粉，也有同样的问题，所以转奶不能提前也不要随便推后。满6个月后就可以转了。

第二，要循序渐进。转奶如果操之过急特别容易造成消化问题，所以不要一下子全部换成新奶粉。建议一次转奶安排在1~2周中完成，在原有奶粉的基础上逐渐增加新奶粉，直到宝宝完全适应为止。

第三，要选择在宝宝健康的情况下进行，如果他正在生病、长牙或者刚刚接种了疫苗，身体状况较差，不要急着转奶，适当向后推几天。

第四，空腹时和睡觉后的肠胃功能都较差，不要让宝宝在早上第一餐或晚上临睡前一餐完全吃新奶粉，这样可避免过度刺激。

第五，转奶时也正好是宝宝开始添加辅食的时候，但是建议在转奶的1~2周时间里不要添加新的辅食，避免肠胃负担过重。

第六，在转奶过程中，宝宝的大便次数会有增多或减少的现象，要多注意观察，只要没有出现3天才大便1次且大便干硬或1天超过5次，就没有问题，说明宝宝适应得很好。如果出现便秘或腹泻现象，而且过了几天仍然存在，要考虑宝宝的体质是否适合这种奶粉，及时咨询医生，重新选择奶粉。

总体来说从一段奶粉过渡到二段奶粉，只要循序渐进，逐步转化，一般都比较顺利，妈妈不必太过担心。

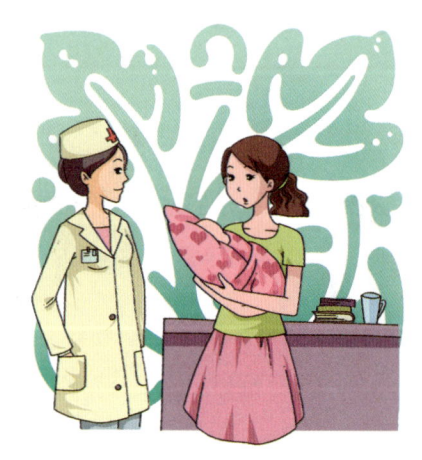

正式添加辅食

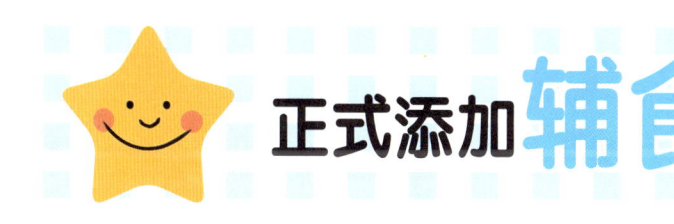

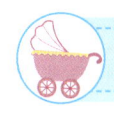

辅食添加要适时

2001年以前，大多数建议都是在宝宝4~6个月时开始添加辅食，但其后经过进一步的研究调查，新的观点偏向于6个月以后再加辅食；到2005年，世界卫生组织和国际母乳协会等权威组织都建议在6个月开始给宝宝添加辅食。

✹ 6个月的宝宝做好吃辅食的准备了

主张给6个月的宝宝加辅食，是基于宝宝的身体发育情况和对营养的需求而提出的。

首先，大多数6个月的宝宝活动量明显增大了，消耗增大，对营养的需求也增大，尤其是对铁的需求特别迫切，单纯吃奶已经不能满足，需要有更多种类、更大量的食物供应。

其次，宝宝体内消化酶在6个月时接近成熟，能消化更多种类的食物，辅食引起过敏的可能大大降低，这就是说宝宝的消化系统已经做好准备，可以接受辅食了。

再次，宝宝出牙了，而且由于神经系统进一步发育，具备了咀嚼的能力，挺舌反射已经消失，这让宝宝有了吃辅食的基础，有了实际的"吃"的本领。

第四，6个月的宝宝看到大人吃饭，会砸吧嘴，表现出了很强烈的想吃的欲望，这是宝宝对辅食的敏感期，应该加辅食了。

✹ 不能太早加辅食

尽管知道在6个月加辅食更合适，但是当有人建议妈妈早加辅食或者妈妈听到别人家的宝宝已经开始吃辅食了，就可能开始动摇，也想早些给宝宝加辅食。我们要提醒你过早加辅食可能会造成比较严重的后果，伤害到宝宝的消化系统，并造成过敏，因为此时的宝宝消化酶还不成熟，适应力也较差，同时可能增加宝宝的肝脾压力，造成肝脾肿大，严重危害宝宝的身体健康。另外，宝宝的胃容量很小，过早加辅食，辅食的量上不去，奶类摄入却不足了，特别容易导致营养不良。

其实，4个月的宝宝还没有做好接受辅食的准备，大多数宝宝都不肯张嘴吃辅食，喂进去也不会咀嚼和吞咽，总是挺舌头吐出来，最好还是坚定地纯母乳喂养到6个月后再加辅食。

☀ 不能太晚加辅食

有的妈妈在6个月的时候还不想加辅食，可能是因为母乳还很充沛，宝宝还能吃饱，也有可能是认为配方奶更有营养，要让宝宝多吃点。但是，太晚加辅食也不好。

我们了解，加辅食不仅仅是满足宝宝更多样化的营养需求，同时还可锻炼咀嚼和吞咽能力。宝宝吃奶时，只有一个动作，那就是吮吸，而成人吃饭的主要动作是咀嚼，需要上下颌互相配合磨碎食物，这些磨碎的食物比奶要粗糙很多，吞咽难度要比吃奶困难得多，加辅食也是为宝宝向成人化的饮食模式做好准备。

如果此时不加辅食，到了必须吃饭的时候，咀嚼和吞咽就会遇到困难，需要重新训练。

其实，加辅食还有3个好处，一是降低耳朵感染的概率，二是降低腹泻敏感的可能，三是锻炼面部肌肉，为宝宝塑造漂亮的脸部轮廓。从哪个角度说，6个月都应该加辅食了。

另外，6个月的宝宝对大人的饮食很感兴趣，对宝宝来说是个敏感期，此时加辅食宝宝很容易接受，如果错过这个敏感期，宝宝对辅食没那么感兴趣了，再加辅食可能就没那么容易了。

不过，6个月加辅食是个建议，不是绝对要加，还要看宝宝自己是否做好了准备。你可以试探宝宝，给他喂辅食，如果他很顺利地就接受了，吃完之后也没有过敏表现，这就说明他已经做好准备了，可以继续加辅食。

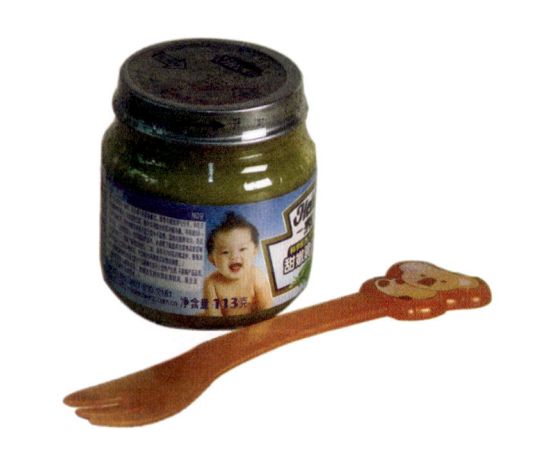

加辅食操作总纲

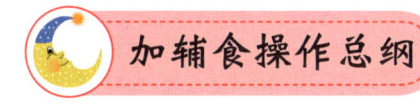

加辅食对妈妈来说是个全新的课题，可能不知从何下手，列出总纲可以让你有个整体的了解：

1 **加辅食的时间**：在宝宝感觉轻松、无压力的时候，可以在两餐中间，最好是上午。

2 **加什么**：给宝宝吃天然的食物，每次加一种，刚开始可以加水果水、蔬菜水、蛋黄糊，若没有过敏反应，在1周后加一种新的。

3 **加多少**：每次用婴儿勺加1~2勺或2~3勺，宝宝的胃只有他的小拳头那么大，加太多会影响他吃奶。

4 **怎么做**：烹调时不加糖、不加盐，辅食要足够细腻，刚开始要做成汤、汁、糊，因为宝宝的食道只有他的小手指那么粗，太粗糙的食物宝宝咽不下。以后逐渐做得更粗糙一些。

5 **加辅食还吃奶吗**：加辅食后，辅食只起到辅助作用，不能作为主要食品，所以不能停奶，而且奶仍然是宝宝的主要食品。宝宝的饮食应该是先奶类，后辅食。

6 **加辅食后要注意什么**：观察宝宝的反应，看是否有腹泻、便秘、吃什么拉什么的现象，如果有要减少辅食的量和添加次数，如果大便性状没问题，即使排便次数较多也可以继续加。

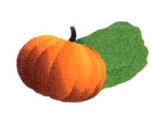

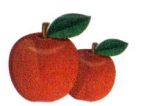

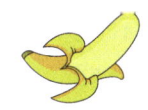

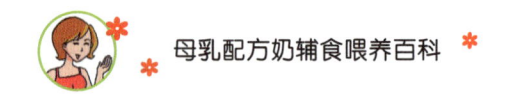

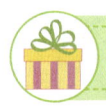

做辅食需要的工具

刚开始宝宝的辅食主要是泥糊和汁,妈妈要准备些工具,保证宝宝的辅食足够细腻,以免噎住。这些工具最主要的是磨泥器、榨汁机、过滤网,可以买专用的,也可以用日常用的餐具代替。

磨泥器主要用来把煮好的食物比如水果、蔬菜、米粥等磨成细腻的泥糊状,是做泥糊状食品必须用到的工具,可以用勺子和碗代替。

蔬菜汁、水果汁是宝宝辅食中的主力军,榨汁就是经常要做的事。如果是比较容易出汁的果蔬,直接用手就可以挤压出汁。宝宝吃不了多少,挤出一点就够吃了,但如果要用苹果榨汁就必须要用榨汁机了。

初期的辅食要足够细腻,磨好的泥、榨好的汁一定要过滤,要用过滤网,可以用细棉布和医用纱布代替。

另外,加工辅食最常用的方法是蒸,蒸辅食的时候最好用不锈钢碗,不能用塑料或仿瓷产品,这两种材质的厨具如果不是耐高温的,在蒸的时候容易释放有毒物质。仿瓷或塑料材质的厨具只可用来盛装已经不太热的辅食。

所有的工具在初次使用前都要消毒,可以用开水浸泡所有与辅食接触的部位,用完之后则要及时用流动水冲洗干净,晾干备用。

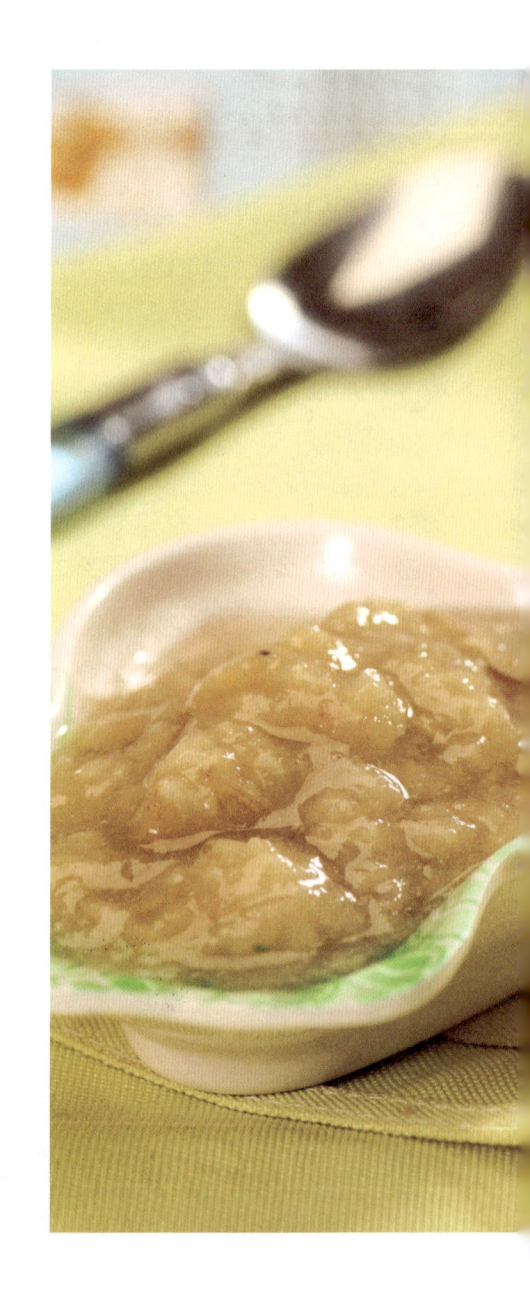

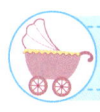

每次加一样，每周加一种

宝宝的身体适应力较差，在让他接受新食物的时候不能太着急，建议每次只加一种，这样宝宝的脏器承受压力较小，对身体发育有好处。这样做还有一个好处，就是一旦宝宝过敏，很容易锁定过敏源，在下次加辅食的时候可以准确避开，而同时加多种就没法确定到底是哪种辅食引起过敏了。

刚开始加辅食的时候最好从谷物开始，谷物致敏性较低，而米又比面致敏性低，第一种辅食可以把大米打成粉熬米粉糊或购买原味的婴儿米粉，吃完后注意观察，如果没有过敏，就继续添加，1周后再加另一种，可以是水果或蔬菜，用水果或蔬菜煮水给宝宝喝，持续添加1周没有过敏反应，就可以加蛋黄了，这样宝宝能吃的种类就越来越多了。

当宝宝适应的种类多了之后，可以把几种食物混合食用，比如用蔬菜水、水果水泡馒头、蛋黄等。

特别叮嘱 市售婴儿米粉很多都是复合配方的，不适合给宝宝第一次加辅食用，第一次加辅食要用配方单纯是大米粉的。

1顿到3顿，1/4个到1个

为了多给宝宝些适应时间，也为了减小宝宝体内脏器的压力，刚开始加辅食的时候要少量，这个少量体现在每天加辅食的次数上，也体现在每次辅食的量上。

开始时，每天辅食只加一顿，其余时间都单纯吃奶，奶仍然是宝宝的主食，随着宝宝能吃的辅食种类越来越多，加辅食的次数也可以逐渐增加到2顿，一直到3顿，就是每天3顿辅食、2顿奶，到宝宝1岁以后，辅食就变成主食了，奶变成辅助食品，也就是零食。

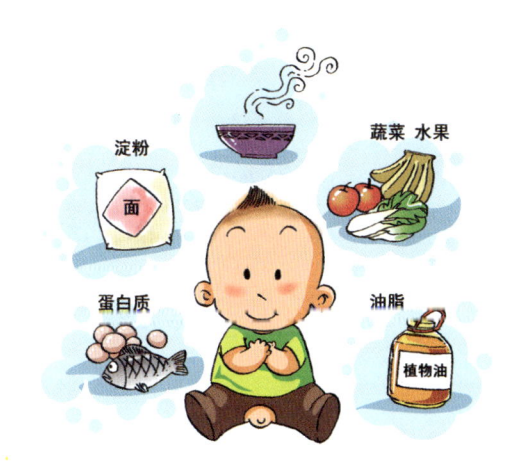

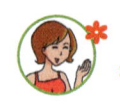

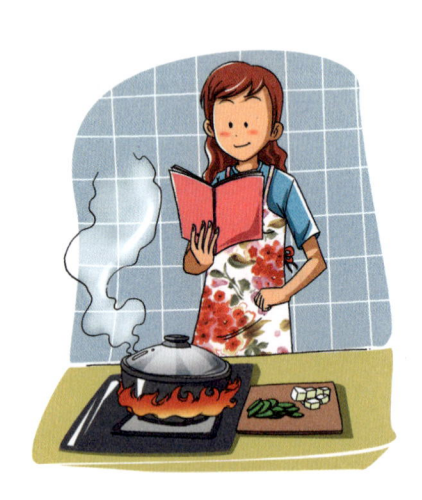

宝宝的胃很小，成人吃的1口就足以填饱，所以每顿喂辅食也要少一些，米粉糊等糊状食品，大人用的汤勺1勺足够了，如果是婴儿勺，可以喂1~2勺或2~3勺，水果水或者蔬菜水可以多喂一些，喂100毫升都可以，如果做成糊，每次可以喂用料5克左右的蔬果做成的糊，刚开始吃蛋黄时，每次吃1/4个，以后逐渐增加到1/2个、1个。

有的宝宝刚接触辅食，食欲很好，可能喂完定量他仍表示出还想吃的样子，也不能再给了，以免吃得过饱，消化太慢，使奶的摄入量减少。需要说明的是刚开始加辅食，更主要的是让宝宝熟悉新的食物和口感，营养摄入是次要的，所以每次加辅食还不能当做完整的一餐对待，吃完辅食后一定要再喂奶。这样少量添加1个月以后，到了7个月，辅食才能成为正式一餐，到了1岁，就能一日三餐了。

由糊状食物到固体食物

宝宝吃奶的时候，根本不需要咀嚼，而且奶是流质，吞咽基本没难度，吃辅食就是他学习咀嚼的开始，同时也是他吞咽能力的升级。但是无论咀嚼还是吞咽能力，锻炼都要慢慢来，要循序渐进，所以开始的辅食最适合的是糊状。不过，也不能因为咀嚼和吞咽能力差，就始终吃糊状食物，毕竟宝宝的饮食最终要向成人饮食模式过渡，所以辅食的咀嚼和吞咽难度要逐渐增加，一直过渡到固体食物。

最开始的糊状食物，食用的时候还要调成稀泥糊，米粉糊、馒头糊等都要做得稀一些，如果有颗粒，要碾碎；如果太黏稠，还要加水稀释；蛋黄做好之后也要加水，用勺子碾成细腻、光亮的稀糊，这样宝宝才能咀嚼得了，也能吞咽得下。待宝宝逐渐能够熟练地吞咽稀泥糊了，就可以少加些水，开始让宝宝吃稠泥糊辅食。如果宝宝适应得很好，很快辅食里可以留些食物颗粒了，豆腐泥糊、土豆泥糊里留些豆腐小颗粒、土豆小颗粒，增加咀嚼难度，大约到9个月时，宝宝就能吃半固体食物了，泥状、小块状的食物比如肉泥、蔬菜泥、水果泥、烂面条、烂米粥都可以尝试。到满1岁的时候就什么都可以吃了，水果、面包、蔬菜切成条或大块，可以直接给宝宝抓在手里吃了。

由少到多

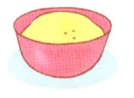

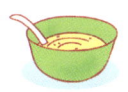

由稀到稠

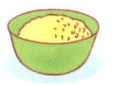

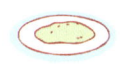

由细到粗

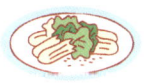

由一种到多种

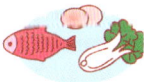

烹调辅食要求无糖、无盐、无调味品

权威机构建议给宝宝烹调辅食不加糖、不加盐、不加调味品，也就是说宝宝的辅食和大人的饮食是不同的，妈妈做辅食的时候不能擅自加各种调味品，要尽量保证食材原味。

建议不加盐、不加糖、不加调味品，主要是为了保护宝宝的身体健康考虑，对宝宝日后形成更健康的饮食习惯也有重要作用。

研究表明，7~12个月的宝宝每天需要的盐大概在1克左右，母乳或配方奶基本可以满足，即使宝宝满1岁了，在3岁以前每天需要的盐也还不到2克，所以宝宝的饮食应该低盐，1岁以前最好无盐。如果盐添加太多，宝宝稚嫩的消化系统和肾脏负担都会加重，对健康不利。另外，宝宝习惯了盐味，味觉会加重，不喜欢清淡饮食，会直接决定他成人后的饮食习惯偏咸，而众所周知，高盐饮食会导致高血压等疾病。

建议不加糖是因为宝宝天生喜欢甜味，如果一味给甜食，容易造成嗜食甜食的毛病，而吃太多甜食，龋齿、肥胖、低龄糖尿病都可能发生。另外糖过多摄入会直接影响骨骼发育，导致佝偻病。

建议少加调味料，一方面是有些调味料添加了较多添加剂，对宝宝健康不利，而且调味料本身也需要脏器来处理，宝宝身体负担也会加重；另一方面调味料的添加也会造成宝宝重口味饮食习惯。所以，最好还是不加。

因此，辅食做熟了以后直接加工成适合宝宝吃的泥糊、小块等就可以了。其实你不用担心宝宝吃得没味道，不喜欢吃，因为宝宝的味觉很灵敏，食材的原味就足以让他感到新奇了，即使是在大人嘴里没滋没味的菜水，宝宝也会喝得津津有味。

宝宝1岁以后饮食可以稍加一点盐，建议在菜做熟了以后加，盐留在食物表面，尽管量少，但味道比较重。

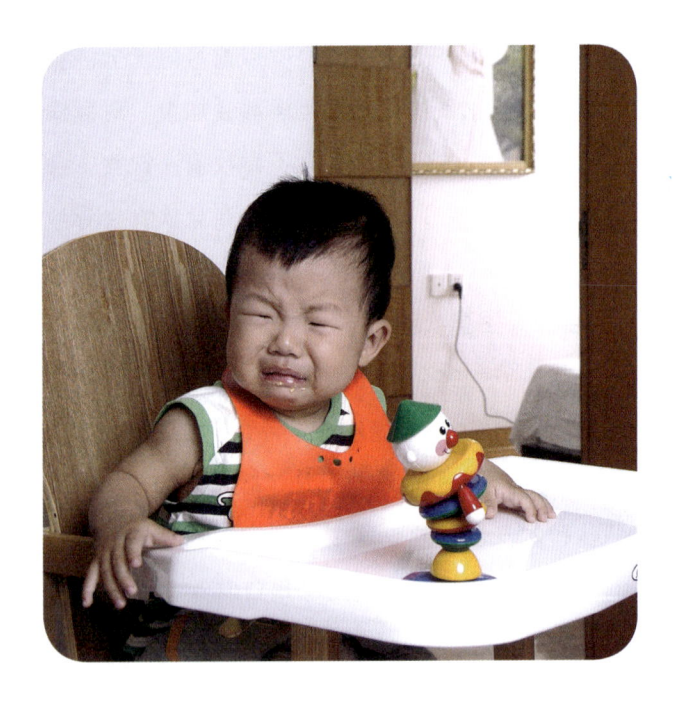

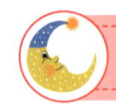

准备实用的辅食餐具

给宝宝添加辅食，还需要准备些适合吃辅食的工具，主要是勺子和碗。

怎样选择辅食餐具

给宝宝准备勺子时主要考虑勺子头部，尽量是软头的，柔软的材质宝宝比较容易接受，柔软的材质即使宝宝自己使用时戳到脸也不会受伤。勺子头的大小以正好能放下宝宝一口食物的量为好，勺柄的长度短些，这样宝宝更容易自己取食物放到嘴里。

目前市场上有些婴儿勺有感温的功能，食物超过安全温度时会变色提醒大人，免了大人反复放到嘴里尝试的麻烦，既不会烫伤宝宝，也避免了大人将病毒传染给宝宝的危险，是个好选择。

盛放辅食的小碗，有的底部有吸盘，有的做了防滑设计，都可以预防宝宝移动和打翻，其中最适合的是碗底大、碗口偏小、高度偏低的设计，这样的碗更稳当。另外，有的碗有夹层，中间注入热水，可以帮助碗里的食物保温，如果宝宝吃饭较慢，可以选择这样的碗。

有一种叫做"发现餐盘"的婴儿餐盘，餐盘分为几格，每格颜色不同，花式不同，翻开盖子就能发现里面的食物，让宝宝的进餐过程更有趣，用这样的餐盘给宝宝加辅食可以让宝宝自己动手能力和进食欲望都得到提高。

☀ 餐具要符合宝宝的特点

给宝宝选餐具，要考虑到宝宝的使用特点，在保证健康、安全的前提下，让宝宝喜欢很重要。

1

安全是第一位的，餐具上不能有尖锐的小毛刺、小突起，以免划伤宝宝，另外不能含有有害物质，比如购买塑胶制品不能含双酚A。

2

给宝宝的餐具要考虑到宝宝的动手能力，最好在方便妈妈使用的同时适合宝宝自己动手，可以锻炼宝宝自己动手进餐的能力。

3

给宝宝的餐具颜色要鲜艳，款式要新颖，这样更容易吸引宝宝的注意力，为吃辅食准备好胃口。不过跟食物直接接触的部分最好不要用彩色的，以免重金属污染食物。

除了必要的勺子和碗之外，你还需要给宝宝准备个学饮杯，吃了辅食之后的宝宝要经常喝水。使用学饮杯宝宝可以自己捧着喝水，对锻炼他的进食能力也有好处。学饮杯的要求一是不能漏水，另外就是一定要结实、耐摔打，因为宝宝常常会把学饮杯当做投掷物扔出去或者当做鼓槌到处敲打。还有一些非必要但是很好用的小餐具，愿意也可以购买，比如食物咬咬袋，可以将块状食物放到袋里，给宝宝咬着吃，不用担心宝宝被小块食物噎住，还有零食杯，各种小零食放在里面，宝宝拿在手里，零食不会漏出，想吃的时候还可以很方便地吃到，都可以有选择地购买。

宝宝的第一顿辅食很重要

宝宝的第一顿辅食具有很重要的意义，有些细节需要注意。

第一，在上午加。上午加辅食，宝宝到底适应还是不适应，下午就可以看出来，如果过敏严重也可以及时到医院治疗。其实不止是第一顿辅食应该上午加，以后每加一种新的辅食都应该选择上午。

第二，在宝宝情绪好的时候加。宝宝接受陌生的东西比较困难，如果选择情绪好的时候，难度就会相应降低很多，所以第一顿辅食最好选择他高兴的时候尝试。做好辅食之后你可以先跟宝宝玩一会儿，在宝宝最想讨好你，对你最信任的时候给宝宝尝试一下，他更容易接受。

第三，用勺子和小碗进食。因为刚开始的辅食是稀泥糊，很多妈妈为了方便直接装在了奶瓶里给宝宝喂食，我们建议不要这样做。加辅食不仅仅是添加新的食物种类，同时也是让宝宝接受新的餐具和新的进食方式，所以一定要用勺子和小碗这种更接近成人模式的进食餐具。

第四，从第一顿辅食开始培养进食规矩。宝宝知道下一步将会发生什么，他会更愿意配合，因此从第一顿辅食开始就形成一整套程式、规矩，对以后成功加辅食很重要。你想以后让宝宝怎样吃饭，第一顿辅食就可以怎样做，最好是在固定的地点、固定的时间走固定的程序。吃辅食前，你可以先把宝宝放在婴儿车里或者婴儿餐椅里，然后摆好进餐板，再给宝宝围上围嘴，准备程序完成了，再拿来辅食，就可以尝试喂食了。

第五，不要逼迫宝宝吃辅食。如果加辅食的时候，宝宝始终不肯张嘴，表现得非常排斥，那就说明他还没做好接受辅食的准备，就不要再反复给宝宝喂了，可以过几天再尝试。反复逼迫宝宝吃辅食，容易引起他的厌烦，对辅食形成不好的印象，以后加辅食就不容易了。

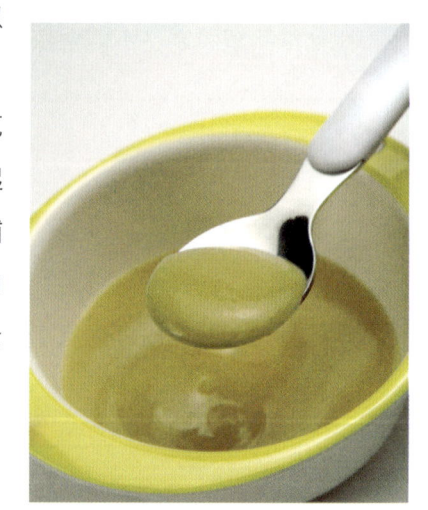

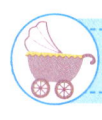

让宝宝顺利接受辅食

有的宝宝在6个月时已经开始在大人吃饭时表示出了兴趣，尽管是第一次喂辅食，也会很配合，在勺子放到嘴边的时候很自然就张开嘴吃下去了，非常省事，但有些宝宝却会表示拒绝，把头别开或者不张嘴，你可以把勺子放到他的嘴唇中间左右摩擦，看他是否愿意接受。另外，你可以让宝宝看着你，假装用勺子舀些食物放到自己嘴里，然后做出咀嚼的动作和很美味、很享受的表情，同时砸吧嘴唇，调动宝宝的食欲，最后做出吞咽的动作，这全套的动作可起到给宝宝示范的作用。吞咽动作做完后，就真正舀一勺食物再喂宝宝，看他是否会张嘴。如果宝宝张嘴了，就把辅食轻轻倒在他的舌尖上，宝宝就会自动闭上嘴咀嚼了。

如果宝宝不喜欢勺子，可以试试小碗或杯子，把杯子或碗送到宝宝嘴边，如果宝宝低头含住了碗沿或杯沿，就可以稍稍倾斜碗或杯子，让宝宝自动吮吸食物。注意，不能让碗或杯子中的食物高过宝宝的嘴，以免引起呛咳。

有时候，宝宝虽然欣然把辅食吃到了嘴里，但是很快又吐了出来，这是排斥反应，这表示宝宝感觉很陌生，还需要一个适应、熟悉的过程，你可以再少舀一点放进宝宝嘴里，几次过后，宝宝感觉熟悉了，就会吃下去了。

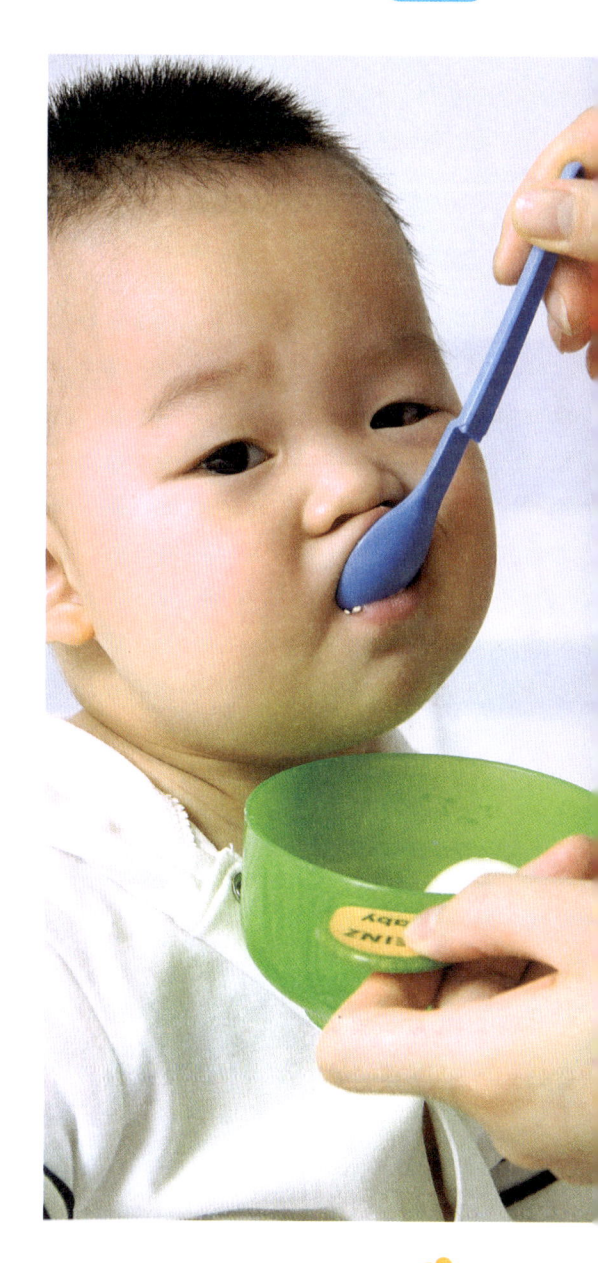

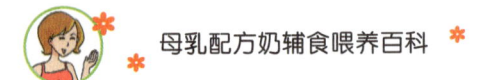

辅食要绝对安全

宝宝的辅食不能马虎，一定要注意安全，以下5点是必须做到的：

1 辅食食材要安全。 给宝宝做辅食，食材要尽量天然，最好是绿色或无公害食品，如果有条件，可以使用有机食品。有机食品没有添加剂、农药残留，更适合宝宝。另外，不要总给宝宝吃反季节水果或蔬菜，反季的水果、蔬菜往往含有大量的激素，吃多了影响宝宝身体正常生长发育。

另外，大部分的水果蔬菜都是新鲜时营养价值更高，所以给宝宝吃水果、蔬菜尽量新鲜，除了几种蔬菜如甘蓝、甜瓜、青椒、菠菜，可以提前购买储存着。这几种蔬菜放置一段时间后，营养价值不会有大的变化。另外还有些蔬菜放几天后营养价值会提高，如卷心菜，最好提前购买，放置几天后再用，其上附着的农药会得到比较充分的降解，更有利于宝宝健康。

2 食材清洗要干净。 给宝宝做辅食用的食材能削皮的最好削皮，如果不能削皮就要在流动的水下多冲洗几遍，减小各种残留。如果用猪肝、鸡肝等做辅食要把材料放在水里浸泡30分钟解毒，然后用流动水冲洗10分钟，之后才能做给宝宝吃。

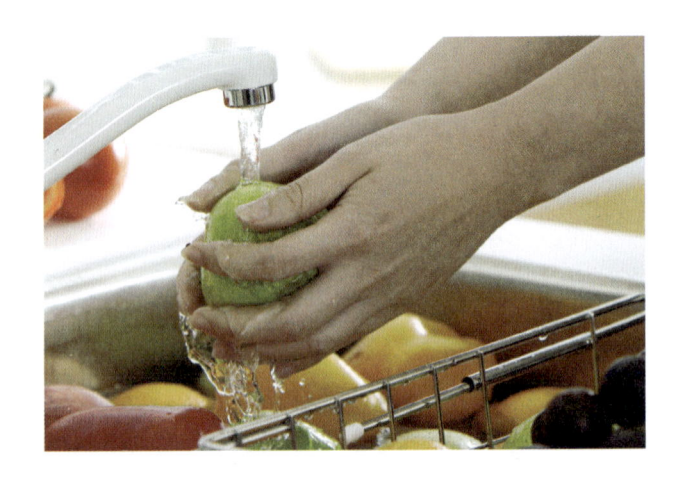

3 食物一定要熟透。 除了部分水果在宝宝稍微大一些可以直接生吃，所有的食材都要熟透，这样附着在食材上的病菌、农药、污染物等才能得到最大程度的清除，保证宝宝健康。

4 辅食要好吞咽。 宝宝的咀嚼能力和吞咽能力都很弱，刚开始吃辅食的时候，泥糊状食品和流质类食品都要经过过滤，以免噎到宝宝或引起呛咳。

5 辅食要现做现吃。 做熟了的食物放置时间越长，营养价值越低，更重要的是放置时间长，特别容易滋生细菌，宝宝抗病能力差，这些滋生的细菌很可能导致宝宝腹泻。所以给宝宝做辅食一次不要做太多，避免吃剩饭。如果吃剩饭，则要重新蒸20分钟，充分杀菌。

有些妈妈喜欢一次性做较多辅食冷冻起来，吃的时候再热，我们不提倡这样做，其中的营养流失会很严重。

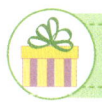

各种辅食制作方法

宝宝吃的辅食，要遵从从流质到半流质，从半固体到固体的过程，辅食花样不少，做哪种都需要妈妈用心，在做辅食的过程中你会慢慢发现一些好方法。

☀ 谷物类辅食的制作方法

谷物主要是白面和大米。吃大米辅食，添加的顺序是米汤、米糊、稀粥、稠粥、软饭，到1岁以后就可以跟大人吃一样的饭了。用白面给宝宝做辅食，添加的顺序是水泡馒头、烂面条、面片、疙瘩汤、饼干、面包、馒头、饼。米和面比起来，要先加米后加面。

馒头、饼干、面包等泡水给宝宝吃是最简单的，开始吃的时候，泡软之后还要用勺子和碗配合将所有的颗粒都碾碎，再搅成糊状，之后只要泡软就可以喂了。

用大米做辅食，可以购买一个粉碎机，把大米磨成米粉，加水煮糊给宝宝吃，其他种类的大米辅食就可以在给大人做饭时捎带解决，最值得一提的是软米饭，有个好方法，就是在给大人做饭的时候，大米放到电饭煲里之后，把中间部分挖个小坑，使中间低于周边，这里的水多一些，等米饭做熟之后，这个小坑里的米饭很软，最适合宝宝吃。

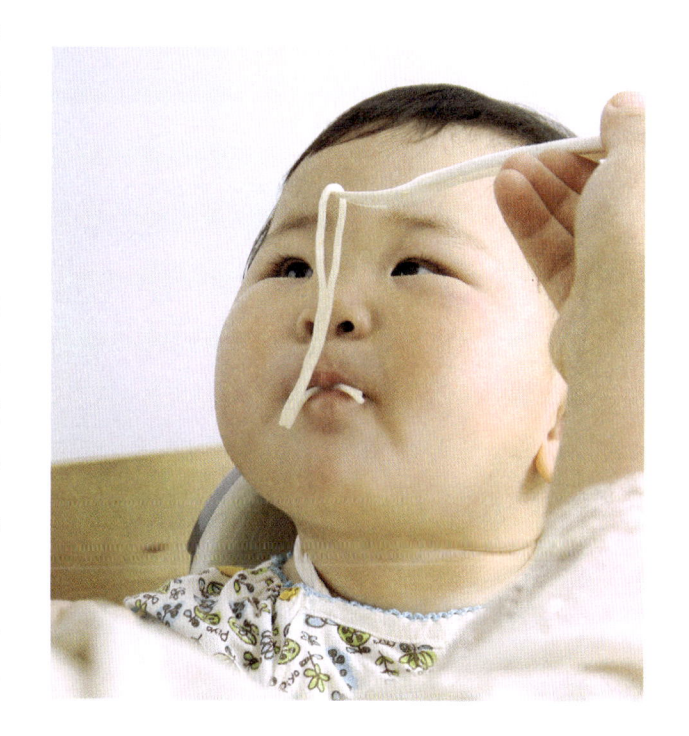

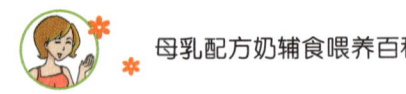

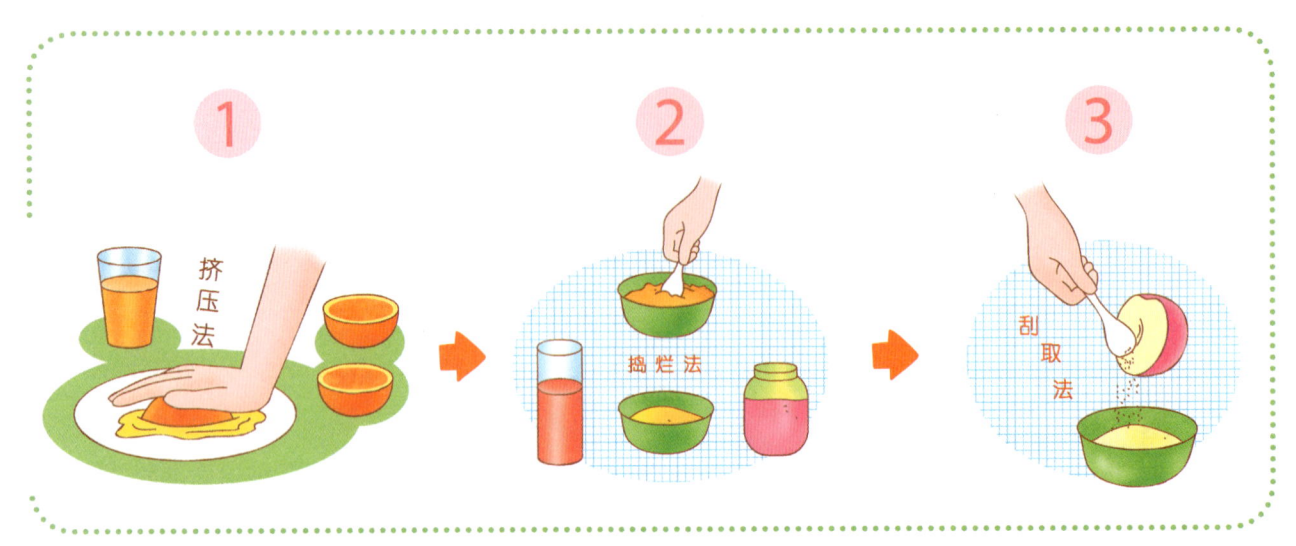

❋ 水果类辅食的制作方法

宝宝吃水果辅食，添加顺序是水果水、过滤果汁兑水、纯果汁兑水、纯果汁、水果泥、水果片、水果块、整个水果。切块煮水喝，水果榨汁、过滤后兑水喝，味道都不宜太浓，只要稍微有些味道即可，能吃稍微粗糙点的食物后直接榨果汁喝就行了，能吃半固体食物了，可以吃水果泥，水果泥有个比较好的做法，就是把水果去皮后，用勺子直接在水果面上刮，就能取得很细腻的泥状水果了，等能吃固体食物了，就可以切水果片、水果块让宝宝拿着吃了。

❋ 蔬菜类辅食的制作方法

宝宝吃蔬菜添加顺序是蔬菜水、过滤蔬菜汁、菜汤、菜泥、炒碎菜、正常炒菜。做蔬菜水，只要将蔬菜洗净放入水中煮开就可以。比较适合做蔬菜水的是各种绿叶蔬菜。蔬菜汁可以用榨汁机打碎，再将渣滓过滤掉，做蔬菜泥可以先把蔬菜蒸熟，然后用研磨器磨成泥，按照宝宝的咀嚼能力加适量的水搅成泥糊状就可以，适合做蔬菜泥的是土豆、番茄、南瓜等。加工番茄时，先把番茄放在滚开水里泡一会儿，这样能把整块皮剥下来，之后加工成泥就容易了。

🌟 动物性辅食的制作方法

宝宝吃动物性食品，最早添加的是鸡蛋，但是只能吃鸡蛋黄，不能吃蛋白，蛋白的蛋白质分子特别小，容易引起过敏，要等宝宝1岁以后再加，其次可以吃各种肉类，鱼和虾也是容易引起过敏的食物，要在肉类适应以后加。

加鸡蛋黄的时候，可以先把鸡蛋煮熟，取出蛋黄，取1/4，再加适量水，用勺子和碗配合碾成发光、发亮的糊状，就可以喂食了。添加肉类辅食开始可以煮肉汤，一般宝宝加肉食之前已经吃了相当长时间的蔬菜、水果和谷物类辅食了，已经具备一定的咀嚼能力了，所以汤中可以带些小颗粒。如果做泥糊状、半固体等辅食，建议先加工成能接受的咀嚼难度，然后再蒸熟，鱼和虾也是一样。

另外，蔬菜和水果比起来，应该先加蔬菜，因为水果比较香甜，宝宝如果先接触水果，可能会不喜欢味道相对清淡的蔬菜。

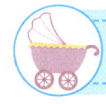

如何选购、食用成品泥糊状辅食

市面上有不少成品泥糊状辅食，可以为宝宝选择一些，能为时间紧张的妈妈省不少事。不过，为了更安全、更营养，选购、食用、保存都要注意一些细节。

🌟 选购符合国家标准的泥糊状辅食

购买泥糊状辅食的时候要先看包装说明，需符合国家标准。我国有国家标准的泥糊状辅食有6种，包括苹果泥、胡萝卜泥、肉泥、骨泥、鸡肉菜糊和番茄汁。国家标准中对这6种辅食的营养比例做了明确的规定：每100克苹果泥、胡萝卜泥及番茄汁中维生素C的含量需在30毫克以上，糖少于5%；肉泥含蛋白质5%以上，骨泥含蛋白质3%以上，钙300毫克以上；鸡肉菜糊含蛋白质3%以上；肉泥、骨泥和鸡肉菜糊中的脂肪含量不得超过该产品中的蛋白质含量等。不符合国家标准的要避开，另外，包装上品名、厂名、厂址、生产日期、保质期、配料、含量等都要清晰，如果产品信息和营养含量有模糊不明的，要谨慎购买。

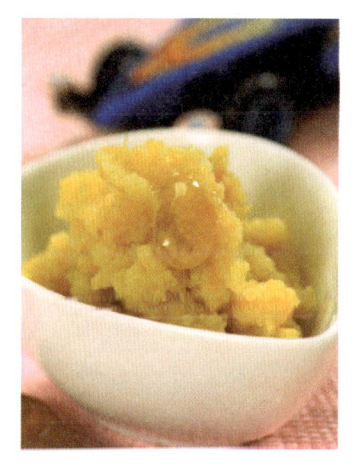

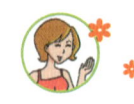

看说明还需注意一下产品的具体配料，一定要选纯蔬菜、水果、肉类制作的，如果含有盐、糖和淀粉，就不要购买。

☀ 如何喂食、保存成品泥糊状辅食

成品的泥糊状辅食一般都比较浓稠，如果宝宝的咀嚼能力还比较弱，需要调入适量温开水将之调稀，等到宝宝咀嚼力增强后，将辅食加热就可以直接喂食了。

泥糊状辅食一般是用罐子或瓶子包装的，辅食打开后，不要就着瓶子或罐子给宝宝喂食，正确的方法是用干净的勺子取出放入碗中，然后再喂给宝宝。这样做可以避免宝宝的口水污染剩余的辅食。舀出的辅食，宝宝吃不完也不要再放回瓶中。

开封后的泥糊状辅食每次取完适当的量以后要密封，然后放在冰箱，并且尽量在48~72小时内吃完，否则容易变质，况且开封后放置时间越长营养价值越低。

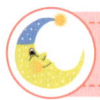

如何选购、冲调婴儿米粉

婴儿米粉是市售辅食中的一大主力，购买时除了在大商场购买大品牌的产品保证安全以外，首先要通过望、闻、摸、尝等手段判断米粉的质量，一般好米粉看上去呈现自然的米白色，有大米的香味，可以是粉状也可以是片状，但摸上去都干燥、松散，没有结块，冲调时容易搅拌成润滑的糊状，入口后感觉细滑，如果颜色偏白、片较厚、有香精味最好不要购买。

其次，要看清米粉的配方。婴儿米粉一般都是复合型的，除了米粉还可能含有其他食物种类比如蛋黄、胡萝卜、番茄、奶粉等，如果宝宝对其中某种食物过敏，那这种米粉就不能给宝宝食用。刚开始加辅食的宝宝一定要选择配料只含有米粉的产品，不含其他任何食物种类，满足一次只加一种辅食的原则。

另外，婴儿米粉最好有小的独立包装，这样容易计量，而且也更方便、卫生，不容易被污染。

还有，米粉冲调不像配方奶冲调那么严格，一般根据宝宝的咀嚼能力来调配水和米粉的比例更合

适，宝宝刚开始接触米粉可以冲得稀一点，随着吃的时间增多，可以冲调得稠一些。

最后，冲调米粉的水温要注意一下，最好是70~80℃，水温太高，米粉中的营养容易流失，水温太低，米粉不易溶解，会有小结块，可能还会导致宝宝消化不良。

> **特别叮嘱** 很多米粉的包装是真空密封的，购买时可拍拍包装袋，如果密封不严，可能已经变质，最好别买。

选购辅食要注意避开3个误区

每个妈妈对辅食都有一定的认识，但不一定都正确，有可能是自己的想当然，注意要避开以下3个误区：

1 给宝宝选味道好的辅食。在成人味觉中味道好的产品一般多是加了盐、香精等添加剂的，对宝宝健康不太好，不但会加重他的肾脏负担，还不利于消化吸收，而且宝宝吃惯了这样的食品，口味容易偏重，对培养健康的饮食习惯不利，还容易造成偏食。所以给宝宝选味道好的辅食的认识是个误区，要注意避开。选购的时候要留心配料表，不要选择含有香精、盐等的产品，最好是只有原材料本身的产品。

2 不能给宝宝吃含糖的辅食。宝宝摄入过度的糖对身体不好，但不是一点糖都不能吃，宝宝的生长发育是需要糖类的，只要辅食中不含有蔗糖就可以了，葡萄糖则完全可以接受。含有葡萄糖的辅食更适合宝宝消化和吸收。

3 价高的辅食更好。在辅食选材一样的情况下，价格跟加工程序是成正比的。加工程序越多，价格越高，然而加工程序越多，食品营养流失越重，所以食品价格和食品营养价值很可能并不成正比，却是成反比的。价高的辅食营养不一定优于价位低的辅食。

> **特别叮嘱** 有些辅食，包装中附赠了一些小玩具，这些玩具可能材质并非食品级的，也可能带有小配件，容易发生危险后果，购买时要注意看包装说明，购买后要及时处理。

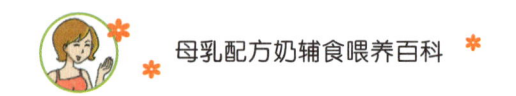

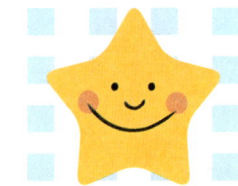

大便与辅食的关系

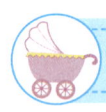

大便性状因辅食而改变

宝宝加辅食后，大便会有各种各样的变化，有的是正常现象，有的则可能反应宝宝的消化道有问题，需要治疗或调理，需要妈妈仔细分辨。

☀ 大便因为辅食出现的正常改变

宝宝初加某种辅食的前几天胃肠可能不适应，大便看上去也不正常，但却是正常现象。如果宝宝出现了以下几种状况，不需着急：

1 添加了绿色蔬菜、番茄、南瓜等，大便呈现和所吃辅食相近的颜色是常见现象，可以继续添加。

2 添加了淀粉类食物，大便量增多，颜色暗褐，臭味加重，是正常的。

3 添加动物血、肝脏等含铁多的辅食，大便呈现黑色是正常的。

另外，刚开始加辅食，宝宝也可能会便秘，这都是正常的，在宝宝逐渐适应了辅食之后，辅食的量也增多之后，便秘现象会消失，大便性状逐渐接近成人。到1岁以后，就能1天1次黄色大便，成条形。

☀ 有些大便表示辅食添加不当

当辅食添加不当，宝宝的消化系统承受不了，会表现在大便上。遇到宝宝大便异常的时候，要对症调整辅食。

1 宝宝大便变稀、变绿，说明辅食添加过多、过急，宝宝消化能力承受不了，下次添加辅食要少点，添加频率也不能那么密集了。

2 大便呈现灰白色，质硬，味臭，这可能是宝宝吃牛奶太多或糖过少导致的，需要检讨下最近给宝宝吃的食物，是不是吃了太多牛奶制品或者含糖食物太少了，要对应调整。

3 大便中有大量泡沫，呈深棕色水样，带有明显的酸味，排除肠道感染的可能性，表明宝宝吃的淀粉类辅食可能太多了，需要减少米糊、米粉、乳儿糕等辅食。

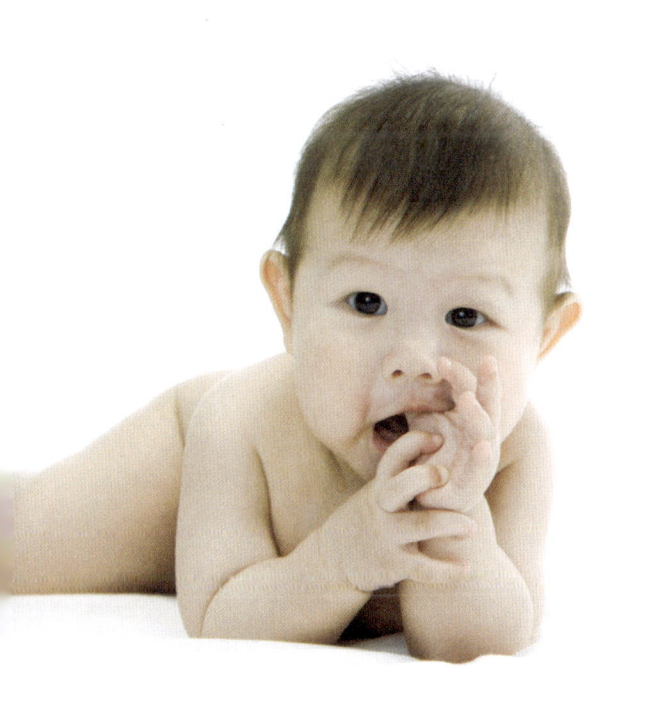

宝宝吃辅食消化不良怎么办

宝宝吃辅食后，多数都会有或多或少的消化不良现象，便秘、腹泻、腹胀都有可能发生。不过，消化不良时不必完全停止辅食添加，反而可以通过适当改变辅食加以调整，只要不过敏，过几天就可恢复正常。但是添加的次数和添加的量要适当减少，同时辅食要做得更细、更稀，从而减轻宝宝的消化压力。

☀ 宝宝吃辅食腹泻

宝宝大便如果从平时的1天1~2次增加到每天5~6次，而且非常稀，就是腹泻了，除了减少辅食供应外，不要在辅食里加油，另外要多给宝宝喝些水，预防脱水。过几天，宝宝适应了，腹泻就会自动停止，在这段时间里，只要宝宝精神好，体重也不减轻，就不必担心。如果过了几天，腹泻情形仍然不能得到改善，要带宝宝到医院检查或者带着宝宝大便到医院化验，排除病毒感染。

有时候，宝宝大便尽管次数很多，但是质地较稠，也不能算腹泻。

☀ 宝宝吃辅食便秘

宝宝如果出现大便量少、干燥的现象，就是便秘了，便秘的宝宝排便时会哭闹，同时腹部胀满，食欲减退，需调整辅食，给宝宝吃些有助于通便的食物。

1 膳食纤维可促进肠道蠕动，碳水化合物可以产气，帮助扩张肠道，对化解便秘都有好处，宝宝便秘后可以改吃膳食纤维丰富的菜汁、果汁和碳水化合物丰富的米粉、米汤等辅食。

2 蛋白质摄入过量会使大便变得干燥，引起或加重便秘，宝宝便秘后，含蛋白质丰富的肉类食物供给要减少。

3 水分和油脂对肠道有润滑作用，可以在便秘宝宝的辅食里添加少量油脂，同时少量多次喂水，也可缓解便秘。

另外，最好经常给宝宝按摩下腹部，顺时针按揉，帮助肠胃蠕动和食物残渣向下运动，也能帮助缓解便秘。

宝宝吃辅食腹胀

宝宝吃辅食后腹胀了，也可在添加辅食上做些改变，帮助调整不适。

1 宝宝腹胀后，要尽快停止添加那些容易胀气的食物，比如粟米泥、栗子泥、豌豆泥、黄豆泥、红薯泥、甜瓜泥等，另外苹果汁、梨汁等纯果汁也不能加太多，这些食物含糖较多，进入肠道后会产气并使腹内气体凝聚，加重胀气。

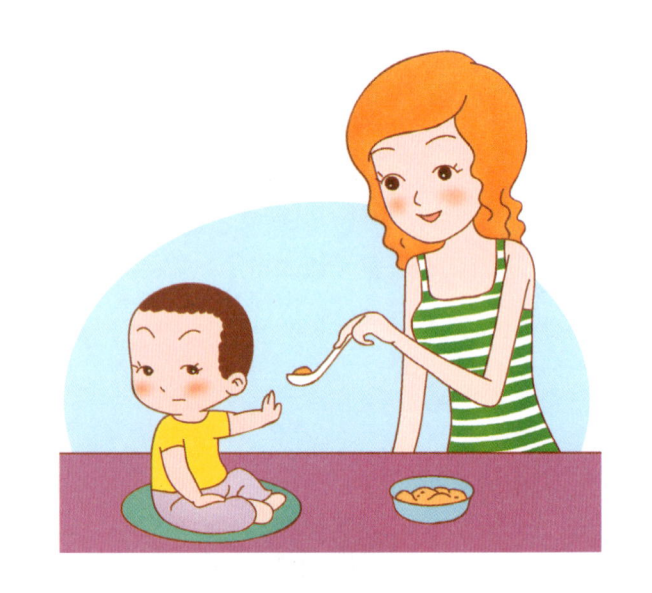

2 给宝宝吃辅食要规律，不要饿了很久才喂，这样容易进食过饱，造成腹胀。

另外，腹胀也可以通过按摩和加大宝宝运动量帮助气体排出，可以时不时地给宝宝按摩腹部，并且多让宝宝蹦蹦跳跳，使腹胀现象获得缓解。

为了宝宝更好地适应各种辅食，加辅食时可以给点维生素制剂，帮助消化。

看大便判断消化道健康

观察宝宝的大便，除了判断辅食添加是否合适，还可及时发现一些消化道出现的健康问题，这是处在添加辅食期的宝宝比较容易出现的。

1. 如果没有添加动物血或肝脏，宝宝出现血便或黑色便，可能是宝宝对辅食过敏或者不耐受，引起消化道出血导致的，要停止新添加的辅食，并继续观察大便，如果持续有黑色便或血色便，要尽快就医。

2. 如果大便呈现鲜红色，但是血色与粪便没有混合，仅黏附于粪便表面或排便后才有鲜血滴出或喷射出，可能患有痔疮、肛裂、肠息肉等疾病。

3. 如果大便呈现果酱样可能是肠套叠，暗红色果酱样则可能是阿米巴痢疾。

4. 如果大便呈蛋花样可能是病毒性肠炎或者致病性大肠杆菌性肠炎。

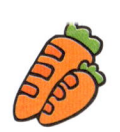

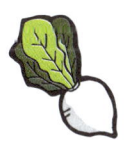

5. 如果大便是豆腐渣样表明宝宝可能患有因霉菌引起的肠炎。

6. 如果大便呈水样表明宝宝可能食物中毒了，也可能是急性肠炎。

发现消化道疾病，要尽快到医院治疗，宝宝不方便到医院的时候可以用干净的容器取一些宝宝的大便在2小时之内到医院化验，确定肠道感染情况。

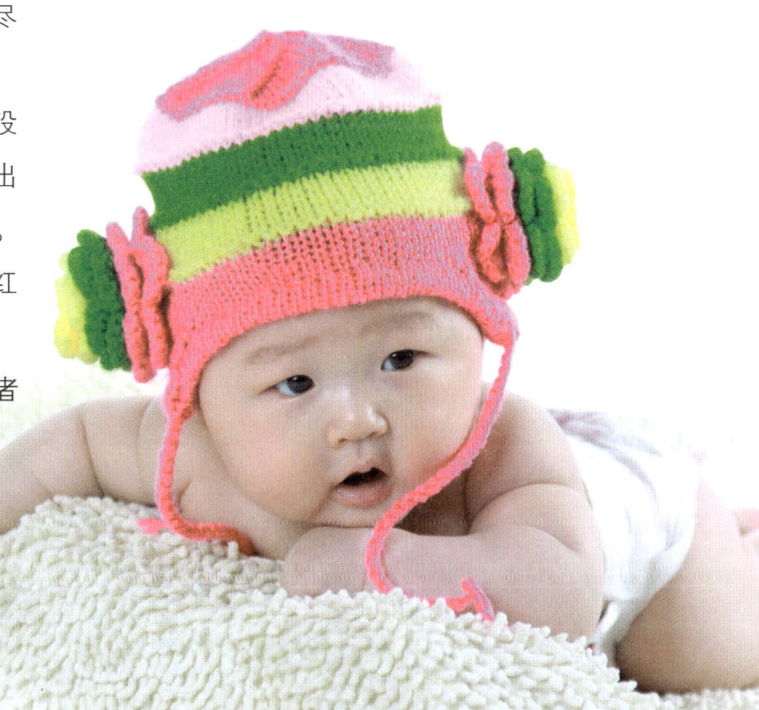

焦点问题

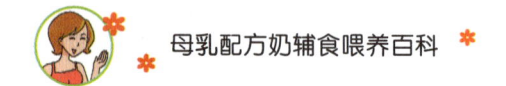

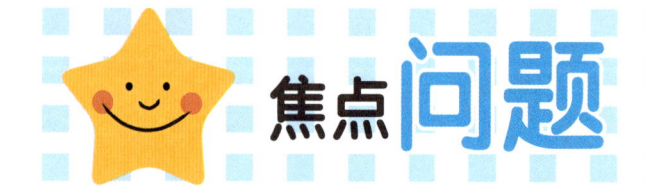

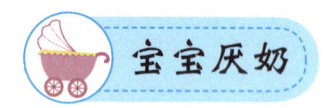

宝宝厌奶

很多妈妈都发现本来吃奶挺好的宝宝，突然有一天情形不同了。有的宝宝一点奶都不吃了，看到奶瓶就哭或者把头转开不吃，有的宝宝虽然还吃，但是吃得特别少，没有了以往急切的吃奶欲望，每天的奶量摄入急剧减少，让很多妈妈很忧虑，到底怎么啦，其实这是厌奶了。是否需要担忧还要看具体情况。

生理性厌奶很正常

宝宝吃奶减少，但身体依旧不错，体重增长正常，活力也很好，这就是生理性厌奶。是正常的，妈妈不必担心。

生理性厌奶，母乳喂养的宝宝和配方奶喂养的宝宝身上都可能出现，最早出现在4个月时，大多数出现在6个月时。出现生理性厌奶的原因很简单，大概有3类，一种可能是经过一段时间的积累，宝宝有些积食了，肠胃负担过重，需要歇一歇、调整调整，暂时不想吃那么多奶了。这种情形多出现在前段时间胃口比较大、吃得也较多的宝宝身上。厌奶在这种宝宝身上是一种自我保护，也提醒妈妈喂养过量了；也可能是宝宝眼界开阔了，对周围环境充满兴趣，无法再专注在吃奶这一件事上，吃奶量就会受影响了；还有一个可能是宝宝在6个月以后加辅食了，辅食的味道新鲜而多变，这让宝宝开始厌烦奶类了。不过也有一种可能，就是宝宝两三个月的时候吃奶还是一种反射，给奶就吃，到了4个月以后，开始自己调节吃奶量了，吃奶量就会比较少了，都不需太过担心。

生理性厌奶一般不会持续太长时间，短的几天就可以恢复吃奶，最长不会超过1个月就会自愈了。不过，妈妈在这段时间一定要多关注宝宝的精神状态和体重增长情况，一旦体重不增或出现负增长，并且宝宝精神不振、活力变差，就要想到宝宝可能是生病了，需要及时就医。

☀ 镇定应对生理性厌奶

妈妈可想办法调整一下喂养方式，帮宝宝顺利度过这段厌奶期，但千万不要慌，不要太着急，以免采取一些不适当的方法对待宝宝，让宝宝更厌奶。

首先，不要逼迫宝宝吃奶。宝宝已经有了自主性，逼迫只会引起反感，更加不爱吃奶。厌奶期喂养其实最好再恢复为按需喂养，不要定时也不要定量了，宝宝吃多少都可以，什么时候吃也都允许，随性的喂养方式可减少宝宝的心理压力和消化压力，能帮宝宝快速度过厌奶期。

其次，少量多餐安排宝宝饮食。厌奶的宝宝每餐都吃不多，妈妈每天可以多安排一两餐。餐次增加，总摄入量就能增加。

再次，改变喂食方式。宝宝对新鲜事物很感兴趣，妈妈可以尝试用杯子、勺子、小碗等轮流喂奶，因为厌烦奶瓶而不愿意吃奶的宝宝会接受这种新方式。

第四，增加运动量，消耗宝宝的能量。妈妈可以多跟宝宝游戏，给他做做按摩、做婴儿体操等，当他精力耗尽、感到饥饿时，吃奶会多一些、顺利一些。

第五，喂奶的环境要安静。喂奶的时候，妈妈就带着宝宝找一个安静的角落，外界诱惑少了，宝宝吃奶会专心点，也能多吃点，这对那些对外界动静特别灵敏的厌奶宝宝很有效。

第六，适时添加辅食。6个月后，宝宝开始对

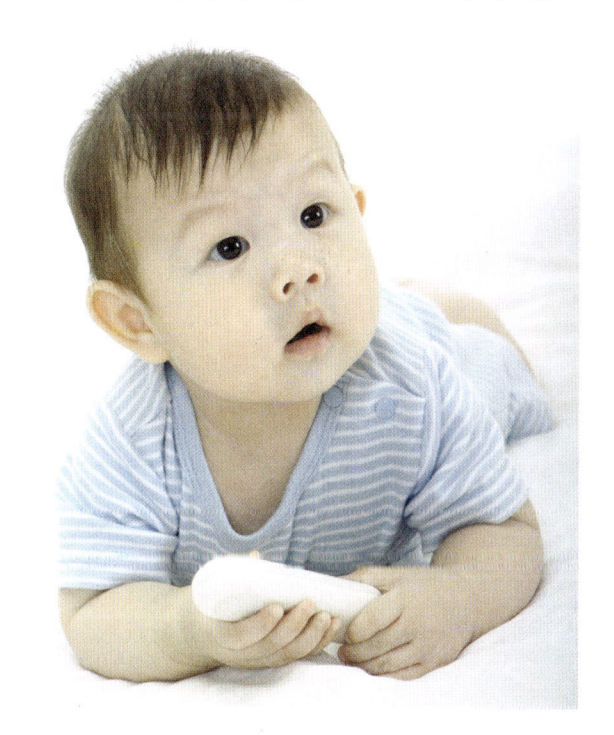

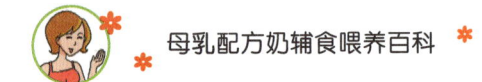

大人的饮食感兴趣,可以给他加些辅食了,这对那些厌烦了奶类食品单一味道的宝宝有效。辅食可多些花样,种类要多些,供给宝宝的营养就会更丰富,同时,辅食可以用奶烹调,把奶水加入汤、果汁、米粥、菜水里等等,还有,给宝宝吃些酸奶、奶酪等代乳品,都可以弥补宝宝不喝奶造成的营养缺失。辅食颜色上也多些变化,提高宝宝的进食兴趣。另外,还可以在奶里加些乳酸菌,帮助宝宝消化,消除积食,有助于厌奶期快速过去。

总之,照顾厌奶的宝宝,自己一定要放松心情,如果你太紧张、焦虑,就难免强迫宝宝吃奶,而你的情绪会传递给宝宝,他会更抗拒你让他吃奶这件事。

☀ 病理性厌奶要早发现

生理性厌奶一般很快就会过去,对宝宝的健康和精神不会造成影响,另外有些类似生病的生理性厌奶比如宝宝长牙、刚打完预防针、腹胀等导致的厌奶现象,过几天宝宝的身体不适过去了,吃奶就正常了。在宝宝厌奶期间,妈妈不需要太担心,但要关心宝宝的体重增长情况,不能下降,不能偏离成长曲线,也不应该出现精神萎靡的现象。一旦体重百分位下降两个曲线或落后到第三百分位以下,

妈妈要注意了,宝宝可能患有疾病,这种厌奶就可能是病理性的了,要及时看医生,并积极补充营养。

另有一种情况就是生理性厌奶持续的时间太久都没有恢复。这种情况下,不能再等宝宝自行恢复了,要积极干预,否则可能转化成病理性的厌奶。因为胃是有弹性的,经常进食量偏少,胃的容积会变小,宝宝即使不吃也不觉得饿了,越不饿越不吃,越不吃越不饿,久而久之,宝宝就会营养不良了。

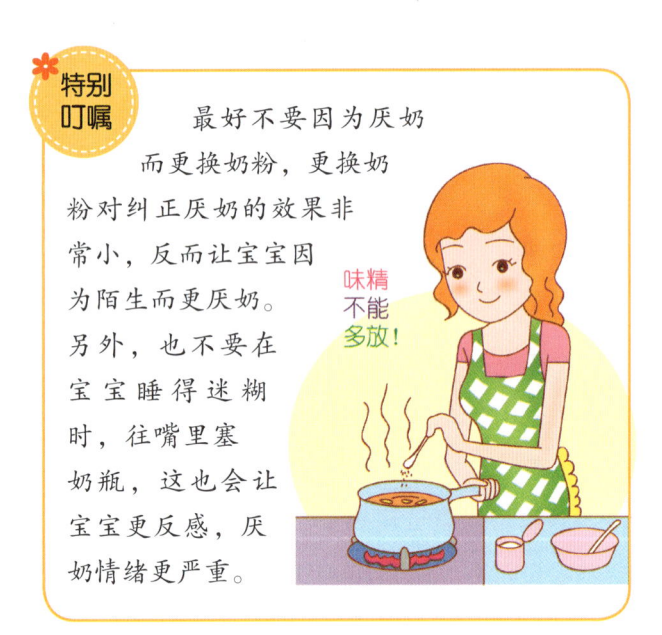

特别叮嘱 最好不要因为厌奶而更换奶粉,更换奶粉对纠正厌奶的效果非常小,反而让宝宝因为陌生而更厌奶。另外,也不要在宝宝睡得迷糊时,往嘴里塞奶瓶,这也会让宝宝更反感,厌奶情绪更严重。

味精不能多放!

辅食过敏

宝宝因为肠道屏障功能尚未完全发育成熟，而且胃肠道局部免疫水平较低，食物中的某些物质，通常是蛋白质进入体内，特别容易引起过敏。宝宝6个月后开始添加辅食了，这就进入了过敏的高发期，一定要注意预防，特别是有过敏性家族病史或者早期曾经发生过过敏的宝宝更要如此。

☀ 注意细节预防过敏

预防辅食过敏，我们仍然要强调一点就是不能太早加辅食，事实表明在4个月时开始添加辅食过敏的宝宝是延迟加辅食宝宝过敏数的1.35倍，多出很多。最好等到6个月以后再加，在6个月以前坚持纯母乳喂养。此外，在开始添加辅食之后，多注意细节有助于预防过敏。

首先，容易引起过敏的食品不要过早添加。研究发现，宝宝常见的过敏食物有牛奶、鸡蛋、大豆、花生、鱼虾、贝类、柑橘类水果、小麦等。

其中，牛奶中含有的40多种蛋白质，每种都可能引起过敏，因此含有牛奶的食物不要过早给宝宝吃，包括乳酪、蛋糕等，要等到10个月以后。鸡蛋蛋清中的卵蛋白和卵黏蛋白也可能引起过敏，要在1岁以后再吃。鳕鱼、大豆、花生中都含有多种诱发过敏的物质存在，也要晚些添加。

给宝宝添加辅食的时候按照最先是谷物，之后是蔬菜，然后到肉，最后是蛋类的顺序，可有效预防过敏。给宝宝添加的第一种辅食可以是米粉，不易引起过敏，其次可以添加蔬菜、水果，然后再试肉、鱼、蛋，而较容易引起过敏的蛋清、花生、海产品等，最好在1岁以后再吃。

另外，有些食品添加剂如人工色素、防腐剂、香料等也可引起过敏，人工食品不要过早给宝宝吃。

其次，不要强迫宝宝吃某种食品。通常宝宝初次接触某种新食物拒食，过2~3天后再试就接受了，但有些宝宝会一直拒绝某种食物，那建议不要强迫宝宝去吃，宝宝可能对该种食物过敏，拒食是他的一种保护性行为。

☀ 食物过敏的表现

宝宝食物过敏症状多种多样，最常见的是皮肤上出现疹子，比如湿疹、丘疹、荨麻疹等。如果宝宝在吃了某种辅食后，皮肤上出现小红疙瘩，几颗或者成片，可能就是食物过敏了。这时宝宝会表现

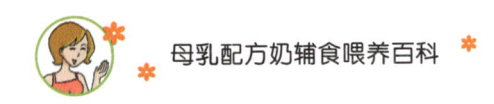

得比较烦躁、爱哭，还经常用手抓疹子。有的过敏反应是持续性腹泻、呕吐、腹痛、便血、咳嗽、口唇肿胀、眼睛发红、耳朵感染、过敏性鼻炎等，当宝宝出现这些症状也要考虑到过敏并及时追溯宝宝最近吃过的辅食，马上停止添加这种辅食，并且近期都不要再吃。另外，有些过敏后果可能非常严重，如过敏性休克、窒息而危及生命，要马上到医院救治，并告诉医生最近吃了什么辅食。需要特别注意一点，有时候过敏引起的肛门疹会被误认为是尿布疹，要注意观察、区分，千万别忽视。

不过，有时候，宝宝过敏可能不是辅食引起的，空气中的灰尘、花粉等也可引起过敏，在不确定时可以到医院做皮肤过敏试验，找出过敏源就能确定是不是辅食引起的了。

✤ 脱敏法让宝宝接受过敏食物

随着身体发育，宝宝的适应能力和抗过敏能力会逐渐提高、加强和完善，曾经过敏的食物过一段时间可能就不会再过敏了，即使仍然会过敏，过敏症状也不那么严重了，所以暂时停止添加的辅食，并不是从此以后再不添加，而是过一段时间后再尝试，直到宝宝完全适应为止。隔段时间少量添加，让宝宝慢慢适应的方法，可以叫做脱敏法。脱敏法可以让宝宝体内慢慢产生抗体，从而逐渐适应曾经引起过敏的食物。

脱敏法具体可以这样操作：引起过敏的食物马上停止添加，过3周后少量喂食，观察反应，如果没有反应就可以稍微加量，如果反应强烈，再次停止添加，再过3周尝试，如果反应较轻，过1周再次少量喂食，如果反应轻微，等反应消失后再次少量喂食，一直到宝宝没有反应了，就可以正常食用了。

实行脱敏法最基础的工作就是要弄清过敏源，所以在给宝宝添加新辅食种类的时候，妈妈不要尝试哺乳期没有吃过的食物，这样更容易锁定过敏源。如果吃了平常不常吃的东西，要多注意宝宝的反应。

> **特别叮嘱** 有些宝宝对番茄过敏，给宝宝吃番茄的时候可以挤一点番茄汁在宝宝的手腕处，隔几个小时看看有无过敏反应，再决定加还是不加。

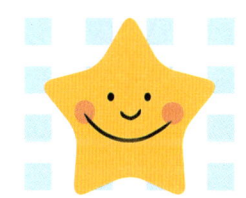

特别关注：宝宝贫血

预防宝宝贫血

在我国，儿童患缺铁性贫血比率不低，根据地区不同，在10%~40%之间，所以预防宝宝缺铁性贫血很重要，要从4个月就开始预防，主要从宝宝的饮食方面多注意。

☀ 4个月以后开始补铁

宝宝出生前在身体里储备了大量铁，但只够前3个月之用，到了4个月就会消耗殆尽，需要补充了。不过，此时的宝宝还不能吃辅食，即使到了6个月以后开始吃辅食了，辅食量较少，能吃的种类也较少，也不足以补足所缺的铁，还是要从奶类里摄入。

第一，宝宝如果吃母乳，哺乳妈妈要多吃含铁食物，如各种肉类、深海鱼、动物肝脏等，提高乳汁中的铁含量，就可间接为宝宝补充铁元素。母乳里的铁吸收率特别高，妈妈只要每天能够保证有28毫克的铁摄入，宝宝基本不会缺铁。

不过有些蔬菜如韭菜、茄子、豆角虽然含铁量也较高，但是不适合哺乳妈妈经常食用，它们有回奶的作用。

第二，吃配方奶的宝宝，选配方奶要选铁强化配方。普通婴儿配方奶中也含有铁元素，但因为吸收率偏低，大概只有7%，所以吃配方奶的宝宝更容易缺铁。在宝宝4个月以后，尽量给宝宝吃强化了铁的配方奶粉。宝宝每天需要摄入的铁为10毫克左右，选购奶粉的时候，可以看一下其铁含量，再算算宝宝一天的喝奶量，能满足就可以了。

需要说明一点，补铁制剂具有一定的副作用，如果不存在贫血或严重缺铁的情形，不建议使用，更不能把补铁制剂当补药，除非经过医生诊断同意，父母最好不要擅自购买铁剂给宝宝服用，否则不仅可能影响宝宝生长发育，还容易造成便秘和铁中毒等。

✹ 辅食是宝宝补铁的重要手段

宝宝开始加辅食之后，能吃的种类会逐渐增多，妈妈可以多选一些富含铁的食物为宝宝做辅食。

含铁的食物很多，植物性食物中的黑木耳、海带、紫菜、桂圆、银耳、番茄、黑豆、大豆，每100克含铁在10毫克以上；芹菜、荠菜、油菜、苋菜、豆腐干、蚕豆、豇豆等每100克含铁也将近10毫克。只是植物性食物中的铁因为受到植物中所含的草酸、磷酸等物质影响，吸收率不高，所以不能单纯用植物性食物补铁。食物补铁更好的选择是动物性食物，动物性食物如猪肝、猪血、鸡肝、鸡血、虾、鸡蛋等铁含量比大多数植物性食物含铁量高，而且吸收率较高，即使一些铁含量不高的动物性食品比如猪肉、牛肉，含铁量分别只有2.4毫克/100克和3.2毫克/100克，因为吸收率高达22％，都是食物补铁的好选择。

给宝宝做辅食，一方面要考虑铁含量、吸收率，同时还要考虑咀嚼难度，在添加辅食初期，可以吃菜水、蛋黄糊、豆腐糊、肝泥等，研磨要充分，做到足够细腻，避免噎到，随着宝宝咀嚼能力加强，含铁量高、吸收好的食物种类可以一样一样尝试添加。

辅食补铁，不能少了水果，水果本身有些含有丰富的铁，如桃子、香蕉，更重要的是水果中的维生素C可帮助身体吸收铁，提高铁吸收率。

🎁 补铁治疗宝宝缺铁性贫血

缺铁性贫血治疗其实很简单，只要合理补铁一段时间就能痊愈，更重要的是要及时发现宝宝贫血。

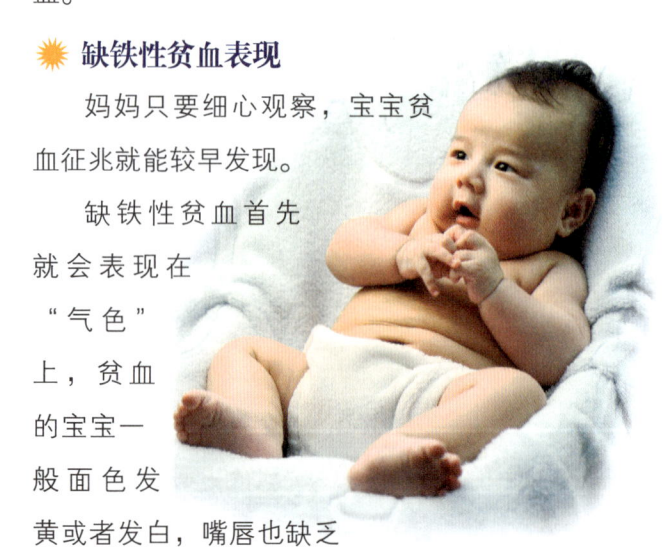

✹ 缺铁性贫血表现

妈妈只要细心观察，宝宝贫血征兆就能较早发现。

缺铁性贫血首先就会表现在"气色"上，贫血的宝宝一般面色发黄或者发白，嘴唇也缺乏血色；其次表现在精神上，精神不佳，不活泼，常常烦躁不安，对周围的事物也没有兴趣，很少出现明显的兴奋或者好奇状态，如果把贫血的宝宝抱在怀里，他就会软软地依偎在怀里，不乱动，也不左右看；最后表现在食欲上，贫血的宝宝食欲不佳。

怀疑宝宝贫血了，不要擅自补铁，可带宝宝到医院检查血红蛋白，如果血红蛋白在110克/升以上，就不缺铁，宝宝所表现出来的症状可能是其他原因导致的。

如果确定是缺铁引起了贫血，治疗很简单，只要合理补铁即可，1~2个月后就可以恢复正常，对宝宝的生长发育和健康都不会有影响。提醒一下，在血红蛋白水平恢复正常后，宝宝贫血症状也明显好转后，仍然不要擅自停药，需要继续服用铁制剂6~8周，以补足宝宝体内铁储备，否则容易复发贫血。

☀ 合理服用铁制剂治疗贫血

如果经过医生确认，宝宝的确需要服用铁制剂补铁，那就不要迟疑。给宝宝选择补充铁制剂时，要考虑到以下几点：

1 宝宝吞咽功能不好，而且铁对肠胃有一定的刺激，同时对味道还很敏感，给宝宝用铁制剂最好不要选择片剂，冲剂、泡腾片、糖浆则都可以考虑。

2 选铁制剂最好选择亚铁型，如富马酸亚铁、葡萄糖酸亚铁、硫酸亚铁、琥珀酸亚铁等，亚铁型吸收率更高。

3 铁制剂对肠胃刺激较大，不要让宝宝空腹服用，最好也不在餐前服用，以免影响吸收率，两餐中间最好。

4 分次服用吸收效果更好，所以一天需要的量不要一次性服完，可分成3次服用。

5 补铁时最好同步补充维生素C和锌，补充维生素C可促进铁吸收，补充锌是为预防补铁导致体内锌水平降低。

需要提醒一下，宝宝在服用铁制剂的时候，大便会变为黑色，这是正常反应，不必紧张。

> **特别叮嘱**
> 在补铁治疗贫血期间，要定期检测血红蛋白水平，如果3周内仍然贫血，需要再找原因，因为宝宝贫血不一定就是缺铁，还有缺铜、缺乏叶酸和维生素B_{12}等因素也会引起贫血。

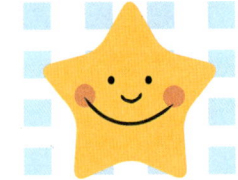

本阶段宝宝辅食精选

1 番茄汁

原料：熟透的新鲜番茄半个，清水适量。

制作方法：

①将新鲜番茄清洗干净。

②锅内放少量清水，烧开，将洗好的新鲜番茄放到沸水中烫2分钟。

③取出番茄，剥皮，切成小块。

④用干净的纱布把番茄块包好，用力挤出汁水（也可用榨汁机）。

> **功效**
>
> 番茄含丰富的果糖、苹果酸、柠檬酸、B族维生素和钙、磷、铁等矿物质，能够促进宝宝的细胞合成、骨骼生长和体内脂肪、蛋白质的代谢，还能帮助宝宝消化和吸收从奶水中获得的营养。

2 油菜水

原料：新鲜的油菜叶6片，清水适量。

制作方法：

①先把新鲜的油菜叶洗净，再在清水里泡上20分钟，以去除叶片上残留的农药。

②在锅里加50毫升水，煮沸，把新鲜油菜叶切碎，放到沸水中煮1~3分钟。

③熄火，盖上盖晾一小会儿，温度合适后，用干净的纱布或不锈钢滤网过滤，即可。

> **功效**
>
> 油菜含有丰富的维生素C、钙、铁和蛋白质，是一种营养价值较高的绿叶蔬菜。除了能帮助宝宝补充营养，油菜还具有消毒、解毒、行滞活血的功效。便秘的宝宝喝点油菜汁，应该是很有好处的。

4~6个月：准备转奶加辅食 第三章

③ 苹果泥

原料：苹果1/8个，白糖少许，清水适量。

制作方法：

① 把苹果洗净后去皮除籽，然后切成薄薄的片。

② 苹果片放入锅内并加少许白糖煮，煮片刻后稍稍加点清水，再用中火煮至糊状，停火后用勺子背面将其研碎。

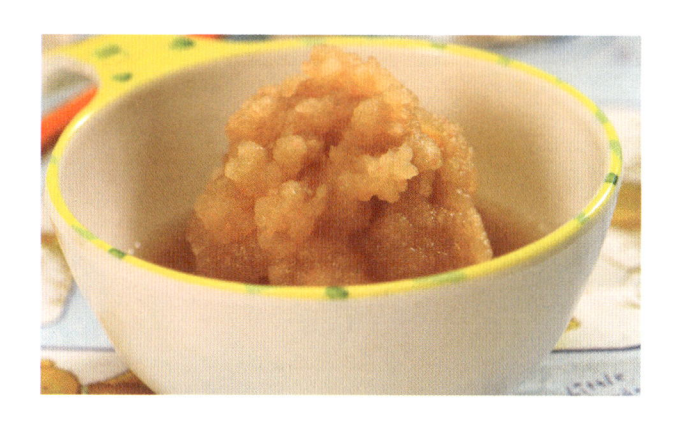

> **功效**
>
> 苹果果酸味中含有苹果酸和柠檬酸，这两种物质可以提高胃液的分泌，起到促进消化和吸收的作用。

④ 南瓜泥

原料：新鲜南瓜一块儿（大小可以根据宝宝的饭量确定），米汤2勺。

制作方法：

① 将新鲜南瓜洗净，削皮，去籽，切成小块。

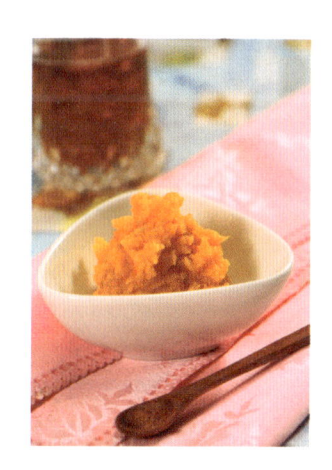

② 放入小碗中，上锅蒸15分钟左右，或是在用电饭煲焖饭时，等水差不多干时把南瓜块放在米饭上蒸，饭熟后等5～10分钟，再开盖取出南瓜。

③ 把蒸好的南瓜块用小勺捣成泥，加入米汤，调匀即可。

> **功效**
>
> 南瓜营养丰富，含有多糖、氨基酸、活性蛋白、类胡萝卜素及多种微量元素等营养元素，而且不容易过敏，刚刚开始添加辅食的宝宝比较适合。

5 蛋黄羹

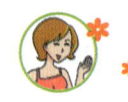

原料：鸡蛋1个，清水适量。

制作方法：

① 将鸡蛋打入碗里，去掉蛋清，只留下蛋黄，加入等量的清水，用筷子搅成稀稀的蛋汁。

② 把盛蛋黄的碗放到刚刚冒出热气的蒸锅里。

③ 用小火蒸10分钟即可。

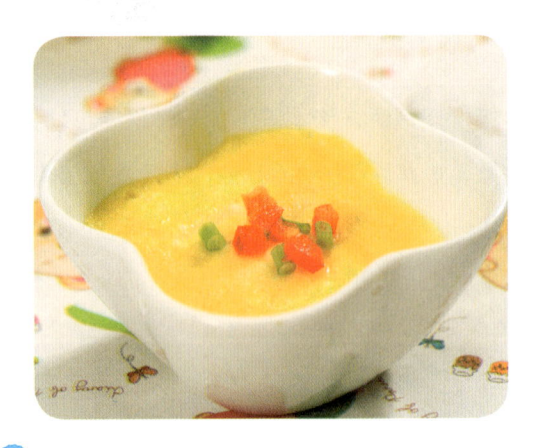

功效

蛋黄含DHA和卵磷脂、卵黄素，能健脑益智，改善记忆力。如食用后起皮疹、腹泻、气喘等，就暂停喂食，等到7~8个月时再添加。

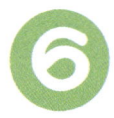

6 粳米油

原料：粳米100克。

制作方法：

① 粳米淘洗好，加水大火煮开，调小火慢慢熬成粥。

② 粥熬好后放3分钟，然后用勺子舀取上面不含饭粒的米汤，放温即可喂食。

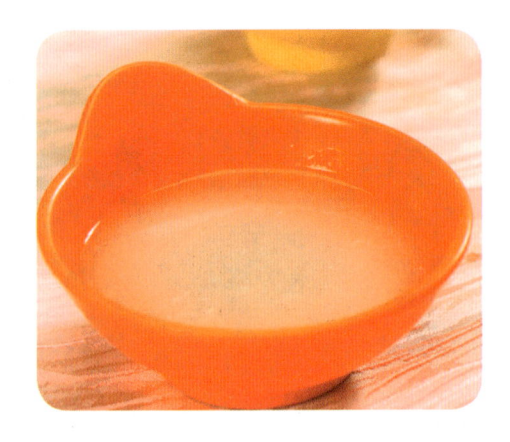

功效

粳米富含淀粉、维生素B_1、矿物质、蛋白质等，提炼出了粥精华的米油，作为宝宝母乳或牛奶之外的辅食很相宜。

第四章

7~9个月：尝试更多食物

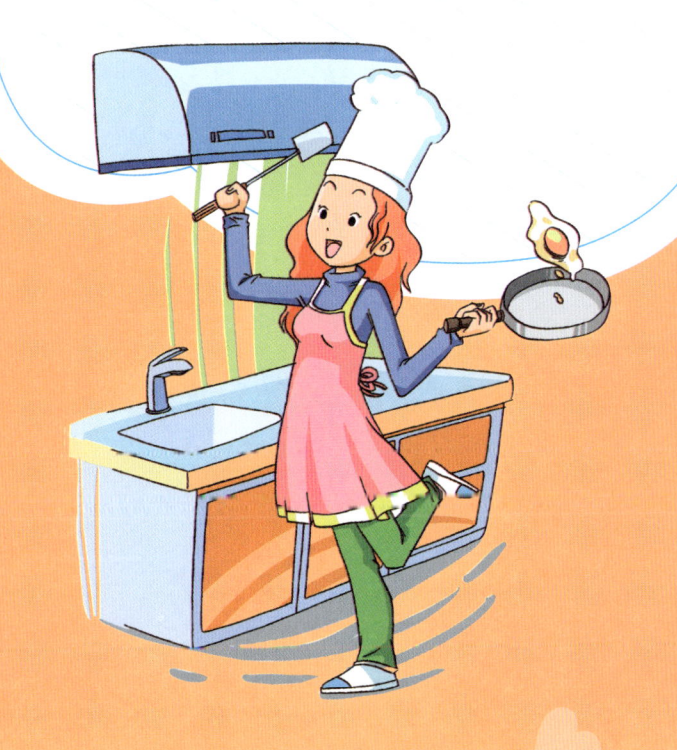

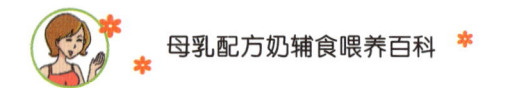

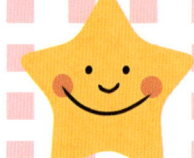

宝宝生长发育放缓

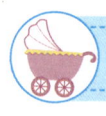

7~9个月宝宝发育数据参考

7个月	男宝宝			女宝宝		
	身高（厘米）	体重（千克）	头围（厘米）	身高（厘米）	体重（千克）	头围（厘米）
正常值	64.8~73.5	7.4~10.3	43.6~46.0	62.7~71.9	6.8~9.8	41.3~44.9
平均值	69.2	8.3	44.8	67.3	7.6	43.6

8个月	男宝宝			女宝宝		
	身高（厘米）	体重（千克）	头围（厘米）	身高（厘米）	体重（千克）	头围（厘米）
正常值	66.2~75.0	7.7~10.7	44~46.8	64~73.5	7.0~10.2	42.8~45.4
平均值	70.6	8.6	45.3	68.7	7.9	44.1

数据解读：在7~9个月，宝宝的生长速度明显慢于前6个月，平均每个月身高增加1~1.5厘米，体重增加400~500克，头围增加速度更慢，1个月只增长0.6~0.7厘米。因为头围增长减速，而身体其他部分增长还较快，宝宝的身体比例看上去协调了很多。

9个月	男宝宝			女宝宝		
	身高（厘米）	体重（千克）	头围（厘米）	身高（厘米）	体重（千克）	头围（厘米）
正常值	67.5~76.5	8.0~11.0	44.4~47	65.3~75.0	7.3~10.5	43.2~45.8
平均值	72.0	8.9	45.7	70.1	8.2	44.5

7~9个月宝宝食量、大小便和睡眠概览

食量： 7~9个月的宝宝，辅食已经可以作为正餐了，7个月时每天一餐辅食，到9个月时可每天吃2餐辅食。宝宝一天的饮食可以这样安排：早上6点，宝宝醒了，吃第一顿，这顿吃奶，大约吃200毫升；上午10点左右，宝宝饿了，吃第二顿，这一顿吃辅食，可以吃蛋黄、米粥、肉泥等，吃完后1小时，给些果汁；到下午1点左右吃第三顿，也是辅食，可以是面条配蔬菜泥；然后下午5点和晚上9点各吃1顿，都喂奶，每顿吃200毫升。这样就可满足宝宝一天的需求了。如果断夜奶，还可以在睡前吃点小点心扛饿。

大小便： 辅食添加越来越多，使宝宝的大小便接近成人了，差不多每天1次大便，大便成条形，小便次数减少了，但每次小便的量都增大。

睡眠： 宝宝白天睡眠的时间也减少了，每天少睡半小时左右，夜里一觉睡眠的时间有所延长，有的可以一觉到天亮，夜间不再需要吃奶。

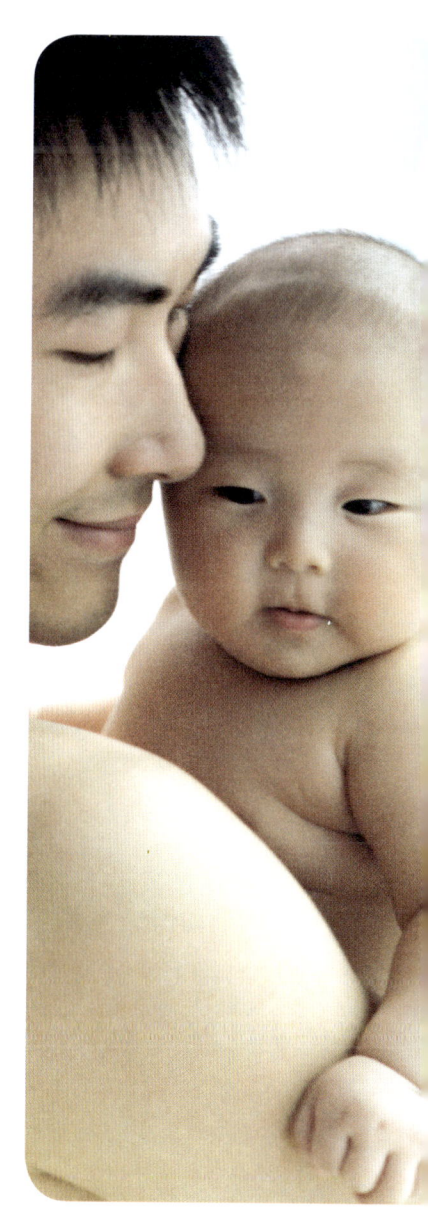

7~9个月宝宝身体能力观察

大动作： "七坐八爬"，就是说宝宝在7个月学会坐，在8个月学会爬。所以在7~9个月这段时间里，你的宝宝将掌握这两种技能，平时多鼓励宝宝独坐或爬行，有助于他更快学会。

宝宝刚开始学会坐的时候，不会坐着转身，一转身就会摔倒，刚爬行时手脚不会配合用力，动作很不协调，还可能一用力就倒退了，到了9个月的时候，宝宝这两项技能就会掌握得很好了，可以自由爬到任何角落，可以由爬转为坐，坐着能随便转身，还能变为卧位。

这个阶段要特别注意安全，宝宝随时可能揪着或扶着其他物品站起来，所以桌子、凳子等要牢固，最好不要铺桌布，同时要预防他掉床、预防他捡到危险品如钉子、扣子等。

精细动作： 宝宝的双手开始分工，可以一只手拿一样东西，会把一只手里的东西转移到另一只手里，一只手完成不了的动作，比如握杯、抱球等，会双手配合，手指也更灵活，逐渐可以单独或配合使用，能做出五指齐挠的动作，也能单独用食指去抠小孔，可以用拇指和其他四指配合着捡起豆子等小物品。

这阶段可以多教宝宝些动作比如飞吻、再见，还可以教他递送东西、指出五官、把瓶子里的东西倒出等。

感知觉： 7个月的宝宝逐渐学会辨别声音，也能明白一些声音的实际意义，比如听到自己的名字时会看着叫自己名字的人，听到别人叫爸爸的名字，则会把头转到爸爸的方向等。8个月的宝宝会因为音乐改变自己爬行的速度和姿势，到了9个月，宝宝会逐渐学会区分高音和低音，玩音乐玩具

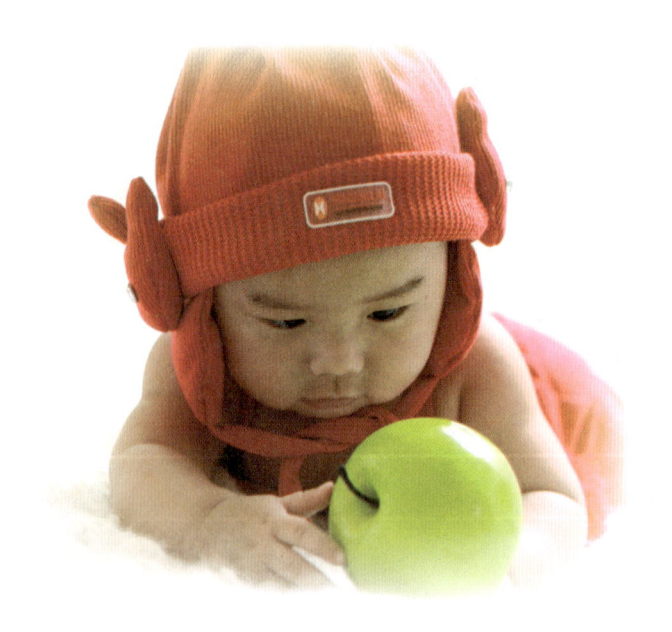

的时候会有选择地让玩具发出自己想要的声音。

7个月的宝宝逐渐有了空间感，能感知高低、距离等，而且知道看不见了的东西不代表消失，到了8个月，看东西具有了一定的目的性，注意力时间有所延长，辨别两个事物之间的差异的能力有所增强，到了9个月，宝宝再看东西就纯粹带着目的性了，而且注意力相当集中，不容易受到干扰。另外宝宝在这个时候能够辨别多个事物，认图、认物能力都提高了，能够指出五官，还知道什么可以吃什么不可以吃，不会随便逮到什么都放嘴里了。

7~8个月的宝宝会逐渐对大小有概念，学会区分大苹果和小苹果，9个月的宝宝则对数量有了认识，能区分1个和2个的不同，当面前物品数量发生改变时能看出来，而且开始理解"里"和"外"的概念。另外此阶段的宝宝认识事物是有意识地，会通过不同手段比如看、摸、啃、摇等，而且还会多方面认识，比如看、摸不同的面和点等。还有，宝宝具备了一定的记忆、联想、推理和判断能力，会到镜子后面找人，会到放玩具的地方找玩具，看到人的东西知道需要两只手一起用力才能拿到。

人际关系：7个月的宝宝开始认生，喜欢熟人，不喜欢陌生人，对父母的依恋明显加深，到了

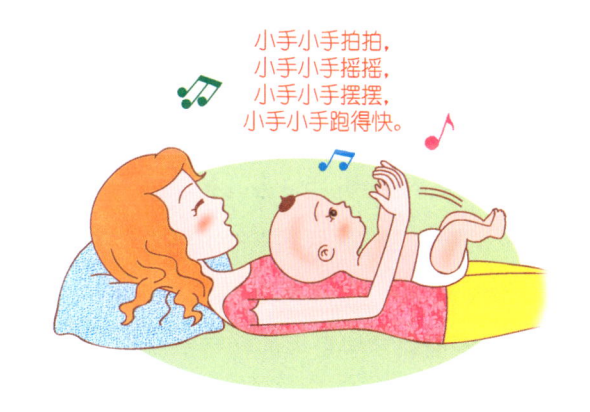

小手小手拍拍，
小手小手摇摇，
小手小手摆摆，
小手小手跑得快。

8~9个月，认生现象可能不那么严重了，但没有熟人陪伴的情况下，绝不会跟陌生人待在一起。

虽然认生，但是却表现出了想要融入社会的愿望，喜欢跟人玩，能伸手要求别人抱，喜欢逗弄大人，比如把东西扔掉让大人捡或者假装给大人东西又不给了等。

另外，这个阶段宝宝对小朋友特别感兴趣，看到小朋友很兴奋，并要求大点的小朋友抱，还会亲吻镜子中的自己。

还有，此时的宝宝有了配合的意识，能够在穿衣服时伸腿、伸胳膊。

在这个阶段，要多带宝宝外出，接触更广阔的世界，尽快克服怕生的毛病，还要多跟宝宝玩游戏，让他掌握更多技能，并学会与人相处和合作。

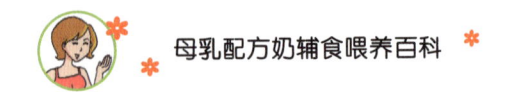

情绪情感：此阶段的宝宝爱憎分明，喜欢被表扬，不喜欢被强迫，听到呵斥会哭，所有感情都表露无遗，而且根本不能控制自己的情绪，情绪反应总是很迅速，一会儿哭一会儿笑，而且特别容易受到别人的情绪影响，看到别的小朋友哭，他也会陪着哭，大人高兴他也跟着高兴。

在9个月时，宝宝最大的情绪特点是出现了分离焦虑，特别害怕和大人分开，只要妈妈离开就会大哭。

为了让宝宝更快乐，要对他多表扬，并给他足够的安全感，帮他度过分离焦虑期。

语言：7个月后，宝宝的语言发展进入敏感期。首先他知道语言都代表了一定的意思了这很了不起。另外，宝宝能听懂经常听到的几句简单的话，对禁止性的语言比如"不"能做出准确反应。其次，表现在对语言的运用上，逐渐会叫"爸爸""妈妈""奶奶"等，还会用简单的词提出要求比如想喝奶了会说"奶奶"。

在这个阶段，父母要多跟宝宝说话，并且多说简单的词，让宝宝模仿，鼓励他发音、出声。另外，多跟宝宝看图画书，图画也是语言的一种表达方式，对语言能力提高有好处。

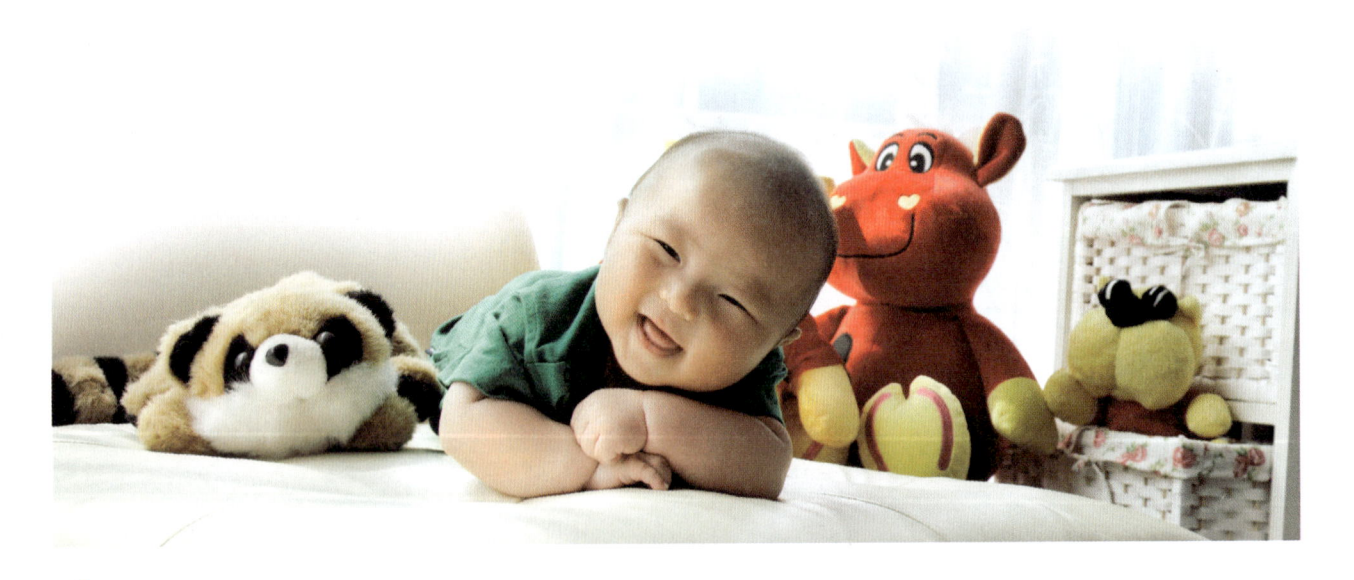

7~9个月：尝试更多食物　第四章

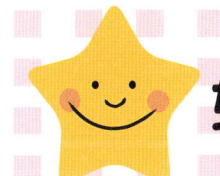

⭐ 辅食选择**增多**

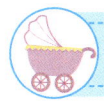

🍼 从一餐到两餐

刚给宝宝吃辅食时，就是给宝宝尝尝味道，熟悉熟悉，每次都先吃奶然后加点辅食即可，还不能算正式的一顿饭，到7个月的时候，宝宝的咀嚼、吞咽、消化能力都提高了，能吃的辅食种类、数量也都增加，这样辅食就可以作为正式、独立的一餐供宝宝享用了。

让辅食成为正式的一餐很有意义，首先这是宝宝饮食逐渐过渡到一日三餐模式的开始，而且这是逐渐过渡到宝宝有规律吃辅食的基础，宝宝能有规律吃辅食了，断奶时就会比较顺利，断奶后宝宝也不会出现营养接续不佳、营养不良的现象。

这独立的一餐辅食，建议在上午加，早上第一顿吃奶，第二顿就可以完全吃辅食，在这一餐里，可以给宝宝搭配着吃米粉、蔬菜、肝泥等，让宝宝吃得饱饱的，不要再喝奶。到下午又可以奶加辅食吃，晚上单纯吃奶。慢慢到9个月的时候，辅食就可以加到2餐了。

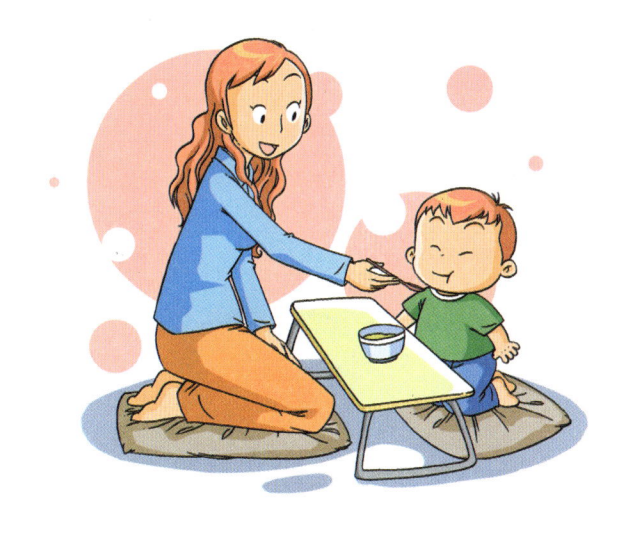

165

辅食成为单独、正式的一餐之后，妈妈会有新的担忧，就是不知道宝宝到底能吃多少辅食，吃多少就吃饱了，其实这点担忧根本不必要，现在的宝宝完全知道自己能吃多少，他会自己掌握，由着他就可以了，要吃就给，不吃了就停喂，一般不会有错。

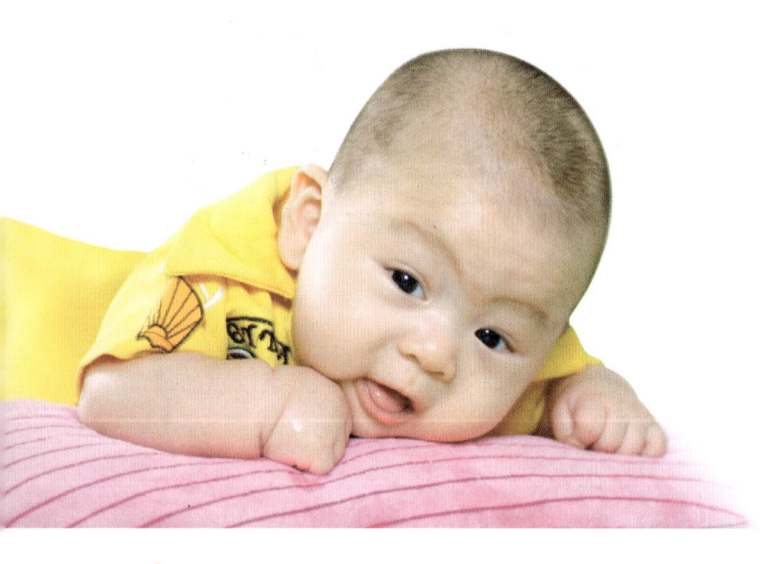

特别叮嘱 在7个月时，宝宝接触过的辅食种类还是偏少，需要不断添加新种类，妈妈一定要谨记每次只加一种的原则，不要因为宝宝从没过敏就大意了。

从半固体食物到固体食物

吃了一段时间的糊状食物之后，宝宝不再满足，对食物有了新的要求，妈妈可以逐渐增加半固体的食物，大约到9个月的时候就可以完全吃固体食物了。适时添加半固体、固体食物对宝宝牙齿发育很有好处，一能帮他磨牙，二能锻炼牙床的力量。

添加半固体食物时，正确做法是将固体小颗粒放入流质食物里，如给宝宝做面片汤、豆腐汤、肉末汤等，里面还可以添加菜丁、红薯丁、香蕉丁等，等宝宝吃习惯了，就可以把流质去掉，小颗粒可以适当加大点，变成小块，单独给宝宝吃这些固体食物。

刚开始在流质食物里残留些小颗粒的固体食物，宝宝可能会比较拒绝，很多时候把流质咽下了，小颗粒吐了出来，这是正常的，说明他对这些颗粒感觉陌生，可过几天再尝试。

不过需要说明的是，宝宝还不能吃硬食，所以给他做半固体食物、固体食物的时候还是要注意不能太硬，以软烂为好。

7~9个月：尝试更多食物   第四章

不能给宝宝吃的或多吃的食物

有些食物虽然不会造成过敏，但也不适合给宝宝吃或多吃，如果吃得不适合，经过一段时间的积累，必然会伤害宝宝的身体，妈妈要提前了解这些知识，防患于未然，不要等出了问题再去解决。

❋ 宝宝不能吃的食物

有些食物不能多吃，有些食物却最好不吃，妈妈最好记住这些不能吃的食物，为宝宝准备辅食时注意避开。

1 水果类的辅食不要用芒果、菠萝，这两种水果含有会刺激皮肤、血管的物质，容易引发皮炎等不适。另外，不要用有毛的水果如水蜜桃、猕猴桃等做辅食，这类水果有宝宝无法消化的物质，还有柑橘类水果是特别容易引起过敏的，也不要给宝宝吃。

2 用肉类做辅食，要回避螃蟹、虾、鱼等食物，这些食物致敏性都较高，而且有些深海鱼如鲨鱼、剑鱼、鲶鱼、罗非鱼、吞拿鱼等含汞量特别高，对宝宝身体非常有害，不能吃。

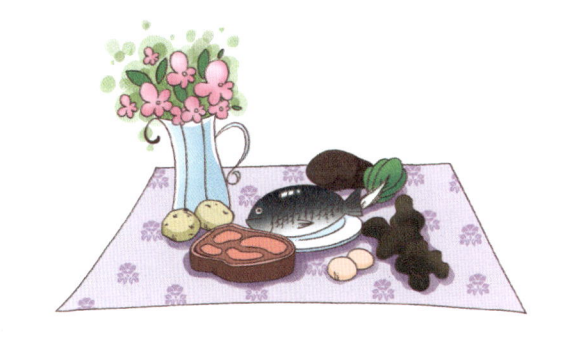

3 蛋清不能给宝宝做辅食，要等1岁以后。

4 我们经常会用到的一些烹调方法做出来的食物比如油炸或熏烤食物，不但食物本身营养已经被破坏，而且含有一些有害物质，最好不要给宝宝吃，可能造成过敏、腹泻等。

给宝宝吃的辅食，最好是蒸出来的，蒸能保留食材中最多的营养成分而且食物味道最接近原味；其次适合的方法是煮，给宝宝吃的辅食最好是这两种方法做出来的。

167

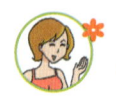

有些食物虽然不会影响身体发育,但可能会危及宝宝性命,类似坚果的大颗粒食物,类似口香糖带有黏性的食物,宝宝吃了很容易造成卡喉、窒息,最好不要让他接触到。

☀ 宝宝不能多吃的食物

有些食物宝宝可以吃,但是吃多了则会影响身体发育,所以只能偶尔用来给他做点辅食,不能经常用。

1 含草酸丰富的蔬菜种类如菠菜、韭菜、苋菜等,以免影响宝宝对钙的吸收,造成宝宝缺钙。

2 竹笋、牛蒡、藕等比较难消化,菜梗一般比菜叶所含纤维素更多,也较难消化,都要少给宝宝吃,避免消化不良。

3 豆类含有能使甲状腺肿大的物质,要少给宝宝吃。

4 含大量盐和糖的食物如腌制菜、蛋糕、果酱、巧克力等宝宝要少吃。

适当添加粗粮辅食

我们能发现周围喜欢吃细米细面、鸡鸭鱼肉的宝宝多,喜欢吃粗粮的宝宝少,这对宝宝的健康是不利的,妈妈要给宝宝适当做些粗粮辅食,好处多多。

☀ 宝宝吃粗粮的好处

吃粗粮的好处很多,比如粗粮中膳食纤维丰富,可以帮助清洁体内环境,可以帮助缓解便秘,可以增加饱腹感,避免肥胖,经常便秘和比较肥胖的宝宝吃些粗粮非常好,而且粗粮含有细粮中几乎被完全破坏的维生素B。另外,吃粗粮可帮助清洁口腔,预防龋齿,并促进宝宝咀嚼肌和牙床的发育。

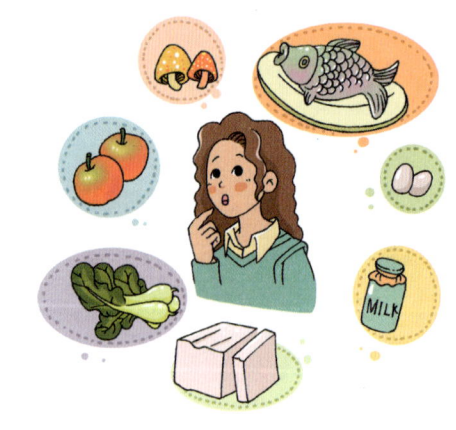

最重要的，吃粗粮可以避免宝宝过度吃细粮，过度吃细粮容易出现的疾病，比如小小年纪就出现血脂异常、动脉硬化、血压升高、血糖升高等，发生的概率也就小了。

从小给宝宝吃些粗粮做的辅食，可以让他们更顺利地接受粗粮，长大后养成爱吃粗粮的好习惯。

☀ 科学吃粗粮更营养

吃粗粮对身体好，但也要有节制，吃得科学合理，才能真正对身体好。宝宝吃粗粮，要注意两点：

第一，吃粗粮量要适中。宝宝吃粗粮，每周1次，每次5~10克即可。如果吃得过多，容易出现消化不良和腹胀现象。另外，粗粮吃多了，自然会影响细粮的摄入，而粗粮的营养毕竟不如细粮更全面，吃多了粗粮容易营养不良。另外粗粮含有较多的植酸，会影响宝宝身体对钙和铁的吸收。

如果宝宝肥胖或者便秘，可以适当增加粗粮的摄入量。

第二，吃粗粮要搭配细粮。粗细搭配，营养吸收率更高。粗粮中各种氨基酸含量较低，利用率也不高，如果跟细粮搭配着做辅食，宝宝就能吸收到更全面的营养，所以要多尝试粗细搭配的做法比如用各种豆类搭配大米煮粥，玉米粉加牛奶煮粥，红薯加肉末做泥等。

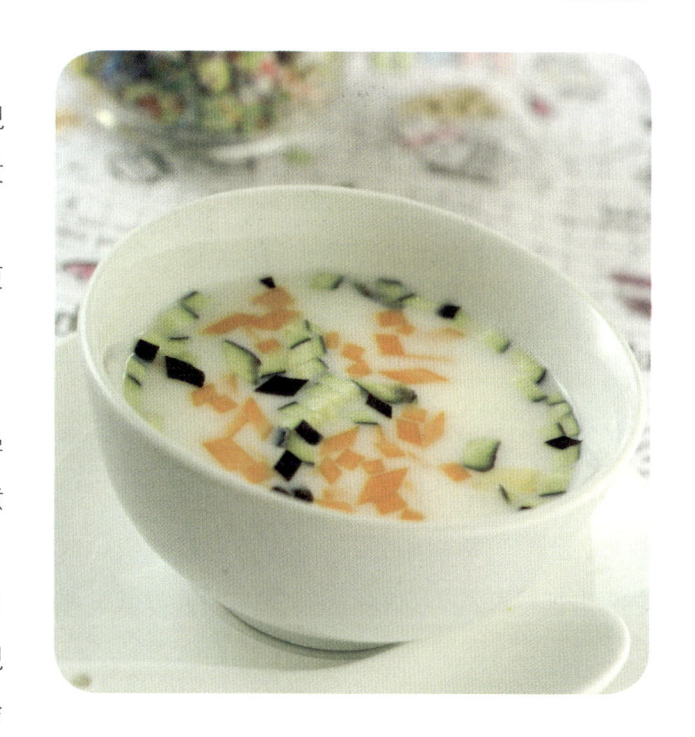

☀ 粗粮细作更容易让宝宝接受

粗粮不被大多数人喜欢的原因就在于其毕竟粗糙，口感不好，对宝宝来说也是如此，所以要让宝宝顺利吃粗粮并喜欢上粗粮，就要把粗粮做得精细些。以下几个食谱，都是粗粮细作的典范，妈妈可以尝试一下。

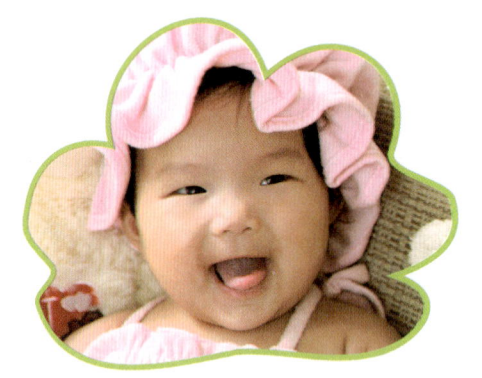

水果燕麦羹：将燕麦片煮熟冷却，加入适量牛奶，取几颗葡萄干、一小块去皮的苹果、一小块甜瓜，把它们都切成小丁，也加入燕麦片中，放到火上加热至70℃左右，让几种材料充分融合即可。

奶香玉米汁：将一棒嫩玉米煮熟后，把玉米粒取下，用粉碎机打碎，再加适量煮玉米的水，加适量牛奶即可。

什锦杂粮饭：将各种杂粮比如红豆、芸豆、花生、核桃仁等提前浸泡1夜，与大米混合，也可以再加几种米比如糯米、小米、紫米等一起煮粥，煮到各种材料都熟烂，加点奶即可。

小饼、发糕：将玉米粉、豆粉等与面粉混合，用牛奶、鸡蛋、水和面做成发糕或煎成小饼，给宝宝磨牙最好。

开始用少量油脂烹调辅食

宝宝在1岁前，建议不吃任何调味料，却可以吃少量油脂，到了9个月就可以在他的辅食里添加了。加点油脂不但可让食物的味道更丰富、更好些，而且油脂中含有多种脂肪酸，对宝宝大脑发育有益。另外，适当摄入油脂，可为各种脂溶性维生素比如维生素D、维生素A、维生素E等提供载体，帮助宝宝更好地吸收这些维生素。

此时的宝宝摄入脂类每天5~10克就可以了，大概有汤匙半勺到1勺的量。不过，如果给宝宝做辅食的时候已经用了一些含有脂肪的食材了，比如坚果、肉类等，就要适当减少油脂的量。

植物油的种类很多，包括核桃油、亚麻籽油、橄榄油、大豆油、花生油、菜籽油、紫苏油等，每种都可以给宝宝吃，而且最好经常换着吃，因为每种植物油所含的脂肪酸比例是不一样的，经常换着吃，可以保证宝宝更均衡地摄入饱和脂肪酸、单不饱和脂肪酸、多不饱和脂肪酸等。

动物油对身体也有好处，最主要的一点是它能提供植物油脂不能提供的维生素A、维生素D，但不宜多吃，只要正常吃些肉类就可以了，最好不要单独用动物油烹调，以免埋下肥胖、高血压、高血脂等疾病隐患。不过鱼油虽属动物油，对人体却基本没有害处，而且可提供大量的DHA和EPA，帮助宝宝大脑发育，吃一些没关系。

特别叮嘱

有些妈妈喜欢给宝宝熬骨头汤补钙，其实骨头汤补钙效果不佳，反而是其中油脂含量特别高，不宜经常给宝宝吃，容易导致肥胖，1周吃1次足够了。

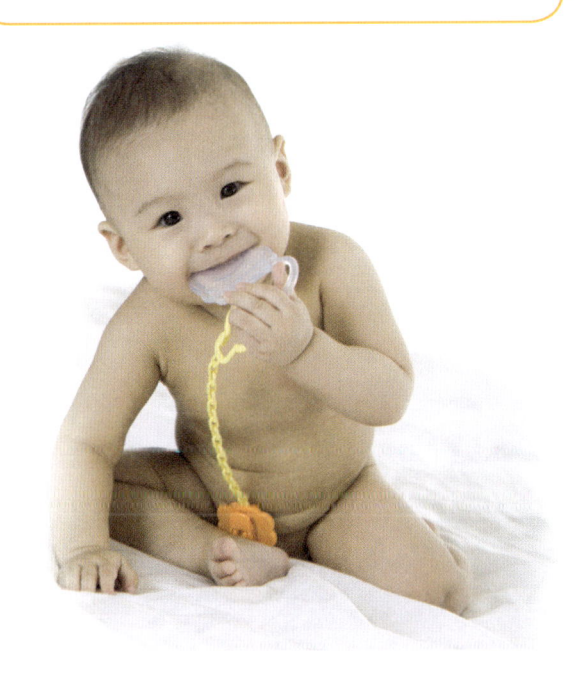

为宝宝准备磨牙食品

大多数宝宝6个月的时候开始长牙，长牙的时候，牙龈发痒，宝宝常逮到什么就啃什么，在这个时候可以给他准备些磨牙食品，既缓解牙龈不适，还能锻炼咀嚼能力，而且避免了宝宝把不洁的东西放到嘴里啃的概率。

市面上有磨牙饼干，可以给宝宝买一些，市售的地瓜干也很好，不过最适合的还是自制蔬菜条，比如把萝卜、黄瓜、西芹等洗净，切成适合宝宝抓握的长条，给宝宝抓着吃，也都能起到磨牙的作用。太脆的水果做磨牙食品，像苹果、梨子，没有蔬菜那样的韧性，给宝宝自己咬很容易就能咬下小丁，一旦咽下去可能造成卡喉，所以不能切得太细，而是要大一些、粗一些，甚至可以先将苹果、梨子用水煮过，增加韧性再切条就可以了。

给妈妈提醒一下，市面上买回的地瓜干一般都比较干硬，宝宝嚼着困难，可以在米饭焖熟之后撒在米饭上再焖一会，地瓜干就又香又软了，放凉就能给宝宝抓着吃了。

奶不能少

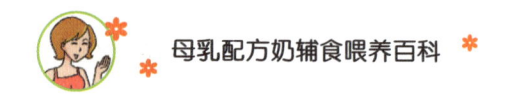

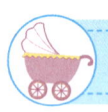

奶仍然是宝宝的主要营养来源

宝宝虽然添加辅食了，但不能减少奶的供应量，奶类仍然是这个阶段宝宝的主要营养来源。

有些妈妈总觉得奶类看上去像水一样，担心营养不能满足宝宝需要，其实奶是最有营养的食物，且营养非常均衡、全面，其中蛋白质、脂肪、矿物质等比例也都很适合宝宝的身体。如果把辅食作为主要营养来源就没有这么好了。

首先，宝宝能吃的辅食种类和数量都很有限，而且每种辅食能供应的营养种类较单一、较少，而宝宝需要的营养种类和数量却不少，把辅食做主要营养来源，宝宝很容易营养不良，因此，母乳和配方奶更适合做宝宝的主要营养来源。

其次，宝宝的消化能力较弱，能够从辅食中吸收的营养物质较少，甚至有很多吃什么拉什么的时候，因此辅食不适合做宝宝的主要营养来源。奶类易消化、易吸收，是宝宝的肠胃早已习惯了的食品，在此时仍然需要扮演重要的角色。

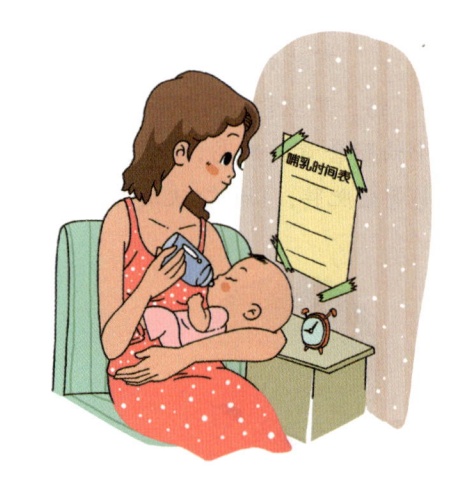

再次，过多摄入辅食，对宝宝来说特别容易造成蛋白质、矿物质补充过多的问题，以奶为主要营养来源就可避免，对肾脏是一种保护。

综上所述，即使宝宝辅食吃得很好，也要以奶类喂养为主，搭配些辅食就可以了，既不耽误宝宝品尝不同食物的味道，锻炼咀嚼、吞咽能力，也不会出现营养供应不良的问题。对于接触了辅食之后就再也不想吃奶的宝宝，还要想办法纠正。

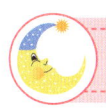

宝宝只吃辅食不吃奶要纠正

宝宝接触了味道多样、口感新鲜的辅食之后，很有可能对味道单一的奶不再感兴趣，变得只喜欢吃辅食而不喜欢吃奶了。一旦出现了只吃辅食不吃奶的现象要纠正，在尚未完全纠正过来的时候还要想办法让宝宝尽量多吃些奶，以免营养不良。

宝宝不喜欢吃奶了，要找找具体原因，对症纠正。

第一步

试试宝宝是不是更喜欢吃辅食的方式，可用喂辅食的方式喂奶，把奶水装在小碗里，用小勺子喂或者让宝宝就着碗沿吮吸，对那些因为喜欢碗勺不喜欢奶瓶的宝宝，这招很有效。

第二步

调换下喂奶和喂辅食的顺序，有些宝宝不吃奶是因为辅食吃得太饱，吃不下奶了，所以在既吃辅食又吃奶的那顿里，如果你以前是先喂辅食后喂奶，现在就改成先喂奶后喂辅食，宝宝在饥不择食的情况下就会吃奶了。

第三步

丰富下辅食的味道，你可以在奶里加些果水、菜水等，让奶的味道不那么单调，看看宝宝是否会吃。

也许过几天，宝宝就会思念起奶的味道，就怎么喂都可以了。

如果用什么方法宝宝都不肯吃奶，那就要在辅食里加些奶了，用奶水调各种糊状食物，在米粥里加奶，用奶泡馒头等，也能在一定程度上让宝宝吃到一些奶。不过，在这期间还是要不停地让宝宝尝试吃奶，因为把奶水和辅食混合的方式不适合经常用，不利于宝宝消化。

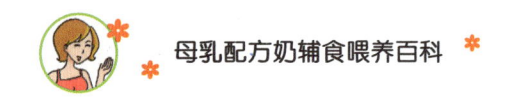

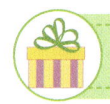

奶与辅食如何搭配

辅食添加之初，奶是主要的食物，尤其是在6个月时，奶要占到8/10，辅食占2/10，这样奶和辅食的比例是8:2，这时每天喂奶800毫升，辅食吃200毫升就可以了；到了第7个月，辅食的比例开始增加，但奶仍然占主要地位，奶和辅食的比例可以是7:3；到第8个月，这个比例达到6:4；9个月就可以分庭抗礼了，比例为5:5；在第10个月，辅食的摄入量会超出奶，此后所占比例还会越来越大；到了第12个月，奶与辅食的比例就会变为2:8了。

不过需要说明，辅食的比例不断增大是因为辅食的量增加了，奶的量其实没有多大变化，基本没有减少，从第7个月到第9个月，奶的供应量要一直维持在600~800毫升之间；到第11~12个月时，奶量可以稍稍减少些，每天供应600毫升就可以了，这时候辅食就成为主要营养来源了，奶类可以看作是必要补充。

以宝宝7个月为例，一天的饮食安排可以参考下表。

从表中可以看出，早上6:30、中午12:00点和晚上19:00都给宝宝安排了进餐，建议你也在这3个时间段里给宝宝安排喂食，这跟大人的一日三餐时间是基本一致的，方便将来过渡到一日三餐。

喂食时间	食物种类	数量
6:30	母乳或配方奶	150~180毫升
9:00	蛋黄糊、蔬果泥等	30克食材做成的辅食
12:00	烂面条、米粉糊等	30克食材做成的辅食
16:00	母乳或配方奶	150~180毫升
19:00	母乳或配方奶加饼干	奶类150~180毫升，饼干少量
23:00	母乳或配方奶	150~180毫升

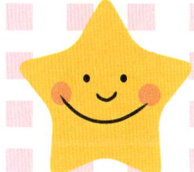

不适当的喂养方法要避免

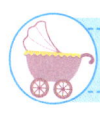

汤泡饭不宜经常吃

宝宝咀嚼能力还不是很好的时候，如果来不及做辅食，偶尔给他吃一两次汤泡饭没有关系，但是一定不能长期如此，汤泡饭看上去容易咀嚼也容易吞咽而且容易消化，仿佛很适合宝宝，其实不然，长期吃汤泡饭有很多坏处。

第一，汤泡饭一般都汤比饭多，吃这种食物的时候，饭粒往往随着汤直接进入喉咙，根本不经过咀嚼，起不到锻炼咀嚼能力的作用，也就不能带给宝宝咀嚼的好处，比如预防龋齿，促进牙、颌、面的正常发育，促进血液循环及淋巴回流等。另外，汤泡饭中饭粒和水融合较差，如果宝宝吞咽得较急，单独的饭粒很容易呛入气管造成呛咳或者更大的危险。

第二，宝宝吃汤泡饭的时候，不需要咀嚼，而咀嚼是可以刺激消化系统神经，从而起到调动消化系统兴奋性的作用，所以长期吃汤泡饭容易消化不良。同时，汤泡饭的水进入胃里后还会稀释胃液，也不利于消化。

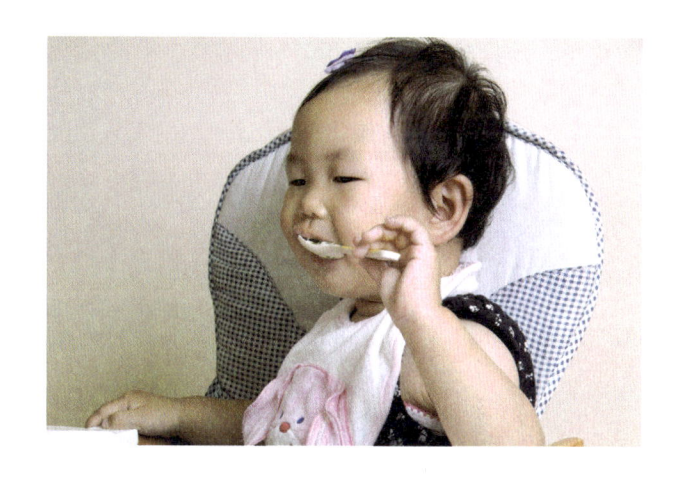

第三，汤泡饭中其实只有大米的营养，含量最丰富的营养物质也就是碳水化合物了，但是汤泡饭因为饭被泡胀了，宝宝很容易就吃饱，不再吃别的

食物，长期如此就会造成营养摄入不足，导致营养不良。

综上所述，不要经常给宝宝吃汤泡饭。不过需要说明一点，汤泡饭实际上说的是水泡饭，并不是其他的汤泡饭。用菜汤或者专门煲的汤泡饭，宝宝可以吃少量，而且这样的汤容易吞咽，不过要让饭做主角，汤只起到辅助作用。

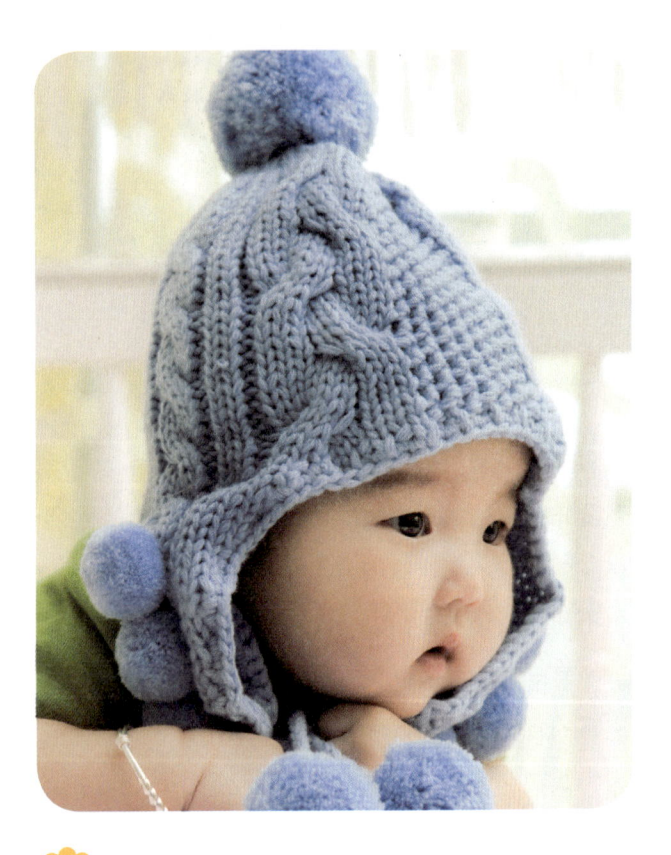

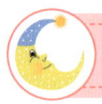

不要用奶瓶吃辅食

这个阶段，大多数辅食都还是泥糊状的，用奶瓶吃也可以很顺利地吸出来，但是不建议用奶瓶吃辅食。

☀ 奶瓶吃辅食不利于宝宝建立新的饮食模式

毕竟辅食是作为一种新的食物种类出现在宝宝面前的，仍旧用吃奶的方式吃辅食，都是吮吸，不利于宝宝建立新的饮食模式。

首先，宝宝对辅食的认识就会差一些，根本不能正确区分辅食和奶的差别。

其次，宝宝吃辅食都从来不咀嚼，这样咀嚼能力迟迟得不到合适的锻炼，加半固体、固体辅食时就很困难了。

第三，习惯了用奶瓶吃辅食的宝宝更可能拒绝成人饮食的餐具。

这样，要想顺利过渡到成人化的饮食模式就有一定困难了。而且，用奶瓶吃辅食还有一个弊端，就是妈妈容易用吃奶的量衡量辅食的量，吃多少奶就吃多少辅食，很容易就过量了。所以，如果宝宝已经养成了用奶瓶吃辅食的习惯，而且只愿意用奶瓶吃辅食要及时纠正。

☀ 宝宝只愿意用奶瓶吃辅食要纠正

在宝宝只愿意用奶瓶吃辅食的时候，妈妈要积极让宝宝接受新餐具，培养新的进食方式，不能由着宝宝性子来，否则可能别的宝宝已经在吃大人饭的时候，他还只能抱着奶瓶吃糊状食物，因为他的牙齿根本不会咀嚼。

第一，先让宝宝熟悉并喜欢上新的餐具，你可以给他准备一套漂亮的婴儿餐具，不必局限于在吃辅食的时候用，就把它们当做玩具给宝宝玩，宝宝习惯这种东西，再用着吃辅食可能就不会那么排斥了。

第二，让宝宝认识新的进餐方式，你可以带着宝宝玩给布娃娃喂食的游戏，最好是一个嘴巴可以张开的布娃娃，让宝宝看到整个进食的过程。另外，父母吃饭的时候，让宝宝在旁边"参观"，并将吃饭的动作夸张地展示给宝宝看。在宝宝看你吃的时候，不失时机地喂他一点儿辅食，他可能就接受了。

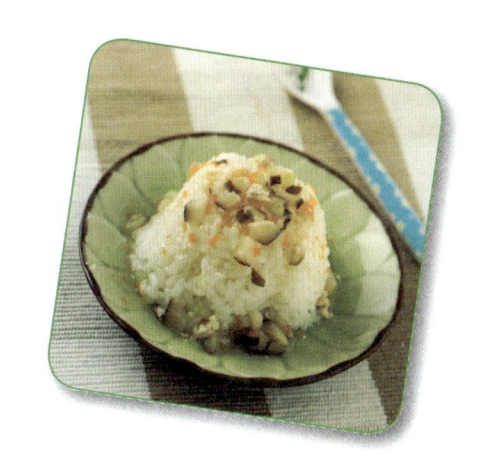

🎁 不宜久吃粥汤泡配方奶粉

在宝宝吃了辅食后不吃奶的时候，可以把奶加入辅食里，让他趁势吃一点奶，但这是一种权益之计，是在迫不得已的情况下才用，在他重新接受奶以后，这种方法就不能再用了，宝宝不宜久吃粥汤泡的配方奶粉。

有些人可能认为粥汤泡配方奶粉，既有粥汤的营养又有配方奶的营养，对宝宝更好。

其实不然，这样做宝宝对营养的吸收会变差，因为粥汤中的营养物质可能会跟奶粉中的营养物质相克，比如用米汤泡奶粉，米汤中的植酸就会影响奶粉中钙的吸收。

母乳配方奶辅食喂养百科

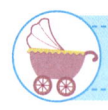

改掉睡前醒后吃奶的习惯

小宝宝困了闹觉的时候，妈妈总习惯用奶哄睡，特别有效，而小宝宝醒了之后第一件事往往也是找奶吃，因此睡前醒后吃奶是常态。但是到了6个月以后，这个习惯要改一改了，不要再在睡前或醒后喂奶了。

宝宝6个月时开始长牙了，如果仍然维持睡前吃奶的习惯，宝宝睡着后，口腔中残留的大量乳汁就会发酵，产生较强的酸性，牙釉质就会被腐蚀，进而长出龋齿。

另外，宝宝睡着后和刚醒来的时候，肠兴奋性较低，肠蠕动较慢，睡前醒后吃奶不易消化，久而久之会影响肠胃功能。

其实，大多数的宝宝在6个月以后都不需要靠吃奶哄睡，醒来后也不会要求立刻吃奶。如果宝宝仍然保留着睡前醒后吃奶的习惯，要帮他纠正。他困了要吃奶，可以喂，但要多动动他，别让他睡着，吃完之后再跟他玩一会，喂他喝点水，漱漱口，然后才安排他睡觉，醒来后也要先跟他玩一会，最少半小时，然后才喂奶。

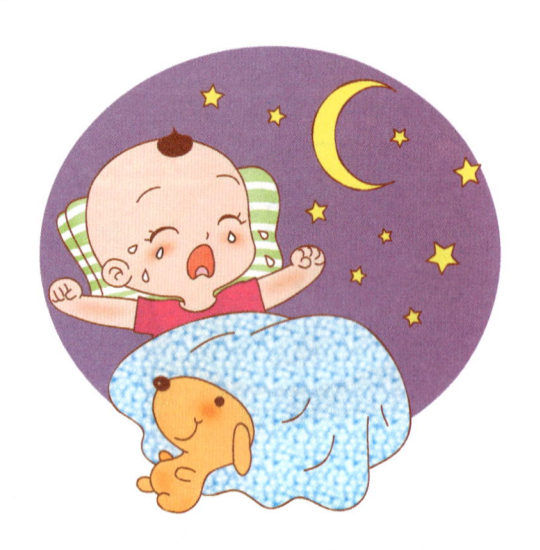

而且，我们知道配方奶粉冲泡用多少水是有比较严格规定的，只有用绝对合适的水量泡出的奶粉才最容易吸收、消化，也最能满足宝宝对营养的需求，这个奶粉和水的比例不应该随便更改，而用粥汤泡奶粉，如果用与水相当量的粥汤冲泡，奶粉浓度显然过高，根本达不到需要稀释的程度，那宝宝就很容易出现消化不良的问题。如果比水多些，那也很难确定到底应该多多少，更何况粥汤的浓度也是不定的，很难确定宝宝是否能消化得了。长期用粥汤泡奶粉特别容易造成营养不良。

因此，粥汤、奶粉还是分开吃比较好，即使在一顿里既有奶粉又有粥汤也要各吃各的。

别用酸奶替代配方奶

酸奶是营养丰富的食品，但不能就此一点就认为也可以给宝宝吃，更不能用酸奶替代配方奶。

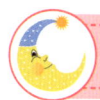

☀ 别用酸奶替代配方奶

酸奶不适合1岁之前的宝宝喝，主要有两个原因：

1

酸奶含有丰富的乳酸杆菌，这种乳酸杆菌是偏酸性的，而宝宝的胃肠道黏膜很娇嫩，如果长期受到太多酸性物刺激，会发生肠道疾病。

2

酸奶含钙量较少，远远低于配方奶，而宝宝的胃很小，如果给宝宝喝酸奶，就没有空间喝配方奶了，长期这样下去可能会导致宝宝缺钙。

不过，酸奶并不是绝对不能吃的，少量食用一些还是可以的，能帮妈妈解决一些麻烦，比如在宝宝厌奶的时候，在配方奶里加入一些酸奶，让配方奶味道更好些，给母乳喂养的宝宝添加奶粉的时候，也可以在配方奶里加些酸奶，提高宝宝对奶粉的接受度。

☀ 宝宝喝酸奶的注意事项

喝酸奶一定要注意以下两点：

1

宝宝喝酸奶不能太多，不能天天喝，也不能单独喝，最少要隔3~4天以上才喝1次，在配方奶里加30毫升左右即可。

2

要购买酸奶而不是酸奶饮料，酸奶是由牛奶发酵而成，酸奶饮料只是用水、果汁、糖等配制的，跟酸奶的营养价值不可同日而语，买的时候要看清包装上的说明，酸奶的蛋白质含量在3%左右，若没有蛋白质或蛋白质含量低最好不买。

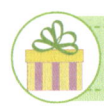

别用豆奶粉代替配方奶粉

豆奶营养丰富，所以多年来，它都是一种配方奶粉的替代品，但是现在我们建议除非宝宝有乳糖不耐受的情形，需要用豆奶喂养，否则最好不要用豆奶粉代替配方奶，因为近年来研究发现豆奶对宝宝成年后的健康有不利影响，特别是男性宝宝，长大后患甲状腺、前列腺和生殖系统疾病的概率比喝母乳或配方奶长大的宝宝有明显的增加，除此之外，豆奶的明显缺陷还在于以下4点：

1 豆奶中含铝比较多，用豆奶代替配方奶喂宝宝，容易使宝宝体内积聚太多的铝，而铝过量会影响宝宝大脑发育。

2 豆奶是大豆制成，吃了之后容易产气，宝宝吃豆奶粉太多，很难消化，经常会有腹胀的现象。

3 豆奶的营养构成无法跟配方奶相提并论，其脂肪含量还达不到牛奶的30%，钙也只有牛奶含量的20%，长期用豆奶代替配方奶容易造成宝宝营养不足。

4 喝豆奶太多还可能有一种特别危险的后果，那就是宝宝性早熟，因为豆奶的原料大豆中含有丰富的大豆异黄酮，会扰乱宝宝正常的生长发育。

因此，给宝宝喝豆奶不能太长时间，更不能用来代替配方奶。

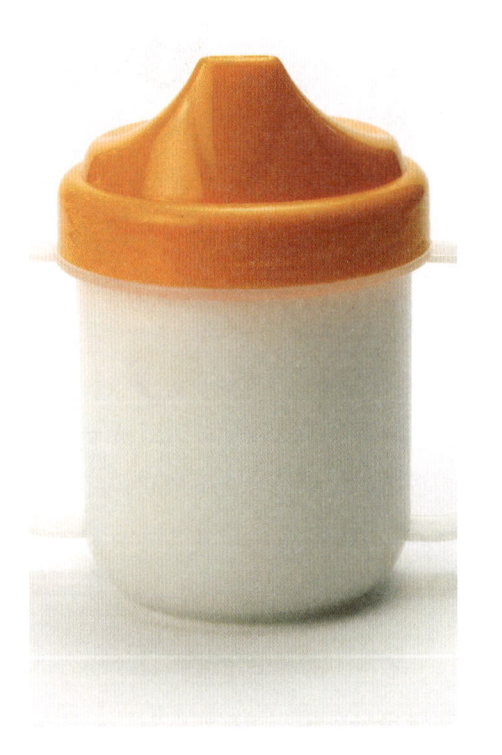

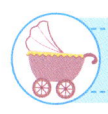

辅食中的不安全因素要消除

宝宝的咀嚼、吞咽功能发育都还不是很完善，也没有丝毫保护自己的意识和能力，因此给他的辅食或者是食物种类或者是食物性状或者食物热度等都可能伤害到他，妈妈要注意把这些不安全因素都及时消除，避免让辅食伤害宝宝。

首先，食物卡喉、引起窒息是最需要预防的。为此，给宝宝吃的食物一定要有所选择。坚硬的、较小的颗粒食物如黄豆、榛子、硬糖、花生等，一定要捣碎、磨烂成粉才行，不能整粒给他吃。给宝宝用鱼做辅食的时候要选择那些刺大，比较容易挑出或刺本来就比较少的种类才能用。口香糖、糯米糕等，黏度太高，吞咽难度高，容易粘在喉咙上咳不出来也咽不下去，也不能给宝宝吃。

如果宝宝正在大哭或笑，不要强行喂食，一定要等他完全平静了才喂，否则很容易将食物吸入气管引起呛咳，严重时将导致窒息。当然，在宝宝吃辅食的时候，也最好不要逗弄宝宝，最忌讳在宝宝嘴里有食物的时候逗他哈哈大笑。

其次，要预防食物烫伤。辅食如果刚出锅，不要端到宝宝面前，以免不小心被宝宝抓到手里烫伤。喂食之前最好试一下温度，可以自己尝一下，感觉温热就可以。如果自己感觉热，尽管能够承受，还是要放凉才能喂给宝宝。其实，最好准备一把可以感温的勺子，一旦食物温度超出安全范围，就会变色提醒妈妈，很安全、方便。

第三，别在抱着宝宝乘车、走路时等身体不稳的时候给他喂食，容易戳伤宝宝的嘴、眼等，如果遇到急刹车或磕绊，引起身体摇晃，则非常容易导致宝宝将食物整口吞咽，发生危险。

总之，喂养宝宝是一件需要全方位注意的大事，妈妈要多小心、多想一些，尽量让宝宝远离危险。

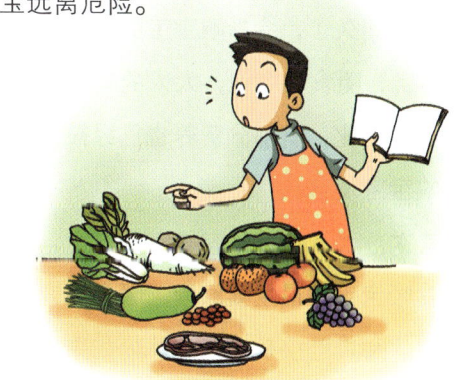

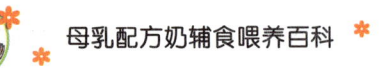

不要嚼食喂宝宝

老一辈几乎人人都嚼食喂过自己的宝宝，其实小一辈的嚼食喂宝宝也不乏其人，这种喂养方式满含着亲情，看上去也特别符合自然规律，就像自然界的大鸟喂小鸟一样。但是，我们不提倡这种做法，在宝宝尚未长牙之时，偶尔为之尚可接受，长期如此尤其是宝宝已经长牙了，绝对不行。长期嚼食喂宝宝，害处多多。

首先，消化系统中的各器官是协同运动的，嘴巴嚼食的同时引发胃液分泌，为食物进入胃里消化做好准备，而嚼食喂宝宝，宝宝不需要咀嚼，这样食物在胃液还没有分泌的时候就已经进入了胃里，对胃来说是一种负担，消化能力、吸收能力都有所降低，时间久了，会影响宝宝的发育。

而且，嚼食喂宝宝，大人的唾液已经对食物进行了初步消化，有部分营养也已经被大人吸收，也会影响宝宝发育。

其次，嚼食喂宝宝容易传染疾病，这是我们反对嚼食喂宝宝的最主要原因。嚼食最容易传染的疾病是胃病和口腔疾病。大人体内如果携带幽门螺杆菌，在嚼食喂宝宝的时候就会传染给宝宝，致使宝宝患上胃溃疡等疾病。本身已经患有胃病的和年纪比较大的人，口腔里幽门螺杆菌的存在很普遍，最不应该嚼食喂宝宝。口腔中的某些微生物、细菌等对大人不起作用，一旦进入宝宝体内，就可能导致宝宝患病，发生呕吐、肝炎、结核等疾病，所以最好不要再嚼食喂宝宝。本来口腔卫生做得就不是很好，牙齿、口腔都不是很健康的人更不宜这样做。

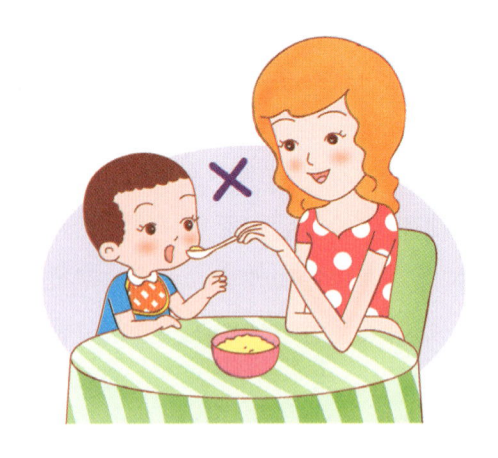

另外，咀嚼也是健美面部的一种活动，如果长期嚼食喂宝宝，宝宝的口腔活动少，颌骨和面部肌肉的锻炼就会减少，面部健美就可能成问题了。

综上所述，嚼食喂宝宝是一种不健康的喂养方式，尽量少用。

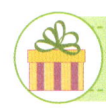

不要过量喂食

宝宝纯奶时期，我们说过喂养要谨防过量，到了能吃辅食了，过量喂食的问题可能还会存在，妈妈要常检讨自己的喂养过程，看看是否存在过量的问题。

1 **看看餐次安排是否合理**。这个阶段的宝宝每两餐之间间隔的时间可逐渐拉长，到了后期，宝宝开始每天吃两顿辅食加3顿奶了，一天5顿，每两顿之间隔4个小时比较合适，然后将临睡前的和夜里的奶逐渐断掉，餐次安排就比较合理了。如果现在餐次安排还特别密集，就要逐渐拉大时间间隔，直到合理。

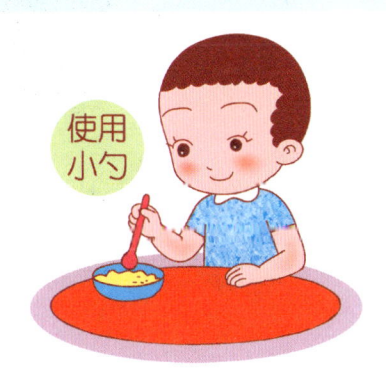

2 **看看每餐吃的量是否合理**。此时的宝宝，一般两顿辅食合计大约350毫升，3顿奶共600~800毫升就能满足需要了，平均分配即可。

其实，宝宝食量小，吃得少是正常的，不能用大人的标准来衡量，根据宝宝的反应，尊重他的意愿喂食，往往更合理。如果他不想吃了，就不要喂了，这样最不容易过量。

3 **看每天的辅食种类是否太多了**。宝宝能吃的辅食种类多起来了，这种食物吃一些，那种食物吃一些，每种吃得都不多，但实际上总进食量却大大增加了，这也是辅食容易过量的一个原因。建议妈妈一定要综合考虑宝宝的进食量，不要一样一样看，那样就总容易觉得宝宝吃得少，进而导致过量喂食。比较好的方法是把几种辅食搭配起来吃，比如在面条里加入蛋黄、蔬菜等，总量一目了然，比一样一样吃要容易把握。

使用小勺

过量喂食最根本的原因多在于妈妈太心急了，所以妈妈调整好喂养心态还是很重要的，要多站在宝宝的角度上去考虑，不要总用大人的眼光去衡量，那样就不容易犯错误了。

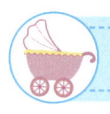

别给宝宝吃大人饭

我们经常能看到一种情形，就是大人吃饭的时候，宝宝喊叫着也想吃，于是爷爷或者奶奶就给宝宝喂一口，或者用筷子蘸点菜汤让宝宝舔一舔，其实这种做法很不可取，要尽早停止。

我们只要尝尝宝宝吃的辅食，就知道宝宝吃得应该很清淡，远没有大人吃的饭那么香甜可口，如果总给宝宝尝一点大人吃的饭，宝宝就容易厌倦自己的辅食，也不喜欢吃奶，一心就想着吃大人饭，但大人的饭是不适合宝宝吃的，虽然吃下去了，却根本嚼不碎菜里的粗纤维，也消化不了较硬的米饭粒，饭菜中的盐、糖等都还会加重宝宝的消化压力，久而久之，宝宝的肾脏、肝脏、胃、肠受不了，还会出现营养不良的问题。所以宝宝辅食还是要单独做，大人的饭即使给他尝尝也不行。

问题是，到了辅食后期，宝宝总不满足自己吃辅食，总想跟别人吃的一样，想吃大人饭，如果给他吃辅食，他总是推开，转而眼巴巴地看着大人的饭菜，又叫又喊想要。出现这种情况，最好的方法就是让宝宝误以为自己吃的饭是跟大人一样的，这就可以了。你可以这样做，把宝宝的软米饭放到大人的饭煲里，从饭煲里给宝宝盛饭，把宝宝的菜放到大人的菜盘里，从菜盘里夹到他碗里，这样宝宝就以为自己吃的是跟大人一样的饭菜了，就不会再闹了。

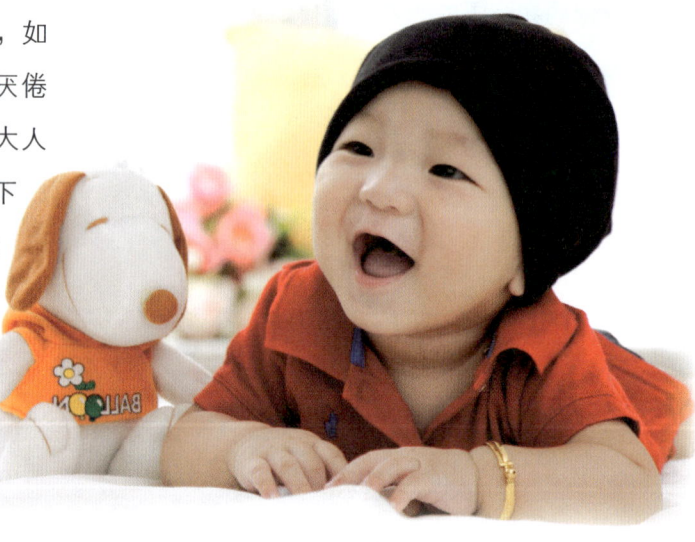

7~9个月：尝试更多食物　第四章

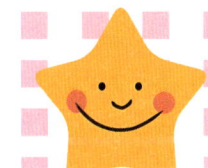

进入断奶准备期

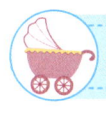

尝试断掉夜奶

断奶，我们提倡循序渐进的自然断奶法，简单来说就是一顿一顿断，让宝宝逐渐适应断奶后的生活，所以断奶应该有个准备期。

这个准备期从正式断奶前的几个月就应该开始了，最少要提前3个月。现在的很多妈妈选择在宝宝满1周岁时断掉，那么在9个月时就该着手准备，也就是进入断奶准备期了。进入断奶准备期，最主要的一件事就是断掉夜奶。

一般的宝宝在这个阶段都只吃一次夜奶，直接断掉即可，吃两次的比较少，如果一夜要吃两次，那就先断一顿，过一段时间后再断另一顿。

断夜奶时，晚上最后一顿可以安排得晚一些，比如晚上11点或12点吃最后一顿，夜间喂两次的改喂一次可能就够了，而夜间喂一次的可能就不用再喂了。另外，在最后一顿奶之前还可以喂些米粉，米粉比较扛饿，可能会让宝宝安睡一夜。

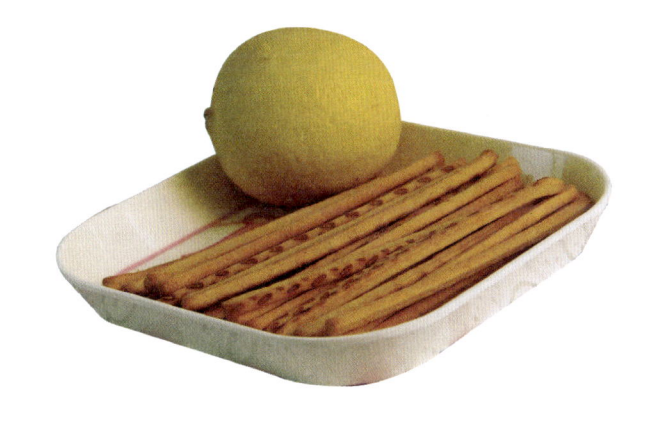

提醒妈妈，有时候宝宝夜间醒来不一定就是饿了，抱起来安慰一下或者给他喂点水，如果宝宝不闹了，那就可以让他继续睡。如果宝宝自己已经不吃夜奶了，那就千万不要再叫醒来喂了，他没醒说明他不饿。

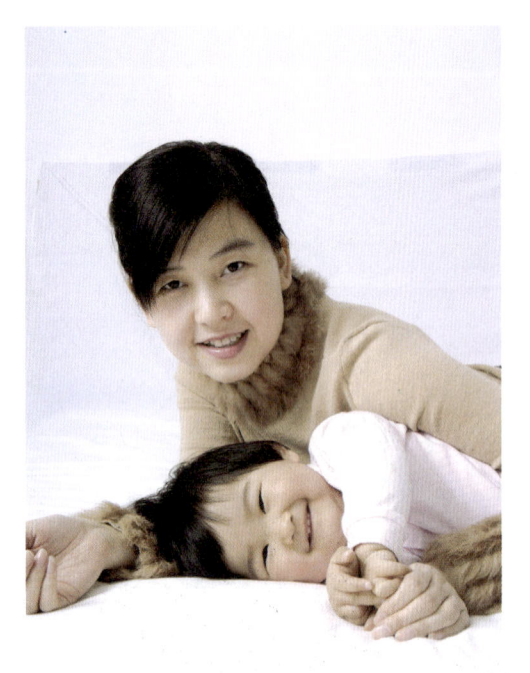

断夜奶对宝宝的身体是有好处的。断了夜奶后，宝宝会逐渐习惯整夜睡觉，更有利于生长发育。如果继续吃夜奶，宝宝肥胖的可能性更大一些，而且容易生龋齿，所以在宝宝能接受的时候夜奶还是要断的。但是，如果宝宝就是不接受断夜奶，也不能让他扛着，还是要喂的，直到宝宝自己接受不吃夜奶才行。

减少宝宝对妈妈的依恋

宝宝依恋母乳，其实也是依恋妈妈，断奶对宝宝来说也是断了跟妈妈的一种联系方式，对他是一种心理考验，处理不好会让他很没安全感。为了更顺利断奶，在断奶准备期减少宝宝对妈妈的依恋是必要的，可以从下面两方面着手：

1 让宝宝接受更多人。 对妈妈的依恋是每个宝宝的第一份社会关系，也是最紧密的关系，但这种情况不应该持续太久，随着宝宝长大，就应该不断扩大他的接触面，让他知道除了妈妈，还有很多人能够照顾他，爱护他，使他愿意接受其他人的照顾。安全感增加，他对妈妈的依恋就会自动减少，到断奶的时候就会顺利些了。

2 让宝宝获得更多母爱。 宝宝害怕断奶后，妈妈的爱会减少，这种恐惧会导致宝宝更加依恋妈妈，更加喜欢吃奶。如果妈妈能够在喂奶之外给宝宝更多的爱，比如陪着宝宝游戏，给他读书，给他讲故事等，让宝宝知道除了吃奶，他还有很多途径获得妈妈的爱，这样对妈妈的依恋也就不会那么强烈了。

安全感强的宝宝断奶一般更容易。

妈妈预防自己出现断奶反应

断奶不仅仅考验宝宝，对妈妈来说也是一种考验，因为妈妈在前几个月已经习惯了到点给宝宝喂奶的生活，对宝宝也有一定的依恋性，突然停止就会出现一些断奶反应，比如焦虑、情绪化等，而且断奶后，妈妈的内分泌环境会发生些改变，这样的改变也会导致情绪上的不稳定，所以在断奶准备期，妈妈也需要在心理上做好准备。

1 要正视断奶问题。 妈妈首先要想到自己在断奶的时候肯定会有些不适，并且认识到宝宝断奶是必然且必须的，对宝宝是有利的，认识到自己越正视断奶问题，断奶反应才能越轻，断奶也就越容易，对宝宝的不利影响才越小。有了这样正面、积极的认识，接下来想好应付这些不适的方法就可以了。

其实，即使宝宝不吃母乳了，妈妈仍然是他最重要的人，妈妈仍然可以给宝宝别人给不了的母爱，所以妈妈没必要因为断奶失落。

2 下定决心再断奶，避免反反复复。 如果妈妈决心还没那么大，不要轻易断奶，容易出现断奶之后无法坚持下去又重新喂奶的现象，下次断奶就会更困难，反反复复。因此妈妈要想好，在断奶之前要下定决心，一断到底，如果尚在犹豫，就不要实行。

当妈妈和宝宝都做好准备了，宝宝也长到10个月了，准备期可以结束了，正式进入断奶期，着手断奶就可以了。

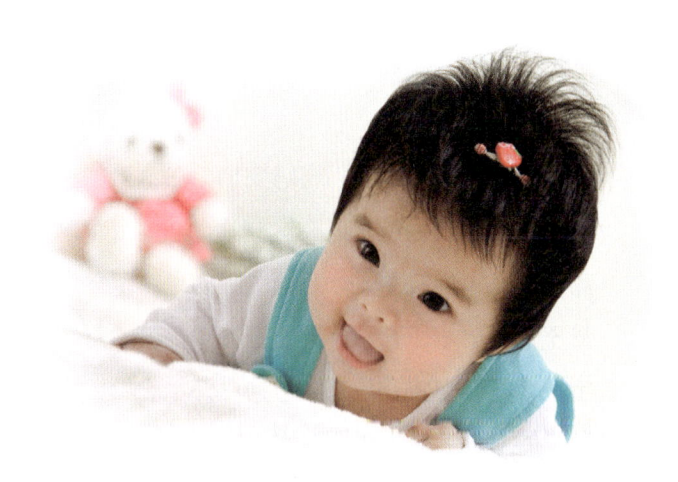

宝宝喝水

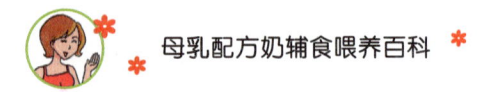

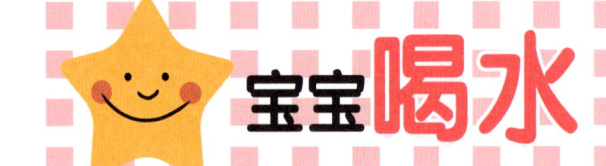

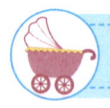

宝宝喝什么水好

宝宝加辅食了，不管是配方奶喂养还是母乳喂养，都必须像大人一样喝水了，甚至要比大人还多喝，因为宝宝散热面积大，更容易缺水。所以妈妈要给宝宝准备个喝水杯，让喝水成为常态。但是喝水也要喝对，才能真正对宝宝的身体好。

☀ 水里不要加糖

宝宝不喜欢喝水，妈妈会想出在水里加糖的方法引诱他，建议最好不要这样做，以免宝宝太过嗜甜，对健康的威胁是很明显的。如果宝宝已经不接受不加糖的水了，那就要逐渐减少加糖的量，让宝宝慢慢适应、接受没有味道的白开水。

另外，有些妈妈会在水里加类似秋梨膏的带有甜味的食品，也不提倡，白开水是最好的。

☀ 不要给宝宝喝茶水

茶水对成人来说是一种健康饮料，但不适合宝宝饮用，茶水中含有咖啡因、鞣酸等，都不利于宝宝发育，咖啡因会导致宝宝过分兴奋，进而身体消耗增大，鞣酸会与体内铁、钙、锌等元素结合，引起这些物质的缺乏，导致相关的疾病，所以最好不喝，尤其不能喝浓茶。

☀ 不要用果汁代替水

果汁中含有大量水分，可以帮助宝宝补水，但不能因为宝宝喝了果汁，就心安理得地认为不喝水也没关系，还是要想办法让宝宝喝水，因为果汁代替不了水，否则健康会受到威胁。

宝宝的体内，水分占了80%，对水的需求量是很大的，如果用果汁代替水，要想补够足量的水，那么无疑果汁就会喝过量，而果汁糖分大，长期如此宝宝很容易肥胖，而且胃、肾脏都会受损伤。

✹ 碳酸饮料和功能饮料不能给宝宝喝

碳酸饮料含有大量气体，容易引起宝宝腹胀，更主要的是碳酸饮料中磷含量过高，长期饮用体内的钙会被排斥，进而引起缺钙。功能饮料中则富含电解质，宝宝如果喝了，肝、肾、心脏都承受不了，容易出现功能损害。

另外，咖啡绝对不能给宝宝喝，最大的危害是会让宝宝过度兴奋，严重的甚至会影响生物钟，还会造成宝宝味觉迟钝。

✹ 白开水是最好的饮料

我们现在喝水选择有很多，比如矿泉水、纯净水、蒸馏水等等，种类繁多，到底给宝宝喝什么水更好，你可能拿不定主意。我们认为，每种水都有自己的优点和长处，但也各有各的缺陷，如果选择了某种水，最好不要长期喝，喝1~2个月之后就要换一种。其实，相对而言，最好的饮料还是白开水。

给宝宝喝白开水，水的温度要控制，一般来说在35~40℃之间最好，天气冷时走上限，天气热时走下限。不要给宝宝喝太烫或太凉的水，如果宝宝长期喝太烫或太凉的水，食道、胃健康都会有隐患，成人后容易患食道或胃疾病。另外要把握量，此时的宝宝，大多数喝水都是偏少的，一般不担心过量，但也有少数宝宝比较喜欢喝水，需要适当控制，以免肾脏负担加重，此时宝宝每千克体重需水量为120~135毫升，妈妈给宝宝喝水，量要以此为参照。

需要提醒妈妈，据测定，自来水烧开后放置4~6个小时后与人体体液最接近，是最容易被人体细胞吸收的，所以给宝宝喝的水可以早些烧开。

喝水选对时机

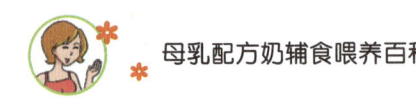

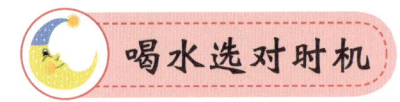

什么时候喝水其实也是有讲究的，喝水时间不对也会对身体造成不良影响。宝宝喝水，主要注意以下3个时间点就行：

1 **餐前1小时喝水助消化。** 餐前1小时给宝宝喝些水，可以及时让水分补充到全身组织细胞，这样在宝宝吃饭的时候，就能分泌足够的、必要的消化液，对促进食欲、提高消化能力都有帮助。

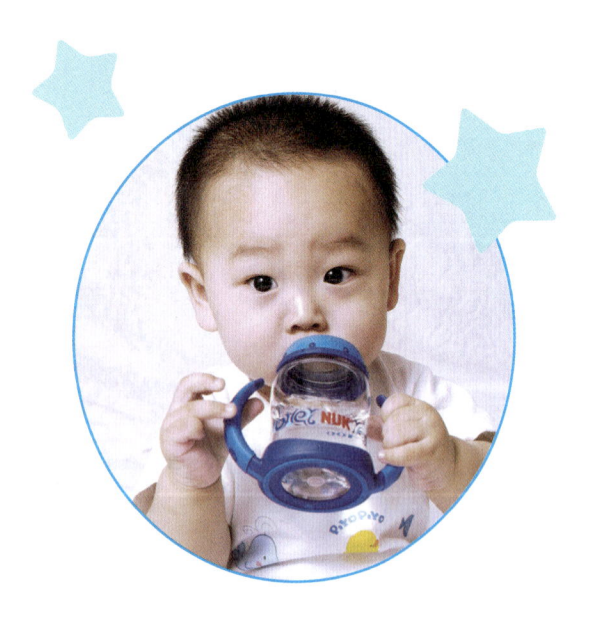

与之对应的是，马上要进餐了就不要再给宝宝喝水了，否则大量的水进入胃部，不但增加饱腹感，影响宝宝食欲，还会冲淡胃液，对接下来吃的食物消化能力就会降低，久而久之容易出现胃病。餐后也不宜马上喝水，容易导致宝宝腹胀，同样也会影响消化。餐后喝水要等到1小时后。

2 **睡前2小时喝水。** 睡前喝水会增加宝宝夜间排尿次数，从而影响睡眠，所以不提倡，为此，最好能在睡前2小时就给宝宝喂些水，避免在睡前口渴。

3 **醒后10分钟喝水。** 宝宝睡了一觉尤其是早上醒来后，醒后10分钟可以多喂些水，补充在睡眠期间流失的水分，稀释血液，促进新陈代谢。

以上3个时间点比较重要，最好都记着喂些水，其他时间随时喂点就可以。另外，要看宝宝情况，是否水分流失较大，如果洗过澡、做了锻炼、外出玩耍了，消耗比较大，就要及时喂水补充。

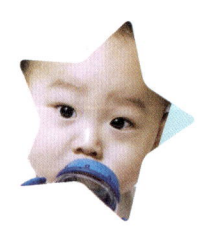

宝宝不喜欢喝水怎么办

尽管很多宝宝不喜欢喝水，但或多或少都能喝一些，每次一两口就能起大作用了，没必要逼着他多喝，但有些宝宝几乎一口水都不肯喝就要想些办法了，多变化喂水的方式会有帮助。

给不喜欢喝水的宝宝喂水不必商量或提前询问，比如问他"喝口水好不好？"是不必要的，最好是在他玩得注意力正集中时，直接说："喝口水。"然后直接将水瓶或水杯放到他嘴边，他就会就势喝两口了。

不过，上面这种突击的方法可能不是次次奏效，最好的办法还是用游戏的方式让他喝。你可以跟宝宝玩喝水的游戏，比如这样做：首先让宝宝模仿自己，每次给宝宝喝水时，自己先喝一口，用愉快的表情说："啊，真好喝。"然后喂给宝宝，这样你一口我一口，宝宝就能喝不少了；你也可以拿两只杯子，一只让宝宝自己拿着，当然妈妈要帮忙扶着，另一只自己拿着，跟他玩碰杯的游戏，碰一下杯喝一口，你不停，宝宝就会一直跟你喝下去。另外，待宝宝大一些了，可以把喝水作为奖励或惩罚措施，谁赢了或输了就喝水，喝水就更不成问题了。玩着玩着，喝水就成了宝宝的习惯动作了。

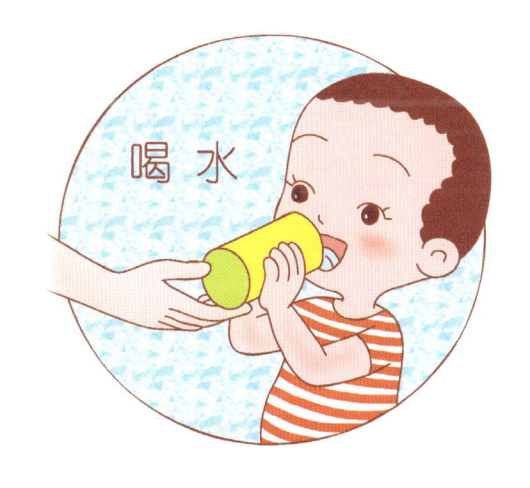

另外，妈妈多用语言暗示宝宝他的身体需要水，比如运动后就跟宝宝说："运动这么久，太需要些水分了，喝水！"宝宝就会顺利张开嘴接受些水。

> **特别叮嘱**
>
> 宝宝长牙的时候，牙龈发痒，喜欢磨牙，这时候如果用奶瓶装水给宝宝磨牙，磨牙的同时能喝些水。

宝宝吃水果

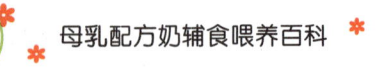

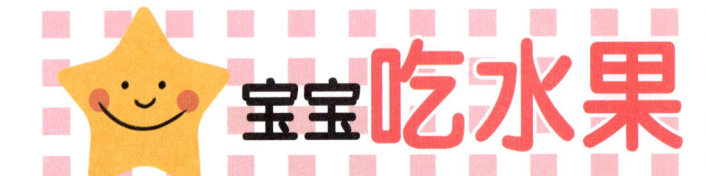

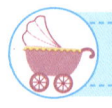

为宝宝选水果避开误区

选水果看上去很简单，其实有很多需要注意的细节，而且妈妈在给宝宝选水果的时候，因为想给他最好的，反而容易陷入一些误区，以下的这3点最常见，要注意避开：

1 别追求漂亮。 水果个大、颜色鲜艳，往往更容易引起人们注意，也更容易勾起人们的购买欲望，人们本能地认为漂亮的更好，其实实际情形却不是这样的，那些个大、颜色鲜艳远远超出正常标准的有可能使用了过量激素如膨大素、催红素等，对宝宝的健康威胁很大，不宜购买。

2 别追求稀罕。 反季水果比当季水果显得更稀罕，有的妈妈可能就为了稀罕给宝宝买着吃反季水果。其实反季水果也不是适合宝宝吃的，反季水果生长条件都是人工调节的，营养储备往往不足，而且催熟剂的使用特别普遍，宝宝吃了，营养补充效果不佳，危害却是显然的。

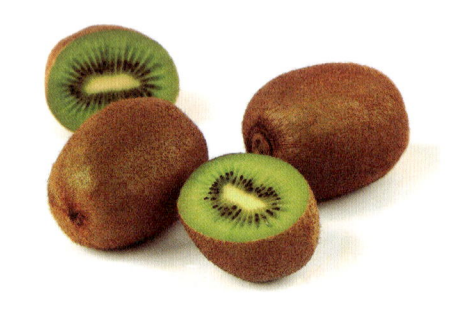

3 别追求进口。 进口水果虽说可能安全一些，但营养并不像想象的那么丰富，因为进口水果要经过长途运输，为避免腐烂，一般都需要提前采摘，采摘时往往还没完全成熟，营养储备不足也是必然的。

所以，那些本地产的、当季的、卖相不是那么好的水果反而更安全、更营养。

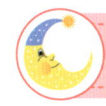

慧眼识别"有毒"水果

水果对人体的好处是不言而喻的，但是现在很多水果却是"有毒"的，因为它们使用了大量的激素、农药等，宝宝吃了隐患很大。以下几种水果是宝宝吃得比较多的，妈妈要学会鉴别出其中的"有毒"成员。

苹果

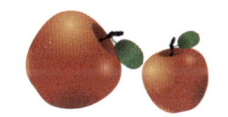

苹果表皮一般都有蜡，有苹果自带的果蜡，还有一层食用蜡，可防止微生物入侵，有保鲜作用，是正常的。不正常的是现在有些苹果表皮打的蜡是工业蜡，这种工业蜡中含有汞、铅，会严重危害宝宝的健康。

为挑到安全的苹果，购买苹果时可用手或餐巾纸擦拭下苹果表面，如能擦下一层淡红色，就有可能是工业蜡，最好不买。

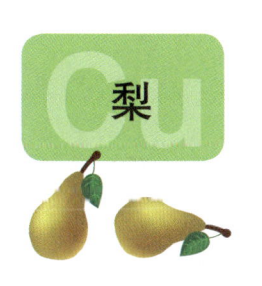

梨

买回来的梨，本来颜色好看，也光滑硬实，洗过之后变得软烂，洗梨的水也变成了黄色，这是用漂白粉、着色剂等染色导致的，这样的梨可能是用了膨大素、催长素等处理过的，吃到嘴里汁少味淡，可能还伴有异味，就不能给宝宝吃了。

香蕉

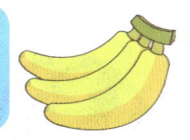

香蕉使用催熟剂很正常，催熟剂的主要成分是乙烯利，不会对人体有害，但有些香蕉是用二氧化硫和甲醛等催熟的，对人体害处就大了。

买香蕉的时候要区别是正常成熟的还是用不正常手法催熟的。正常成熟的香蕉表皮色泽均匀，有梅花点，中间也是软的，而用不正常手法催熟的，没有梅花点，闻起来有化学药品的味道，中间是硬的。

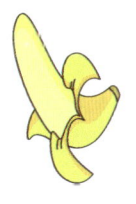

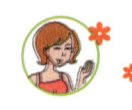

西瓜

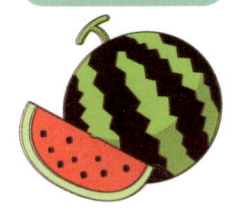

有些西瓜也使用了膨大剂，如果外表不是正常的圆形或椭圆形，而有两头不对称、中间凹陷、头围膨大等现象，很可能就是使用了膨大剂的，不确定可再看切开后的状态，如果瓜籽是白色的，虽然瓜瓤是红色的，也是用催熟剂的，最好不要给宝宝吃。另外，有裂缝的不要买，农药可能已经进入瓜瓤。

葡萄

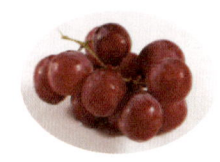

有些葡萄也使用了催熟剂或膨大剂，可从外观和口感两方面鉴别，如果每一颗葡萄颜色都很深而且亮度很好，就很有可能是催熟的。相反，如果一串葡萄中，能区分出熟的和不熟的葡萄，则说明这串葡萄没有经过催熟。而且，自然成熟的葡萄外皮上会有一层薄薄的白粉，一擦就掉，果梗部分颜色也较为新鲜。

从口感上说，催熟的葡萄不甜，而自然成熟的葡萄口感较为甜滑。

草莓

草莓用激素的很多，购买的时候可从4个方面把握，把有激素的剔除出去。首先看形状，草莓正常的都是圆锥形的，如果形状奇怪不要买；其次，如果草莓颜色不匀，光泽度差，底部果柄处颜色青红分明，芝麻粒是红色而非金黄色，最好不要买；第三，掰开草莓，正常草莓很少空腔，难掰开，如果草莓很容易掰开，果肉颜色发白，空腔多，最好不要买；第四，尝一尝，正常草莓比较甜，如果闻着没味道，吃着也寡淡，最好不要买。

辨别、剔除"有毒"水果，我们总结一下，方法总共有3点：看外形个头，太大的不能买；看颜色，那些特别漂亮、特别显眼、色泽十分统一的不能买；闻味道，闻着没有水果香味的，甚至还有异味的，不能买。

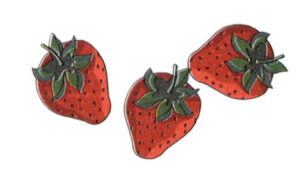

宝宝吃水果的注意事项

水果食用方法不当,对健康也是威胁,给宝宝吃水果的时候要注意以下几点:

1 给宝宝吃的水果一定要干净、卫生。 水果买回来,能去皮吃的比如苹果、梨等最好去皮,不能去皮的如草莓、樱桃要多洗几遍,最好先用盐水浸泡半小时,然后用流动水冲洗干净,让其表皮上附着的农药等残留物尽量减少。

2 给宝宝吃水果要特别注意别卡喉。 给宝宝做水果条的时候,要粗一些,因为水果一般较脆,如果太细很容易折断,万一不小心被宝宝吞下,很容易发生危险;另外,不要给宝宝带果核的苹果、梨、杏子等水果,宝宝吞咽能力不强,可能被里面的果核卡住。

3 给宝宝吃水果不能太多。 水果好也不是多多益善,有些水果吃过量更会造成身体不适,比如荔枝吃多了,容易造成低血糖,柿子吃多了胃不舒服,香蕉吃多了会腹泻、呕吐等,所以给宝宝吃水果一定要有节制,香蕉每天吃半根,苹果、梨子如果吃泥一大勺就够,如果吃果条,两条也就可以了。

4 根据水果个性安排宝宝食用。 水果也有自己的"个性",有的吃了提神,不适合在睡前吃,有的吃了胀气或者会影响正餐营养吸收,不适合饭后、饭前吃。综合各种水果个性,最好把吃水果的时间安排在两餐的中间或者午睡醒后,营养吸收最好。

5 直接吃水果比榨汁、捣泥都好。 如果宝宝能直接吃水果了,就不要再榨汁或捣泥了,毕竟榨汁和捣泥的过程也会让水果的部分营养流失,不如直接吃更好。

> **特别叮嘱**
> 宝宝消化不良的时候,吃苹果最好蒸熟,可减轻消化负担。

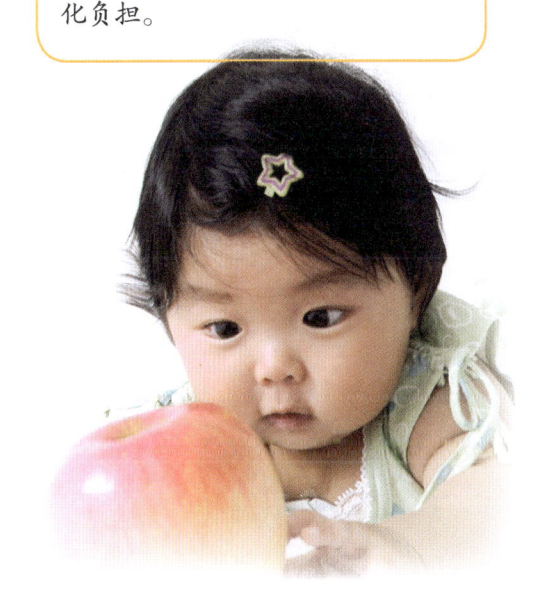

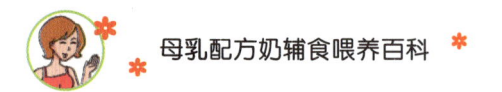

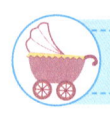

怎样给宝宝选果汁

通常我们在市场上能买到的果汁有四种：鲜果汁、纯果汁、浓缩果汁和果汁饮料。

鲜果汁

一般是鲜榨汁，没有经过高温灭菌，营养成分保存最好，而且基本没有香精、食用色素和防腐剂，也不加糖。一般用保鲜包装，注明保存条件是低温冷藏，保存时间短，只有7~10天。

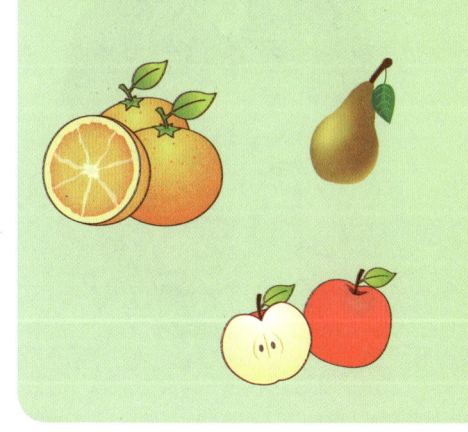

浓缩果汁

是果汁的浓缩液，含较多的糖分和添加剂，这种果汁保存时间较长，标签上一般会注明食用时要加水稀释。

纯果汁

是用浓缩果汁加水复原的，经过了瞬间高温灭菌处理，营养成分受到了一定程度的损失，常温可保存半年以上。

果汁饮料

含有一定量的果汁，但非常少，只有10%~20%，配料中一般含有纯净水、白砂糖、糖浆、酸味剂等，营养价值不高。

在这4种果汁里，鲜果汁最好，可以代替鲜榨果汁给宝宝喝，纯果汁也可以适当饮用，但浓缩果汁和果汁饮料就最好不给宝宝喝。

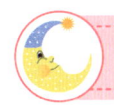

不要用果汁代替水果

果汁也有营养，鲜果汁和纯果汁中营养还比较丰富，如果自己用水果鲜榨果汁，那就更有营养了，但是无论如何，都不能用果汁代替水果，果汁始终都比不上整个水果的营养。

首先，果汁相比水果来说，其纤维素、半纤维素、木质素等非常缺乏，而这些物质对身体是很有好处的，首先对促进肠胃蠕动，防治便秘就非常有效，是宝宝很需要的。

另外，很多种容易氧化的维生素在加工果汁的过程中也破坏殆尽了，无法为宝宝提供更全面的营养。

还有，我们提倡不用果汁代替水果还因为吃水果需要更有效的咀嚼，对锻炼宝宝咀嚼能力、吞咽能力都有不能忽视的好处。

综上所述，不能用果汁代替水果，只给宝宝喝果汁而不给他吃水果是不对的。

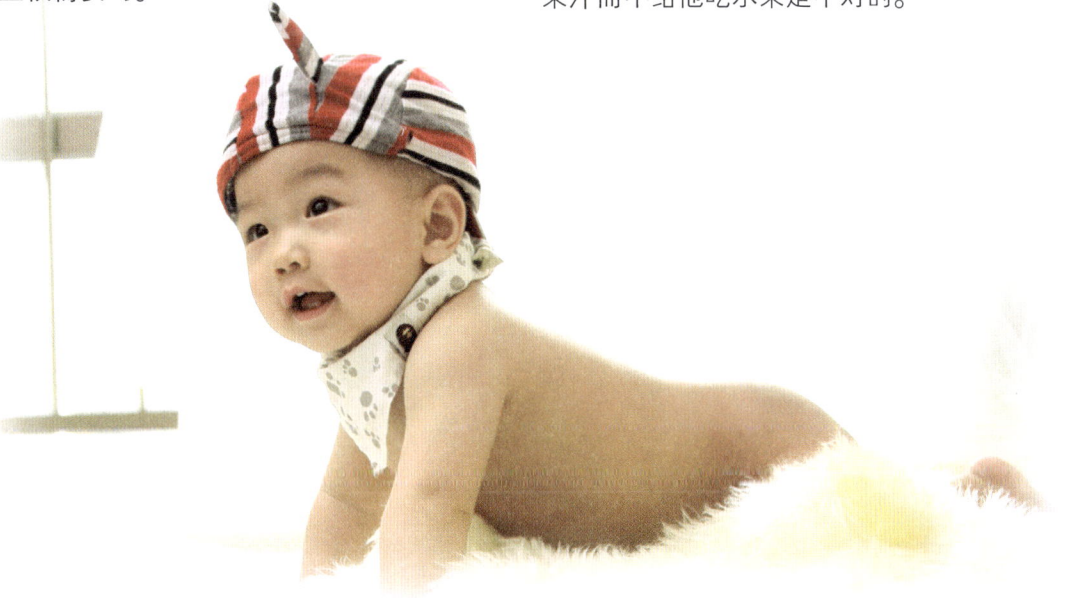

母乳配方奶辅食喂养百科

焦点问题

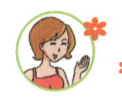

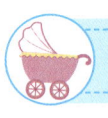

保证宝宝好食欲

喂养宝宝，最害怕遇到的问题恐怕就是宝宝食欲不好了。遇到问题不要着急，仔细分析原因，对症解决，假以时日肯定能恢复。

☀ 宝宝食欲不佳要找原因

宝宝食欲不好的时候，不要强迫他吃，而是积极找找宝宝食欲不好的原因，这多数是喂养不当导致的，也可能是宝宝的身体出了毛病。你可以想想有没有可能是以下几个原因：

1 宝宝消化不好。 宝宝的消化功能还不是很好，很容易出现消化不良的现象，消化不良时肠胃蠕动慢，食物消化慢，自然不需要进食新事物，就会表现为胃口不好。

2 宝宝不饿。 妈妈给宝宝安排饮食，总是偏向于多餐次，如果超出了宝宝的需求，宝宝在喂食的时候根本不饿，就会表现出食欲不佳。

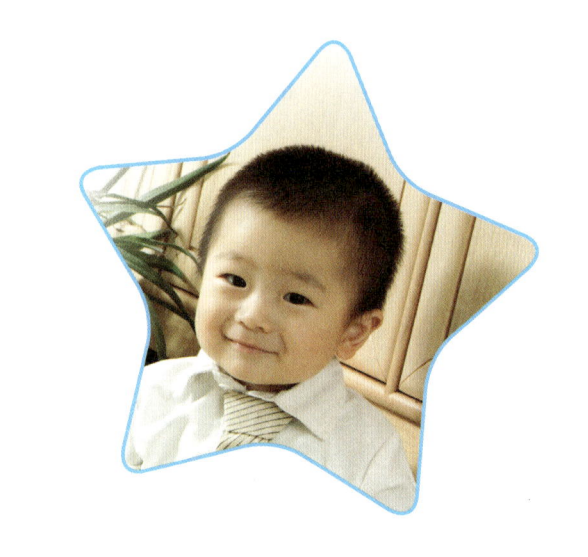

3 宝宝味觉迟钝。 我们吃东西，虽然主要是为了填满胃里的空间，但也需要有好味道，如果宝宝吃东西没味道，再饿可能都不太想吃，食欲就不好。

4 宝宝心情不好。 心情和身体状况其实有莫大的关系，心情不好的时候，身体活跃性就差，包括肠胃在内，这也会导致食欲不好。另外，宝宝如果在吃辅食的时候受到过伤害，比如烫伤、被责骂、噎到等，会让他连吃饭一并讨厌，进而食欲不高。

妈妈看看宝宝可能是什么原因引起的，尝试些不同的办法，坚持调整一段时间，问题可能就解决了。

☀ 让喂养方式更合理

宝宝食欲不好，不要强迫进食，最好还是调整喂养方式，尽量更加合理地安排饮食。

首先，喂养要规律，一天安排5~6餐，每餐都做到让宝宝在固定的时间进食，而且进食所用时间控制在半小时之内。有规律的进餐可调节肠胃功能，消化不良的问题会得到缓解。

你可以这样做，大人定时、定点进餐，然后让宝宝每天一日三餐跟着大人同时吃，然后在每两餐中间再吃一餐就很有规律了。

其次，不能让宝宝吃得过饱。如果你总是习惯诱哄宝宝多吃点，并且给他备了很多零食，时不时喂点儿，要马上纠正自己的做法，绝对不要在正餐前还给零食、糖果等。

再次，给宝宝做辅食，食物种类要多样化，不要总是吃一种，宝宝本身能吃的种类就不多，总是吃一种难免会厌烦。

还有，让宝宝进餐心情好，不要过分关注他的吃饭问题，也不要强迫他多吃，避免他产生逆反心理。与其逼他吃东西，不如把心思放在营造一个好的就餐环境上，这样更能提高宝宝的食欲。尽量多地让宝宝跟大人一起其乐融融地用餐，对提高宝宝食欲很有效。

最后，给宝宝一套可爱的、他自己喜欢的餐具。让宝宝用自己喜欢的餐具当然更容易增加进食的兴趣。

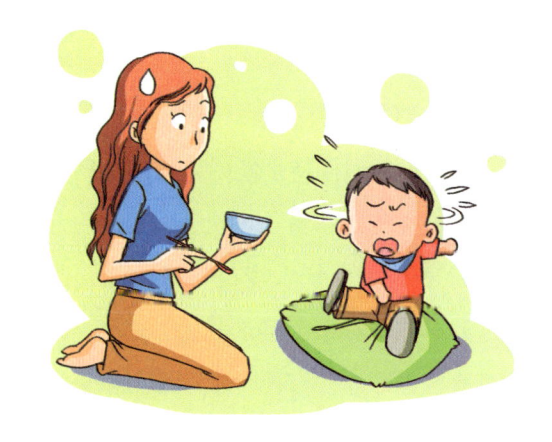

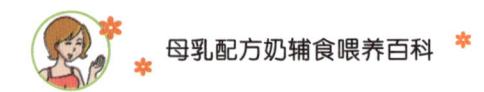

及时发现宝宝缺锌并纠正

宝宝食欲不好，要看看是否缺锌。锌缺乏时，口腔黏膜增生和角化不全，容易出现大量上皮细胞脱落的情形，脱落的上皮细胞堵塞味蕾小孔，宝宝吃东西的时候，食物就很难接触到味蕾，就感觉没滋、没味。锌缺乏是导致食欲下降的一个主要原因。

观察宝宝缺锌，我们日常最直接的方法是看宝宝的舌头，如果宝宝有地图舌，也就是舌面上有圆形或椭圆形光滑的红色斑片，1个或多个，斑块边界清晰，而且边缘隆起呈黄灰色或白色，就要考虑可能是缺锌了，缺锌是导致地图舌的一个可能因素。

怀疑宝宝缺锌，可带他到医院做检测确定，并按照医嘱进行治疗。等宝宝补足了锌，食欲就会回升。

防治积食引起食欲不振

宝宝如果前段时间特别能吃，突然变得食欲不振了，那就很可能是积食了。积食除了会引起食欲不振，还会表现为大便干燥或有酸腐味、腹部胀满、口气酸臭等，如果宝宝这些状况都有，帮他消食是提高食欲的根本。有两个食疗法可以采用：

糖炒山楂：将适量红糖或白糖或冰糖放入锅中，加适量水小火炒化，将适量山楂去核，切小丁，放入糖中炒5~6分钟，盛出放入瓶中，每顿饭后取出适量碾成泥给宝宝吃。

山药米粥：用100克干山药片、100克大米或小米一起碾碎，加适量白糖煮糊，每天给宝宝吃两勺。

也有些时候食欲不好只是暂时的，比如宝宝生病、长牙、打预防针后，食欲可能都会较差，过几天身体好了，食欲就会恢复，这些是没必要特别担心的。

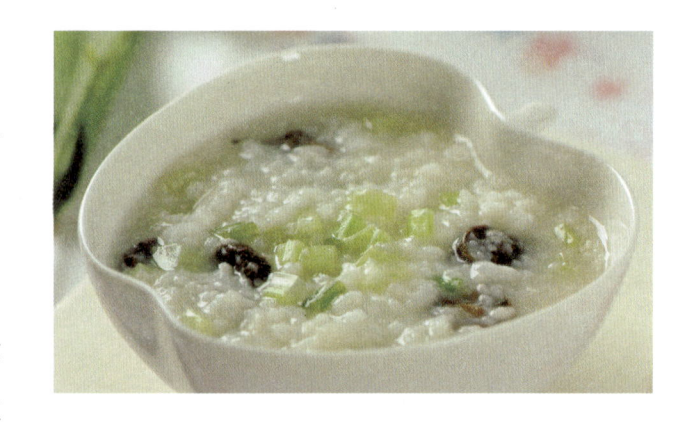

> **特别叮嘱**
> 提高宝宝食欲，在喂养上调整的同时，还需要让他有充足的睡眠和足够的运动量。

宝宝是否应该吃营养强化食品

市面上有很多种类的婴幼儿营养强化食品在不停吸引你的眼球，诱惑你去购买，但是我们认为营养强化食品并非喂养宝宝必须要准备的，更何况有些营养根本就不必要强化。

✹ 不要随便选择营养强化食品

身体对营养的需求是一定的，不够当然不好，但是也并非多多益善，比如维生素A、维生素D过量会中毒，钙过量会便秘，更严重导致骨骼过早停止发育，铁过量会便秘并导致锌缺乏，蛋白质摄入过量会导致宝宝生长过快等等，其实合理才是最好的。

大人只要没生病，日常饮食正常，是很少有营养不良的，也不需要强化某些营养素，宝宝同样如此，只要能正常吃奶，在适当的时候加辅食，辅食种类丰富、多样，辅食的量逐渐增加，宝宝也是不会总缺这缺那的，所以，妈妈不要想当然地认为多摄入些营养好，而随意给宝宝选购营养强化食品，也不要听说别的宝宝补什么了，就也给宝宝补。

选择营养强化食品的依据是宝宝的确营养不良了，而不良程度还没那么严重，但这个结论必须是经过医生检查确认的，检查确认后，医生认为缺什么，应该补什么，那就补什么，医生没有做过这样的确认，最好不要擅自补。

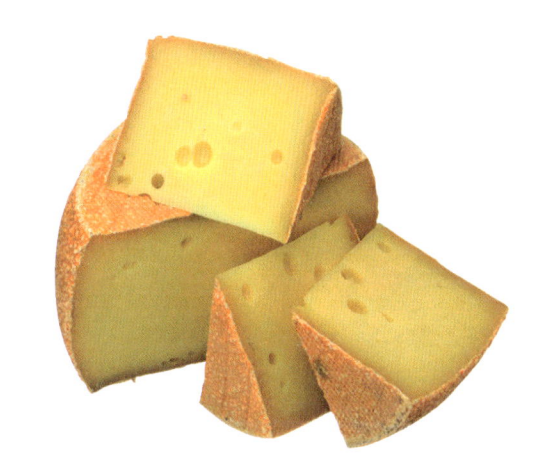

✹ 强化营养素要单一

给宝宝选购营养强化食品，最好听医生的。最主要的，你要遵循这个原则：补充单一营养素。尽量避免复合营养素，除了几种营养素之间存在互相促进吸收的关系。

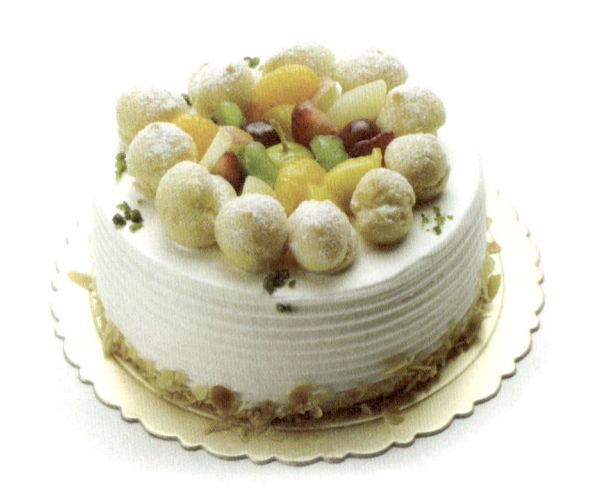

建议补充单一营养素包括两方面内容，一是说不要同时食用两种强化食品，另一方面是说一种强化食品最好只强化一种营养素。这是为了防止某种营养素摄入过量，比如吃了铁强化的配方奶，还又选择铁强化的米粉，时间长了就可能会导致铁过量，最好只用其中之一。如果补充维生素D或维生素A，最好选择单纯的维生素D或维生素A，少用同时含有维生素A和维生素D的鱼肝油，否则用鱼肝油补充维生素D，特别容易造成维生素A过量。

即使宝宝同时存在多种矿物质缺乏，也不要急于同时全部进行强化，应有计划地一种一种强化。哪一种矿物质缺乏最严重，就先强化哪一种，待该营养素缺乏的情况纠正后，再强化另外一种营养素。

不过，有些元素之间的吸收是相互促进的，比如维生素C促进铁吸收，那么购买铁强化的食品时，其中最好含有维生素C。另外，大多数维生素存在相互促进吸收的作用，比如维生素B族，单一补充效果不好，用维生素复合制剂就要好一些。

☀ 营养强化要避免过量

多数强化食品包装上对于各营养素都有详细的用量、用法介绍，给宝宝喂食前要仔细阅读说明，别随意增加摄入，以免过量。宝宝缺乏营养一般都不会很严重，强化营养的时候也不必要如临大敌，时时关注，避免过量的最好方法是隔三岔五吃一些，能得到一定补充，过量的危险性则大大降低。

无论如何，补充营养强化食品只是暂时的，最终还是要回到正常的饮食上来，所以妈妈要持续锻炼宝宝吃辅食的能力和对各种辅食的接受程度，只要宝宝过渡到成人饮食模式了，不挑食、不偏食，营养不良的状况就会彻底改观。

☀ 几种宣传中常见的营养元素是否需要补充

我们在各种宣传中比较经常见到的营养素包括这么几种：DHA、牛初乳、合生元、蛋白质等，你可能最想知道该不该补充，我们的意见如下，仅供参考：

DHA

DHA俗称"脑黄金"，对大脑发育有好处，近年来比较流行补充，但我们认为其实这更适合西方的宝宝，因为西方人很少吃植物油，食物中的DHA来源较少，而我国的宝宝因为可以吃到多种类植物油，包括大豆油、花生油、菜籽油、玉米油等，每种油都含有多不饱和脂肪酸，多不饱和脂肪酸中的欧米伽3进入人体后会转化成DHA，所以我国的宝宝基本不需要补充DHA。

合生元

合生元又称为"合生素"，是益生菌和益生元的组合制剂，是新一代的微生态调节剂，两者联合作用，可帮助维护机体微生态平衡，对抗疾病。这种营养素并非必须补充，如果要补充，连续服用不要超过3周，每周服用3天就足够了。

牛初乳

牛初乳可帮助宝宝增强免疫力，但宝宝的免疫系统特别容易对此产生依赖，一旦停用，免疫系统就会出现问题，所以不要盲目给宝宝补充牛初乳，除非是早产儿或宫内营养不良的宝宝才要适当使用。

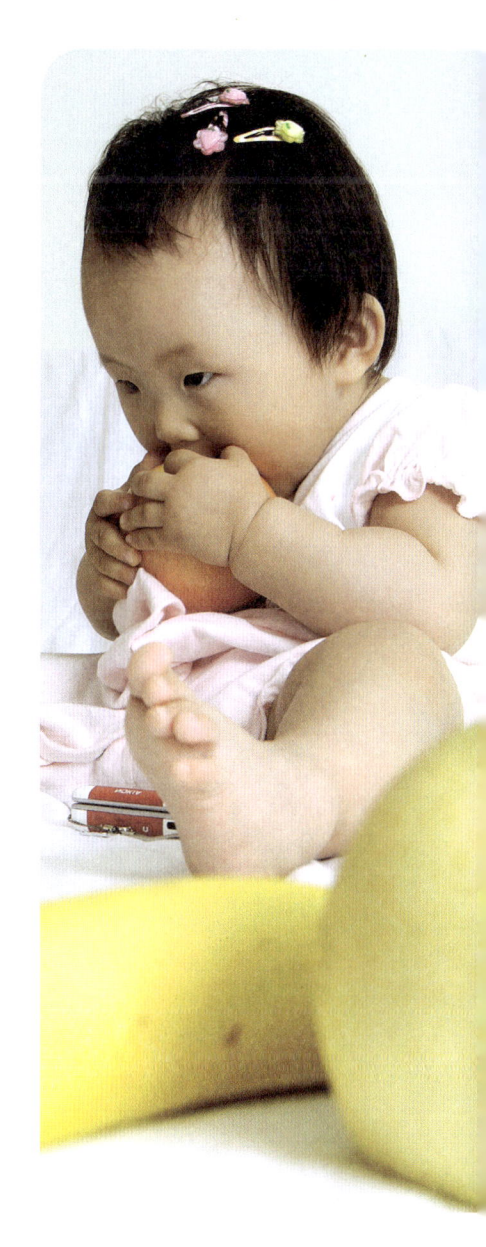

蛋白质

补充蛋白质可以提高免疫力，但是作用是暂时的，时间长了人体免疫力反而会降低，而且宝宝经常补充蛋白质，容易生长过速并出现性早熟的问题，同时大脑、心脏都会受影响，并且还容易患多动症。

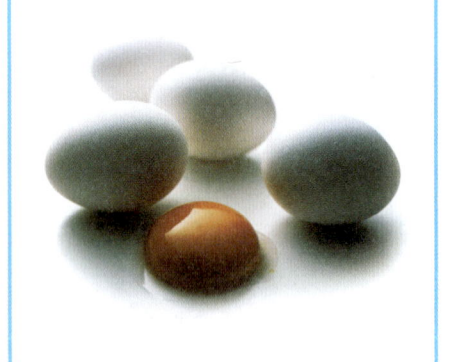

另外，还有些营养素如乳酸菌、复合维生素等，对人体也虽都有一定的好处，但都不建议盲目补充，还是用日常饮食合理喂养，综合提高宝宝自身的功能更好。

提高宝宝免疫力不要依赖保健品

宝宝在6个月以后，逐渐变得爱生病，这是因为宝宝从母体内带来的免疫物质已经基本消耗完，而自身的免疫系统还没有最终发育完成而导致的。这个阶段，妈妈们特别重视给宝宝提高免疫力，因而市场上也就出现很多打着提高免疫力旗号的食品、药品、保健品等，劝妈妈不要随便相信。

☀ 保健品提高免疫力效果有限

要提高免疫力，先要对免疫力有个科学的认识。很多妈妈认为容易感冒就是免疫力低下，其实这个看法比较肤浅。免疫力是个很具体的概念，它是由人体免疫系统决定的，这个免疫系统由免疫器官，包括骨髓、胸腺、脾脏、淋巴结、扁桃体等和免疫细胞包括淋巴细胞、中性粒细胞、嗜碱粒细胞、嗜酸粒细胞、血小板等以及免疫分子包括免疫球蛋白、干扰素、白细胞介素、肿瘤坏死因子等细胞因子几个部分组成，所以提高免疫力不是能单纯靠补充营养品就能完成的，任何保健品都不可能同时对这么多器官、免疫细胞、免疫分子等起作用，所以保

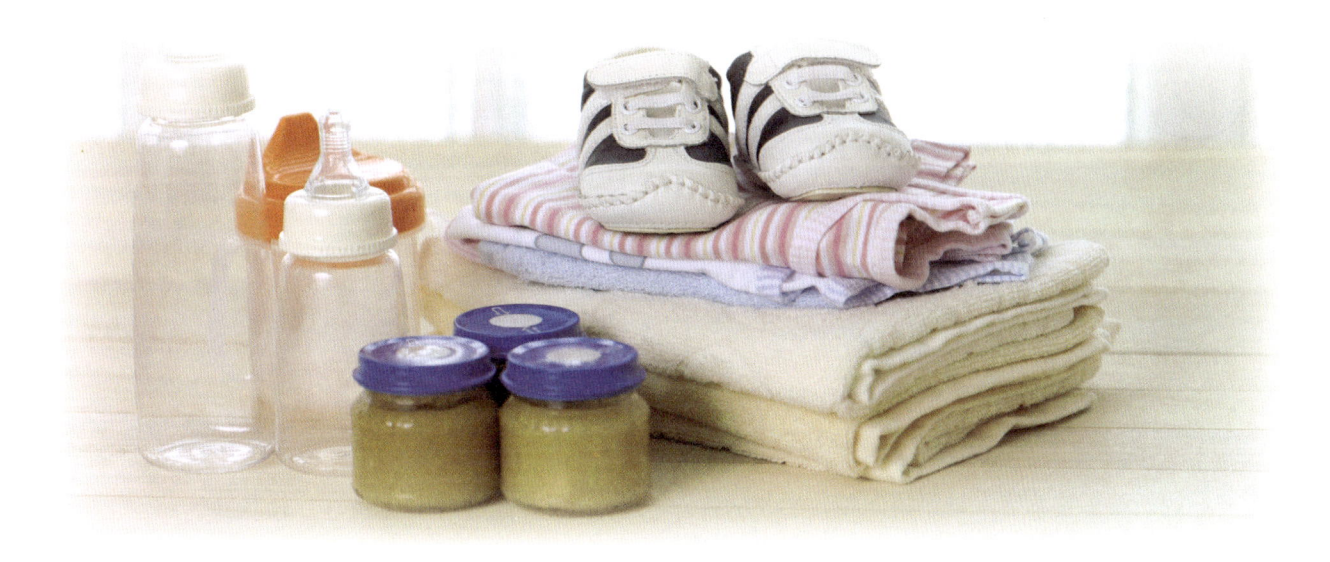

健品要么没有提高免疫力的功效，有功效也十分有限，只对部分人群实用。

另外，有些打着可提高免疫力的保健品如蜂胶、蜂王浆、蛋白质粉、螺旋藻、花粉等产品，本身可能含有激素，如果长期给宝宝食用，很容易导致性早熟。

☀ 提高免疫力需对症调节

免疫力低下的原因有多种，自然提高免疫力也有多种方法，最重要的是对症调节，睡眠不好导致的免疫力低下就补充睡眠，运动缺乏导致免疫力低下就多运动，营养缺乏导致免疫力低下就调节饮食。

对宝宝来说最重要的是均衡摄入各类营养，维生素、矿物质、蛋白质从一定的角度来说都有提高免疫力的作用，妈妈在给宝宝准备饮食的时候注意荤素、色泽、品种等多种搭配，并且让宝宝进餐心情愉快，刺激食欲，促进营养吸收，宝宝的免疫力就不会出现严重下降。

如果宝宝真多病了，怀疑免疫力低下，可到医院做检测确定，然后根据检测结果调整即可。如果把提高免疫力的希望都寄托在保健品上，很可能耽误宝宝身体正常发育。

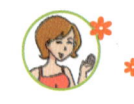

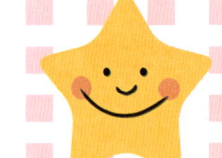

特别关注：宝宝补钙

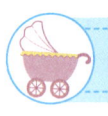

关注宝宝缺钙问题

5~12个月的宝宝缺钙现象比较多见，所以从5个月开始妈妈要多注意宝宝缺钙的问题，学会从各个方面观察宝宝是否缺钙，缺了就积极补充，不缺也不盲目补。

☀ 5~12个月宝宝容易缺钙

5~12个月的宝宝容易缺钙，而其中有些宝宝更易缺，第一类是出生时就比较特殊的，包括早产儿、双胞胎和低体重儿，这类宝宝胃肠道功能不健全，对营养的吸收能力不佳，所以更容易缺钙；第二类是后天生长比较特别的，包括肥胖的宝宝和生长速度快的宝宝，他们对钙的需求都比其他宝宝大，容易缺钙；第三类是生活状况比较特殊的宝宝，包括活动量大的和长期腹泻的宝宝，活动量大的宝宝有部分钙随着汗水流失了，容易缺钙，而宝宝长期反复腹泻本身可能是钙摄入不足导致的。这几类宝宝都要给予特别关注，预防缺钙。

当然，并非不是这几类宝宝中的一员，就不需要关注钙的问题了。宝宝在5个月以后钙的需求量从之前的每天300毫克增加到每天400毫克，母乳不能满足要求，奶粉中的钙吸收不良，都是有可能缺钙的，也都要给予注意，及时发现缺钙问题。

☀ 观察宝宝是否缺钙

宝宝缺钙，会从多个方面表现出来，妈妈保持一定的警觉性，很容易发现宝宝缺钙的症状，包括以下几点：

1 夜啼： 宝宝如果夜里经常哭闹，尤其在半夜3点以后爱哭，可能就是缺钙了。因为钙有抑制神经兴奋的作用，而人体血钙水平在后半夜最低，缺钙的宝宝在这个时候就特别容易惊醒，变得爱哭了。

2 枕秃： 枕秃指的是宝宝后脑勺跟枕头接触的一圈头发脱落的现象，这是因为缺钙宝宝头部汗多，睡着后经常摇头摩擦后脑勺而导致的。

3 湿疹： 当宝宝特别容易长湿疹，而且多长在头部和背部的时候，要想到可能是缺钙了。

4 出牙迟： 宝宝大概在6个月开始长牙，如果到了10个月时还没有长出来，可能是缺钙了。

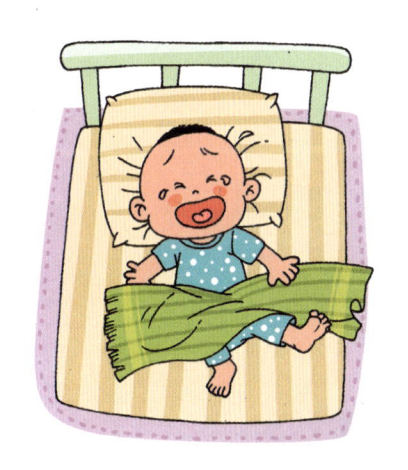

到宝宝1岁以后，还要结合看他的囟门闭合情况和肋骨是否外翻以及双腿是否能并拢等情况判断是否缺钙。如果囟门大，迟迟不闭合，而肋骨出现外翻现象，双腿有O形腿或X形腿的可能，说明缺钙已经比较严重，需要尽快治疗。

☀ 确定缺钙要经过医学检查

缺钙症状很多，要综合判断，最好还是经过医学检查，做血钙水平和骨碱性磷酸酶两项检查，指头采血即可。血钙正常值是2.24～2.75毫摩尔/升（mmol/L），骨碱性磷酸酶正常应小于200单位/升(U/L)，综合考虑可以判定宝宝是否缺钙。另外还可以在腿部做骨密度扫描，无痛苦，也很准确。

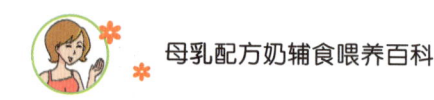

需要提醒一下，单纯看血钙值是不能确定是否缺钙的，因为血钙水平和骨骼钙水平是不断调整的，当血钙水平较低时，骨骼中的钙会转移到血液中，所以检查血液中钙水平不低，不代表骨骼中的钙水平也高。

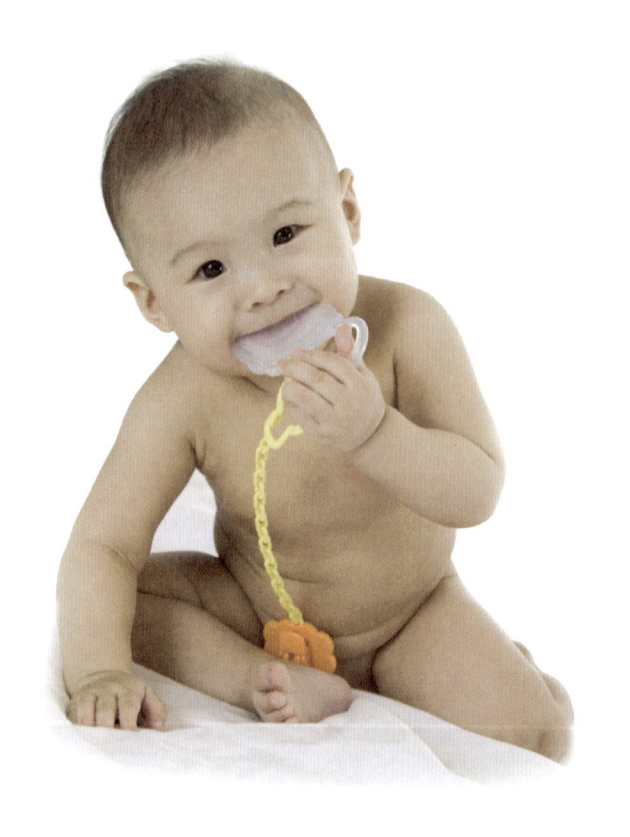

避免不当补钙法

缺钙就补钙，看上去很简单，其实操作起来就没那么简单了，我们最要注意两种可能，一是补钙仍然缺钙，另一个就是补钙过量。

☀ 一直补钙仍然缺钙

不断补钙，但仍然缺钙的宝宝不少见，遇到这种情况要检查下补钙方法是否正确、有效。

首先检查钙剂吸收率，如果吸收率偏低就会导致补钙仍缺钙的现象。宝宝补钙最好选择儿童型钙剂，最好的是乳钙，乳钙含钙量虽偏低，但吸收率很高，远远高于其他剂型，而且对肠胃刺激小，吃乳钙的宝宝很少有便秘、腹泻、胃口不好等问题，其次可考虑葡萄糖酸钙、乳酸钙。碳酸钙要大些再考虑为好，碳酸钙口味不好，不好喂食，最重要的是它不溶于水，需要大量的胃液来消化它，对宝宝来说负担较重。

其次检查补钙时间，饭后补钙、夜里睡觉之前补都对提高吸收率有益，如果宝宝吃了含草酸、植酸等物质的辅食如菠菜、雪菜、空心菜等，要过2小时再服用钙剂。

再次检查服用钙剂的方法，少量多次服用钙剂比一次性服用大量吸收效果更好，一天的钙剂量可以分3次服用。

最后也最重要的一点是服用钙剂同时要有足够的维生素D补充，能晒太阳每天要晒2小时以上，不能晒太阳就要合理服用维生素D，促进钙吸收。

✹ 预防补钙过量

缺钙了需要补，但千万不能补过量。钙过量了，对宝宝的生长发育会造成极大危害，轻则引起身体浮肿多汗、厌食、恶心、便秘、消化不良等，重则影响心脏功能、视力、骨骼等，造成宝宝心脏病、身材矮小、易骨折等毛病。

所以，给宝宝补钙一定要遵医嘱，不要擅自加量，只要宝宝没有了缺钙的症状，就做个检查，确信已经不缺钙了或缺钙并不严重了，就要停止服用钙剂，并多吃含钙丰富的食物，同时多晒太阳即可。

特别叮嘱　钙可使牛奶凝结，增大消化难度，所以给宝宝服用钙剂要和喝奶时间隔开2小时左右。

宝宝补钙Q & A

宝宝补钙或者没补钙，你都会有疑问，看看这些问题你有没有遇到。

Q 宝宝缺钙，补多久就可以停止了？

A：钙是一种营养素，并不是药，所以补钙并没有周期，日常饮食不能满足身体对钙的需求，就需要补。在宝宝不缺钙的情况下，如果饮食中已经有足够的钙了，那就不需要再补。

Q 宝宝能在补钙同时又补锌吗？

A：可以，但是二者最好不要一起服用，因为二者都是阳离子，被吸收时会产生相互干扰现象，降低吸收率，造成二者都缺乏，所以服用时间最好隔开2~3小时。

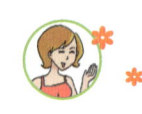

宝宝身高只达到下限，比别的宝宝都矮，是因为缺钙吗？

A：宝宝的身高，只要达标了就可以，即使偏下限也没关系，宝宝长得快慢跟遗传、睡眠等都有关系，不仅仅是营养的问题。虽然钙是宝宝长高的必需因素，但宝宝个子矮却不一定就是缺钙导致的，而且补钙如果过量会导致骨垢线过早闭合，反而会导致个子矮。到底是不是缺钙要看有没有其他缺钙表现，最终要医生检查、确认才行。

孩子特别能出汗时表示缺钙吗？

A：出汗不是缺钙的特异情况，只是一种辅助指标，并不能就此一点断定缺钙，可能是宝宝本身就爱出汗呢，是他的身体特质的表现。

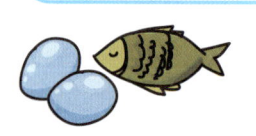

宝宝5个月就出牙了，还有可能缺钙吗？

A：宝宝出牙晚可能是缺钙，但出牙早却不一定就不缺钙，有可能更需要补钙，因为出牙早在某种程度上来说宝宝发育比较快，他比其他宝宝需要更多的营养。

宝宝在补维生素D，还需要补钙吗？

A：如果仍然在吃母乳，宝宝补维生素D，妈妈吃些钙是最好的，吃配方奶的可用钙强化奶粉。如果不是，还是需要补钙的，因为维生素D是促进钙吸收的，体内没有足够的钙，再怎么促进吸收也是无济于事。

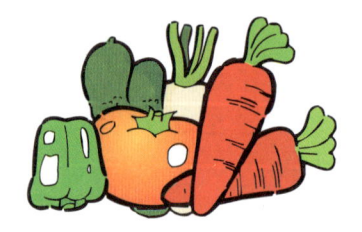

7~9个月：尝试更多食物　第四章

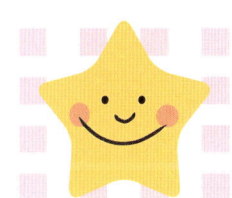

本阶段宝宝辅食精选

1 鸡肝糊

原料：新鲜鸡肝15克，鸡汤15克，酱油少许。

制作方法：

① 将新鲜鸡肝洗干净，放入开水中汆烫一下，除去血水后再换水煮10分钟。

② 取出鸡肝，剥去外皮，放到碗里研碎。

③ 将鸡汤放到锅内，加入研碎的鸡肝，煮成糊状，加入少许酱油调味，搅匀即成。

> **功效**
>
> 鸡肝含有丰富的蛋白质、钙、铁、锌、维生素A、维生素B_1、维生素B_2和尼克酸等多种营养素，维生素A和铁的含量特别高，可以防治贫血和维生素A缺乏症。

2 蛋花豆腐羹

原料：鸡蛋黄1个，豆腐20克，骨汤150克，小葱末适量。

制作方法：

① 鸡蛋黄打散，豆腐捣碎，骨汤煮开。

② 骨汤放入豆腐用小火煮，适当进行调味，并撒入蛋黄，最后点缀小葱末即可。

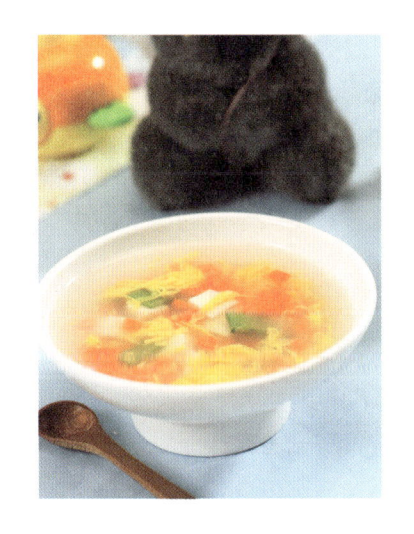

> **功效**
>
> 为宝宝大脑发育提供维生素A、维生素E和丰富的钙、铁等。

3 鱼肉糊

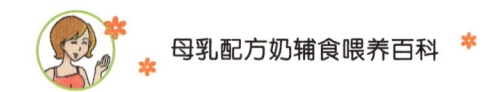

原料：鱼肉50克，鱼汤少许，淀粉适量。

制作方法：

① 将鱼肉切成2厘米见方的小块儿，放入开水锅内，煮熟。

② 除去鱼骨刺和皮，将鱼肉放入碗内研碎。

③ 将研碎的鱼肉放入锅内加鱼汤煮，把淀粉用水调匀后倒入锅内，煮至糊状即成。

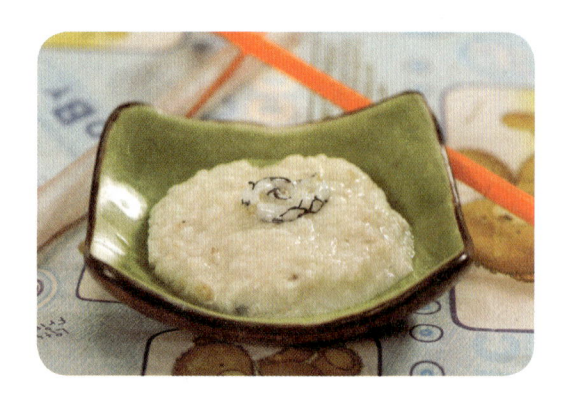

功效

鱼肉中的蛋白质含量非常高，而且钙、锌等微量元素的含量也不少，十分适合宝宝食用。

4 豆腐糊

原料：豆腐20克，肉汤适量。

制作方法：

① 把豆腐放入开水中焯一下捞出，锅置火上，放入肉汤、豆腐，边煮边用匙子把豆腐研碎。

② 煮好后把碎豆腐盛入干净的笼布内，把碎豆腐慢慢地从笼布中挤入碗中，然后再把锅里剩余的肉汤倒入，搅拌均匀即可。

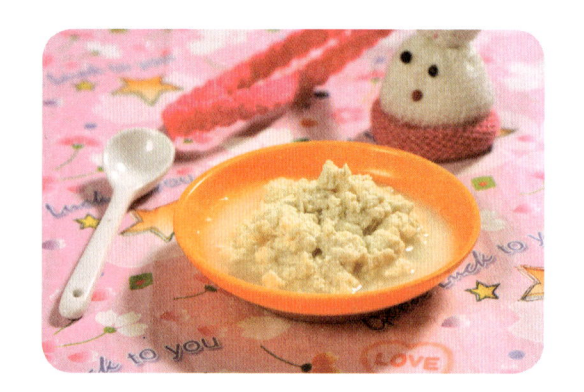

功效

豆腐是解暑的佳品，和肉汤同食，可促进宝宝对钙质的吸收。

7~9个月：尝试更多食物　第四章

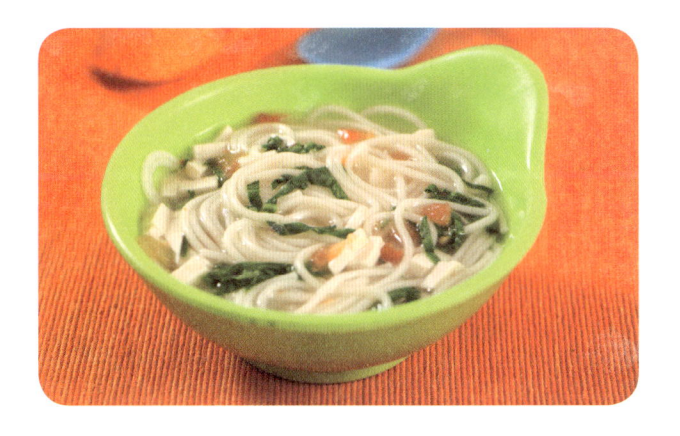

6 鲜玉米糊

原料：新鲜玉米半个。

制作方法：

① 用刀将洗干净的新鲜玉米的玉米粒削下来，放到搅拌机里打成浆。

② 用干净的纱布进行过滤，去掉渣。

③ 将过滤出来的玉米汁放到锅里，煮成糊糊即可。

> **功效**
> 玉米含有钙、镁、硒、维生素A、维生素E、卵磷脂、氨基酸等30多种营养活性物质，能帮助宝宝增强免疫力，促进大脑细胞的发育。

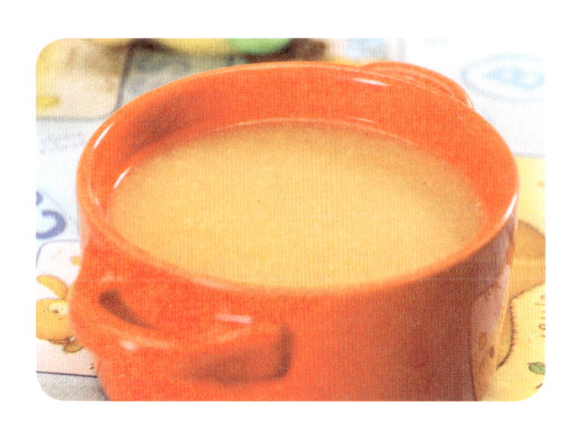

5 红嘴绿鹦哥面

原料：番茄半个，菠菜叶5克，豆腐1小块，排骨汤半碗，细面条1把。

制作方法：

① 将番茄用开水烫一下，去皮，切成碎块；菠菜叶洗净，切碎；豆腐切碎。将排骨汤倒入锅中，烧沸。将番茄块和碎菠菜叶倒入锅内，略开一会儿。

② 再加入细面条，细面条软烂即可出锅。

> **功效**
> 面条软软的，汤酸酸的，又有肉味，表面漂着绿绿的、红红的、白白的，很容易引起宝宝的食欲。

213

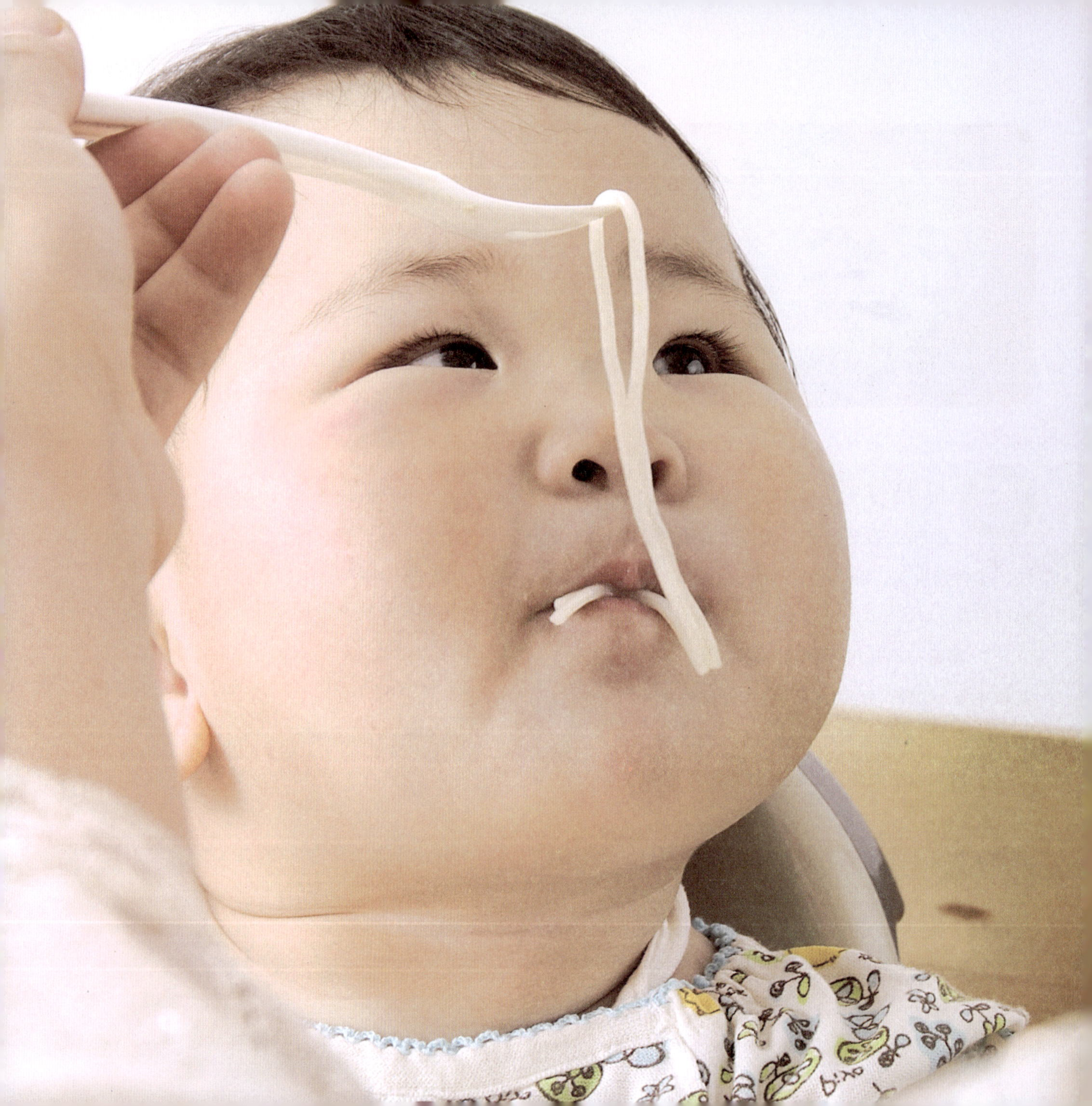

第五章

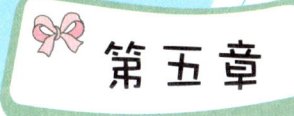

10~12个月：
正确断奶才不会影响宝宝健康

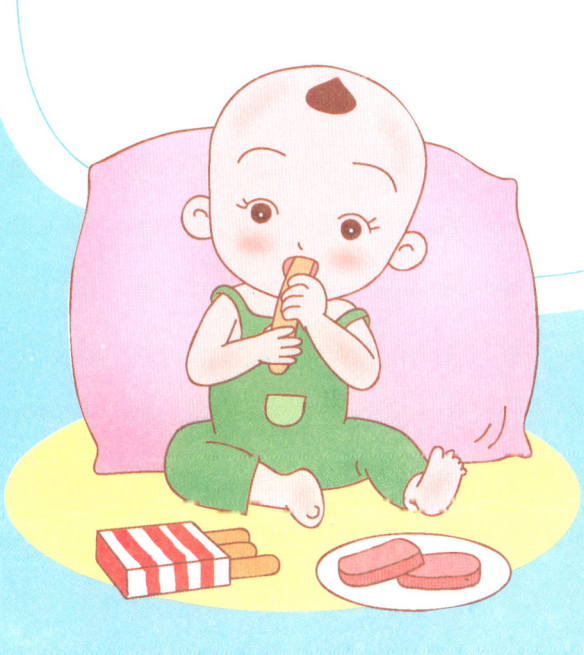

母乳配方奶辅食喂养百科

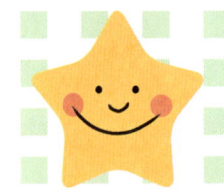

宝宝即将满1岁了

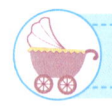

10~12个月宝宝发育数据参考

10个月	男宝宝			女宝宝		
	身高（厘米）	体重（千克）	头围（厘米）	身高（厘米）	体重（千克）	头围（厘米）
正常值	68.7~77.9	8.2~11.4	44.8~47.4	66.5~76.4	7.5~10.9	43.6~46.2
平均值	73.3	9.2		71.5	8.5	

数据解读：宝宝在10~12个月这段时间，身体发育速度和上个阶段比，变化不大。可喜的是，身体发育出现异常的可能性逐渐减小，妈妈可以放心不少了。

11个月	男宝宝			女宝宝		
	身高（厘米）	体重（千克）	头围（厘米）	身高（厘米）	体重（千克）	头围（厘米）
正常值	69.9~79.2	8.4~11.7	45.1~47.7	67.7~77.8	7.7~11.2	43.9~46.5
平均值	74.5	9.4		72.8	8.7	

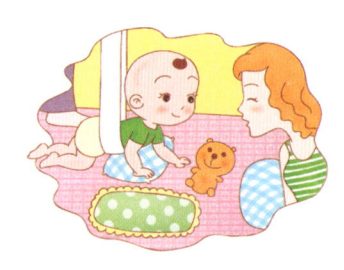

10~12个月：正确断奶才不会影响宝宝健康　第五章

12个月	男宝宝			女宝宝		
	身高（厘米）	体重（千克）	头围（厘米）	身高（厘米）	体重（千克）	头围（厘米）
正常值	71.0~80.5	8.6~12.0	45.5~48.1	68.9~79.2	7.9~11.5	44.2~46.8
平均值	75.7	9.6		74.0	8.9	

这个阶段宝宝的外观变化明显，12个月的时候，身体比例已经很协调了，肩膀、胸部也变宽了，超过了头围，四肢、躯干也变长了，宝宝头重脚轻的大头娃娃形象彻底改观。

10~12个月宝宝食量、大小便和睡眠概览

食量：在10个月的时候，一般宝宝还需要吃3顿奶，共计600毫升，有的宝宝食量大，还需要吃800毫升，但无论如何不能超过1 000毫升，否则非常容易肥胖。这3顿奶可以在早上、下午2点和睡前半小时各一顿。虽然奶量并没有减少多少或者根本就没减少，但辅食量逐渐增多，到了12个月的时候一天可吃3顿辅食、2顿奶，下午2点的奶可以取消，只剩下一早一晚两顿奶就可以了。到了1岁后，就可一日三餐外加两顿点心了。

睡眠：此阶段的宝宝睡眠已经很有规律，上午、下午会各睡一觉，共3~4小时，晚上可睡10个小时，也有部分宝宝不能一觉到天亮，甚至需要夜里再吃一顿奶，都是正常的。

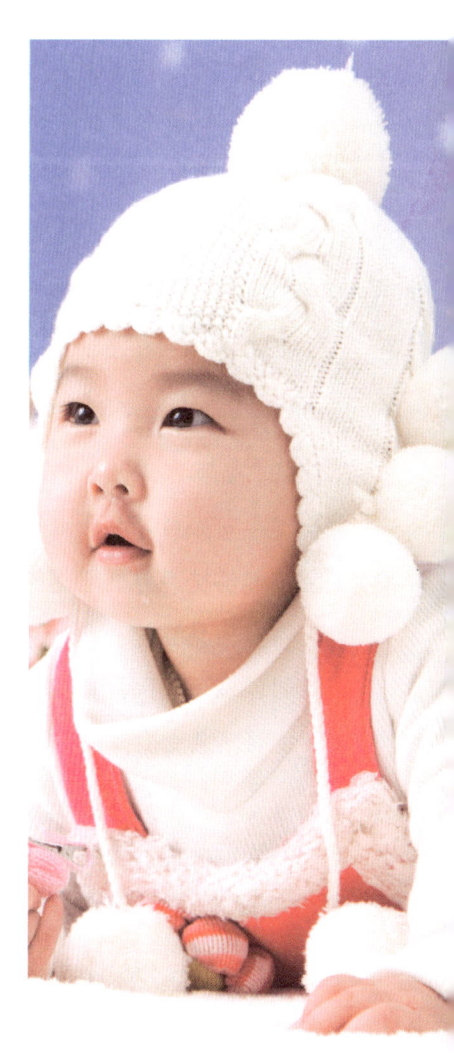

大小便： 10~12个月的宝宝大小便跟上个阶段比没有什么变化，只要不便秘、不腹泻就没问题。如果小便发黄，要多喝些水降火。

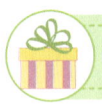

10~12个月宝宝身体能力观察

大动作： 10个月的宝宝扶物可以站得很稳，也可以横向移动，如果扶着大人双手可以向前走，动作发展比较快的宝宝现在可以单手扶物蹲下捡拾东西。到了11个月，大多数宝宝都能够徒手站立了，牵着大人一只手就能向前走了，只是走得摇摇晃晃的。在12个月，很多宝宝都能独立走路了，走的时候双手会高高举起，帮助保持平衡。另外，12个月的宝宝能够随意变换体位，站、蹲、坐、走都能独立完成。

尽管能走了，但是爬行仍然是这个阶段宝宝主要的移动方式，包括上下楼梯也是爬，爬上爬下都没问题。

妈妈要多鼓励宝宝学习站立、走路，并且多些耐心陪他练习，练习得多，自然学习得快。

精细动作： 宝宝的手越来越灵活，捏取小东西、滚球、盖盖子、扔东西这些动作做得越来越像模像样；到了11个月，手部灵活性更好了，会开门、会拉开抽屉、会倒出杯子里的水，还能涂鸦，也能把书打开再合上；到了12个月，宝宝已经会玩积木，很喜欢把盒子里的东西倒出，然后再一样一样放进去，练习练习，还能完成穿珠子这样的高难度动作。这时候宝宝特别喜欢自己独立完成一件事，不想别人参与，但是无法完成时，会发脾气。

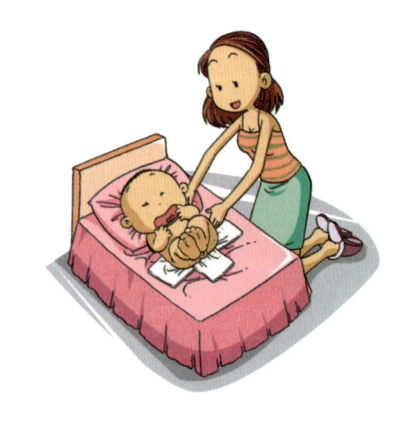

妈妈多跟宝宝做些安静的游戏，比如穿珠子、画画、捡豆子等，可以促进宝宝的精细动作能力快速进步。

认知能力： 宝宝逐渐能辨别、认出常见的人和物，如果给他一本图画，他能指出自己熟悉的和特别的部分，并且逐渐学会指认自己的身体部位3~4处，认识3~4种动物。此时的宝宝认知事物，不再是完全被动的了，会带着主动意识去体会形状、构造等概念，对感兴趣的物品会反复端详，还会想拆开看看里面的构造。

重要的是，宝宝的思维能力有了很大进步。首先，他有了一定的推理能力，能根据规律推测下一步将发生什么，比如每次出门都戴帽子，那么只要给他戴帽子他就知道要出门了或者只要跟他说要出门，他就会自己去找帽子。其次，宝宝能够思考两个事物之间的关系，比如知道小球可以放入杯子里，知道把杯子拿开可以拿到杯垫，听到"汪汪"声就会想到小狗等，知道小鸟在天上飞，小鱼在水里游等等。再次，宝宝对数字开始发生兴趣，逐渐学会自然数数"1、2、3"。

在这个阶段，宝宝的注意力集中时间越来越长，当他自己玩的时候，妈妈最好不要打扰他。

语言： 在10~12个月这段时间，宝宝的语言能力发展不算快，但是很有意义，开始逐渐从模仿语言过渡到自己使用语言。比如叫人时说"爸爸""妈妈"，提要求时说"抱抱""奶奶"等。

到了12个月的时候，宝宝能比较清楚地说出5~10个单词，多是迭声词，除了跟别人交流，还会自言自语。自言自语的时候，咿咿呀呀说得非常流利，只是大人一句都听不懂。不过，宝宝却可以听懂大人说的话，能对大人的指令做出正确的反应，听到大人表扬自己会感觉很高兴。

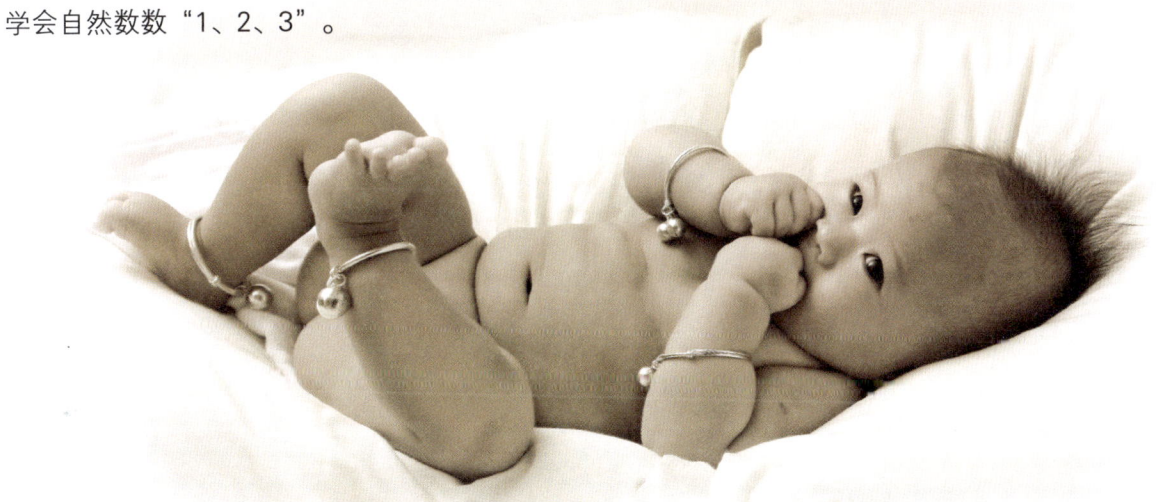

在宝宝练习说话的这个阶段，妈妈要多跟宝宝应和，你的应和越热烈，宝宝说得越起劲，也越有动力去说、去学习新的词汇。妈妈应和的本身可以让宝宝得到积累词汇的机会，最不应该做的事是打断宝宝说的话或呵斥他不准说话。

另外，现在宝宝对图画很感兴趣，妈妈可以多跟宝宝看图画书，图画也是语言，对提高宝宝语言表达能力和理解能力有好处。

情绪情感：宝宝在10个月以后开始比过去要更频繁地表现出害怕情绪，他主要对自己不理解的一些事物害怕，比如黑暗、打雷等。另外，宝宝对玩具有了自己的喜好，每个宝宝的喜好都不同，有的喜欢毛绒玩具，有的则非常害怕毛绒玩具，有的喜欢绿色玩具，有的则更喜欢红色玩具。

此阶段的宝宝在控制自我情绪方面没有任何能力，一旦遇到困难、挫折或要求不被满足，就会发脾气、哭闹以发泄痛苦和不满，需要妈妈帮助他克服困难或者给予安慰。

此时的宝宝自我意识增强，知道自己是独立于其他人之外的，这种自我意识的增强让宝宝开始懂得害羞，看到陌生人时目光躲闪，不敢直视，只会偷偷观察。

宝宝对自己的情绪、情感无法控制，所以遇到他闹脾气的时候，妈妈不要打骂呵斥，最好还是安慰，而且平时要多给宝宝一些积极、正面的情感、情绪刺激，让他更开朗、更乐观。

人际关系：这个阶段，宝宝的独立意识获得了较大发展，这让宝宝的很多行为发生了变化，首先就是他有了反抗行为，不那么听话了，他更愿意依着自己的意愿行事，亲子之间逐渐出现矛盾；其次宝宝不再那么怕生了，遇到小朋友会主动接近，能够把自己的玩具给小朋友玩，也想玩小朋友的玩具。

独立意识增强的同时，自我意识也增强了，自我意识的增强让宝宝对妈妈有了占有欲而且对妈妈的依恋也增强，特别不愿意妈妈抱其他小朋友，也不愿意离开妈妈，一旦分开，反应特别强烈，不过分开之后表现得不会像以前那么焦虑。

到了12个月，宝宝稍稍有了一点自理能力，比如自己用勺子吃饭，也可以自己脱袜子、解鞋带。

妈妈要多鼓励宝宝跟别人接触，跟小朋友玩，在接触中他会逐渐学会与人相处的艺术。

饮食模式成人化

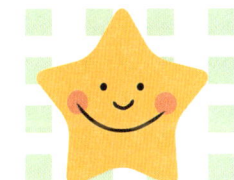

吃什么、怎么吃逐渐接近成人

在10~12个月，宝宝能吃的辅食种类更多了，咀嚼能力也提高很多，吃什么、怎么吃都类似成人了，可以说饮食模式已经接近成人。

☀ 吃的种类增多

在这个阶段，相比于成人饮食，宝宝的辅食只要做得软烂一些、小块一些就可以。主食可以是稠粥、软饭、面包、面条、小馄饨等，辅食可包括鸡肉、猪肉、蛋黄、肝脏等。另外，如果之前宝宝吃任何辅食都没有过敏现象，可以少给一点鱼肉或虾肉尝试一下，如果仍然没有过敏，能吃的辅食就又多了几种。此时的宝宝每天吃到的辅食，包括水果、蔬菜、肉食、谷物等在内，最好达到10种，每个月吃到的辅食种类最好能达到30种，营养结构会更平衡。

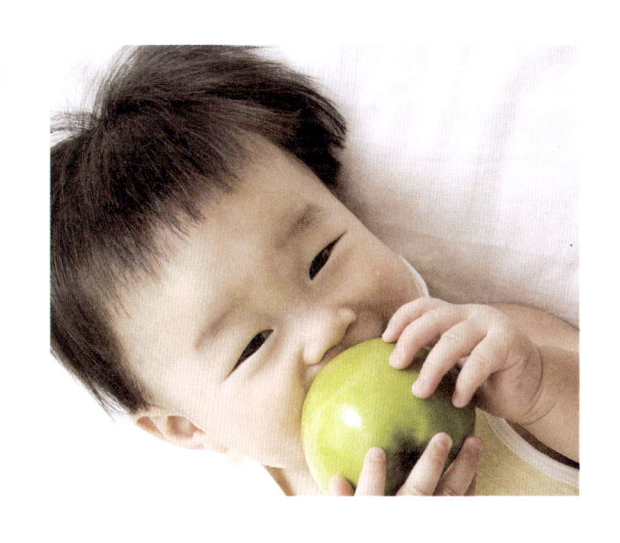

☀ 吃的量增加

给这个阶段的宝宝准备辅食时，可以参照这个量：大米、面粉每天合计100克，豆制品如豆腐或豆腐干每天25克，蛋黄每天1个，肉类每天50~75克，之后根据宝宝的食量做调整并且随着宝宝长大同步增加供应量。

现在的宝宝已经可以一日三餐了，将这些食物平均分到3餐即可，另外在每两餐之间还要给宝宝些点心，果汁、果泥、果酱都可以，每天供应120克。

辅食花样要多一些，经常变化，比如蛋黄就可以做蛋花汤、蒸蛋黄羹、荷包蛋黄等。

☀ 咀嚼难度提高

宝宝吃辅食的量、种类都增加了，咀嚼难度也可以再次提高，从上一阶段的颗粒物过渡到小块状，肉类可以吃碎肉，蔬菜可以吃碎菜。

☀ 饮食习惯固定

这个阶段的宝宝应该像成人一样形成固定的饮食习惯，在固定的时间、固定的地方用固定的方式进食。此时最适合的是一日三餐辅食加2~3顿奶，每餐辅食都固定在餐桌上或者他自己的餐椅上，用饭碗和勺子吃。

特别叮嘱　给宝宝喂饭要一点一点慢慢喂，等宝宝咽下一口再喂另一口，如果一口给太多，容易引起恶心。

培养宝宝饮食好习惯

饮食习惯良好对身体健康有很重要的作用，从小就应该培养。现在宝宝吃辅食已经很有规律了，饮食模式逐渐成人化，正是培养饮食好习惯的时候，一方面是规律宝宝的饮食，另一方面，父母也要保持良好的饮食习惯，给宝宝做出表率。

1 定时、定量、定点吃饭。 饮食习惯最重要的一点就是规律，所以不要让宝宝随便想什么时候吃什么时候吃或者你什么时候方便就什么时候给他吃，也不要想吃多少就吃多少或者总是逼迫宝宝多吃，更不要想在哪里吃就在哪里吃。

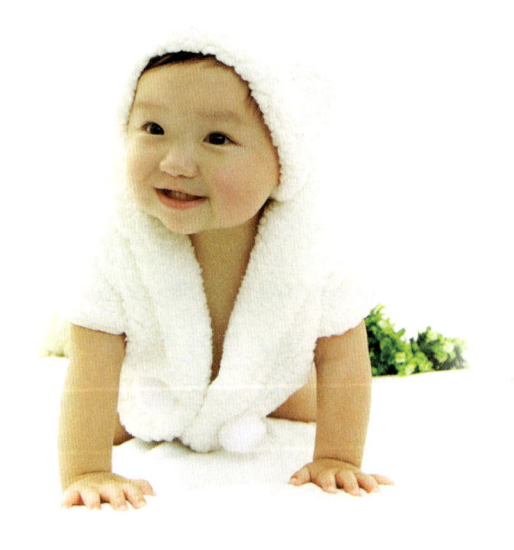

定时，每两餐之间最好相隔4小时左右，这是肠胃对食物有效消化、吸收和排空的时间，把这个间隔时间固定下来，宝宝吃饭时食欲会更好，消化、吸收也更好。

定量，根据宝宝日常表现，总结出宝宝大概一餐能吃多少，然后固定下来。吃固定的量，宝宝不会剩饭，避免了浪费，也不会多吃，消化负担不会增加，自然不会肥胖，因为量是正好适合宝宝食量的，所以也不会没吃饱，自然不用过一会儿得吃零食，这样好的饮食习惯就打好基础了。

定点，固定在一个地方吃饭，可以预防将来宝宝能走路了，你总是追着他喂饭的情形出现。

2 供给宝宝营养平衡的膳食，预防偏食。 给宝宝准备辅食，注意荤素搭配，不要总是偏向于某些食材的选择，尽量多种类，预防宝宝出现偏食现象。实际上越早熟悉的食物，越不会拒绝吃。

3 给宝宝创造宽松的进餐氛围。 轻松的进餐氛围，可以让宝宝保持良好的食欲，还可以促进消化，所以在餐桌上不要过度关注宝宝，也不要呵斥、批评或逼迫，这样宝宝才能喜欢上吃饭。

4 不要给宝宝吃太多零食和饮料。 零食、饮料味道更诱人，宝宝都喜欢，虽说现在市售的零食、饮料很多也都有一定的营养价值，适当给一些没问题，但不能吃太多，更不能在饭前、饭后吃，否则会严重影响正餐食欲，不利于健康的饮食习惯培养，更不能不吃饭、不喝水，只吃零食、喝饮料。

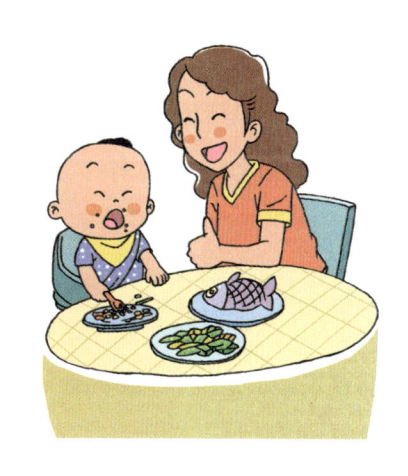

5 父母做好榜样。 宝宝的模仿能力很强，他的饮食习惯的形成，受父母影响很大，所以父母一定要有好的饮食习惯，按时吃饭，不偏食、不挑食，在餐桌上不争吵，用餐时不看电视，这样你就基本不用担心宝宝将来有吃饭不专心、挑食等毛病了。

培养饮食习惯不是一朝一夕就能完成的事，一定要坚持下去，直到其真正建立起来。

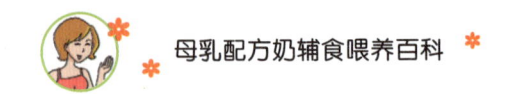

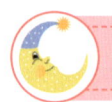

让宝宝学习独立进食

宝宝的饮食模式向成人化发展，还有很重要的一点变化就是自己吃饭。其实宝宝10个月的时候，他就已经有了强烈的要求自己吃饭的欲望，也就从这个时候起进入了培养宝宝独立进食能力的敏感时期，妈妈不要错过，给予适当的训练，如果宝宝要求自己吃，不要拒绝。

让宝宝上餐桌

宝宝跟大人时间一致的三餐，当大人已经在餐桌上就位，准备开始吃饭，最好也把宝宝抱上餐桌，可以给他用儿童餐椅，也可以在常用的椅子上加一个小板凳，抬高座位，让宝宝坐上去，就可以和大人一起用餐了。

宝宝和大人一起用餐，有了观察大人吃饭的机会，这对他掌握吃饭技巧，最终学会独立进食有好处，而且和家人一起用餐，可提高宝宝食欲。

宝宝上餐桌了，一定要注意安全，易碎的盘子、碗、热汤等离开远一些，以免被他打翻。另外，如果是在椅子上加板凳给宝宝坐，还要注意牢靠，别让宝宝摔下去。

锻炼宝宝自己用勺吃饭

宝宝在这个阶段经常抢妈妈的勺子，这时妈妈最好给他准备一套餐具，每次吃饭时给宝宝示范一下，怎样用勺子舀饭放到嘴里，怎样避免撒落，然后就可以让他练习使用。

开始的时候，宝宝会很努力的用勺吃饭，饭总是倒到嘴外边，往往弄得脸上、手上、胸前、桌子、地板到处都是饭，妈妈不必苛责，也不要阻止宝宝的练习，只有允许犯错误，才能更成熟，最终学会像大人一样吃饭。

另外，当宝宝用勺吃饭总吃不到嘴里的时候，他还会放下勺子，改用手吃，也不必纠正，饭桌上不要让宝宝不痛快，只要下次开始吃饭再示范用勺子，让宝宝再练习一下即可，慢慢能用勺子把饭弄到嘴里了，就会用了。到1岁后，宝宝至少能做到用勺子把饭菜送到自己嘴里。

当然，宝宝自己吃的同时，妈妈还是要喂的，宝宝自己是吃不饱的。

用餐形成程序

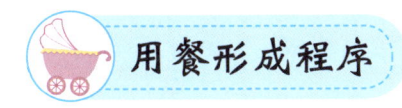

宝宝如果知道下一步将会发生什么，那么他的配合度会更高，吃饭也不例外，所以不妨给宝宝建立起一套用餐程序，宝宝吃辅食就会更顺利。形成一套用餐程序，对宝宝的消化也好，因为程序一旦形成，宝宝更容易出现条件反射，看到饭碗、勺子摆上桌就知道要吃饭了，从而刺激消化系统开始分泌胃液。

建立用餐程序可以这样做，每到辅食做好后，就用愉快的声音高喊："吃饭喽。"然后给宝宝围上围嘴，抱到餐桌前，在他周边铺上垫子，然后拿来餐具，端上辅食，开始进食。

坚持吃饭前一套完整的程序，次次如此，以后妈妈一做吃饭前的准备工作，宝宝就知道要吃饭了，就会乖乖等待饭菜上桌，饭菜端上来之后，也能顺利开始进餐。

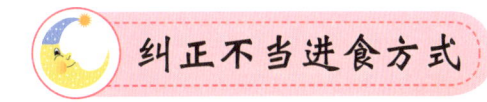

纠正不当进食方式

宝宝的进食习惯正在形成，一些不当的进食方式要及时纠正，不要放任自流，如果延续到宝宝已经长大了，就很难改了。

别追着宝宝喂饭。 宝宝的注意力比较难集中，不能安安稳稳坐下来吃饭。为了让宝宝多吃几口，很多妈妈开始追着宝宝喂。这种做法是不可取的，不单单是不利于形成良好习惯，影响消化，而且特别容易呛到宝宝，要尽早改掉。

别边吃饭边喝水。 宝宝吞咽能力差的时候，可能形成了吃几口辅食喝一口水帮助咽下的习惯，现在要纠正。边吃饭边喝水会稀释胃液，影响消化，容易患胃肠道疾病。

别在饭桌上呵斥宝宝。 宝宝在饭桌上难免犯错，打翻碗、弄撒饭等，妈妈谨记不要呵斥他，宝宝并不是有心犯错，只是"技术"不纯熟造成的，呵斥并不能使宝宝不再犯错，只会给他留下坏印象，让他不再喜欢吃饭。

别在吃饭时逗笑宝宝。 在宝宝吃饭的时候，最好让他一心一意地吃，不要逗笑，尤其在宝宝嘴

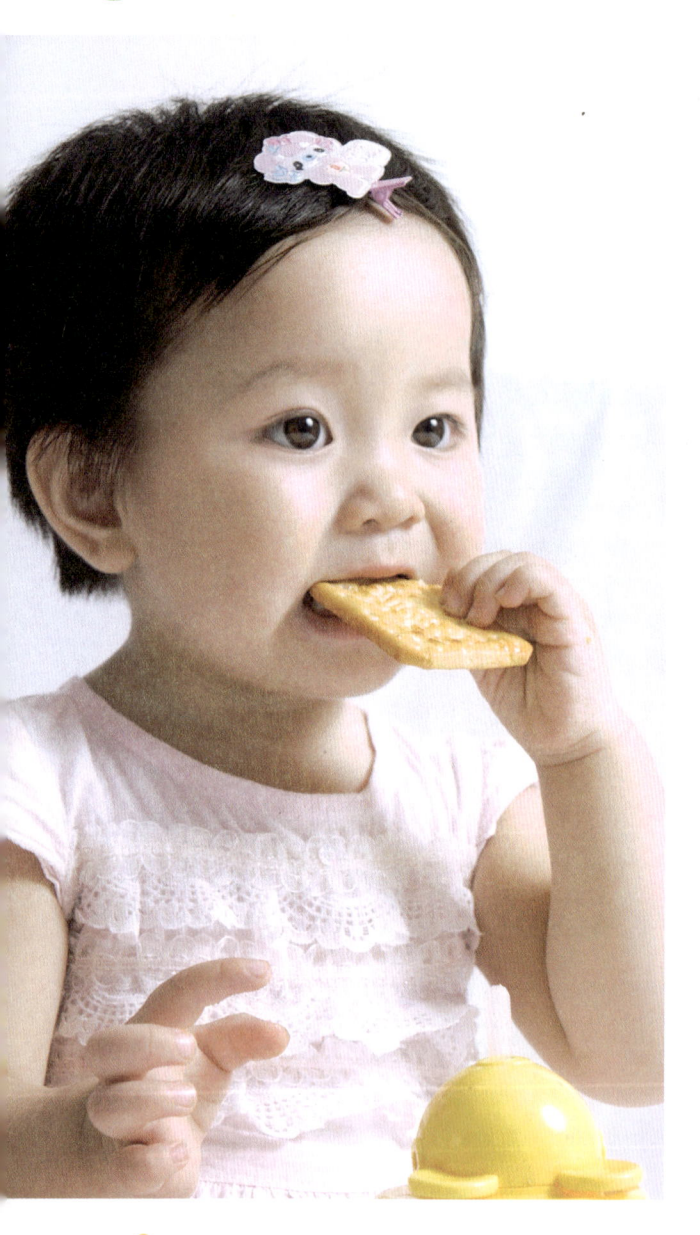

里含着饭菜的时候更不要这样做，以免引起呛咳，让宝宝变得害怕吃饭。

别束缚宝宝。宝宝坐在餐桌前往往不"老实"，双手一刻不停歇，妈妈千万不要束缚，如果妈妈一只手按住宝宝双手，一只手喂宝宝吃饭，那宝宝可能一口都不吃了。受束缚是宝宝最不愿的事，他的叛逆心不可忽视。

别为了刺激宝宝多吃饭做许诺。常有妈妈为了让宝宝多吃一口，许诺宝宝吃了辅食之后可以吃什么或者玩什么，这种方式也要纠正。做许诺会让宝宝有一种感觉，吃辅食就是完成任务，而之后的吃或者玩的项目才是主要的，因而不喜欢吃辅食。

况且这样做容易让宝宝多吃，容易发胖，而辅食之后给的零食往往也是发胖的食品，对宝宝健康很不利。

别允许宝宝边吃边玩。宝宝玩得正兴起，不肯吃辅食，妈妈就建议他拿着玩具边玩边吃，这样也不好，宝宝吃饭时精神无法集中，不能形成良好的进食习惯，对消化不好。

宝宝咀嚼、吞咽能力差要坚持锻炼

现实中发现有的宝宝已经到了可以和大人一样吃饭的年龄了，却还需要把食物研磨细腻或者煮得软烂才能吃下去，咀嚼、吞咽能力明显偏低，这主要是在添加辅食时没有很好锻炼导致的。

10个月的宝宝已经能吃小块的、比较软的固体食物了，将近1岁应该能吃较大块的硬食了。妈妈要注意观察，预防宝宝咀嚼、吞咽能力发育迟缓。

咀嚼、吞咽能力差影响健康

有的妈妈可能认为咀嚼、吞咽能力差没关系，只要食物做的细软就可以了，其实远非如此，咀嚼、吞咽能力差对健康影响很大。

首先，宝宝的肠胃没有机会消化粗糙、硬的食物，用进废退，相关的功能就会有所退化，以后宝宝稍微吃得不合适就会肠胃不适。

其次，宝宝长期吃加工特别细腻的食品，营养容易不足，因为食品都是加工越细腻营养流失越严重的。

再次，咀嚼、吞咽能力长时间得不到应有的锻炼，与之相关的肌肉发育会受影响，如脸部、口腔、牙龈等，最终导致脸形奇怪，舌头、嘴唇僵硬，连语言表达能力都受限制。

咀嚼、吞咽能力差要重新练起

如果发现宝宝咀嚼、吞咽能力较差，要及时重新练起，不要总是担心宝宝嚼不动或咽不下，能力都是慢慢培养的，不要低估宝宝的潜力。

到了该用勺子吃辅食而宝宝还只愿意用奶瓶的要开始锻炼使用勺子，到了该吃固体食物还不能吃的，锻炼他先吃软质的固体食物，然后逐渐加大硬度。坚持锻炼，到宝宝1岁的时候差不多就可以赶上其他宝宝了。

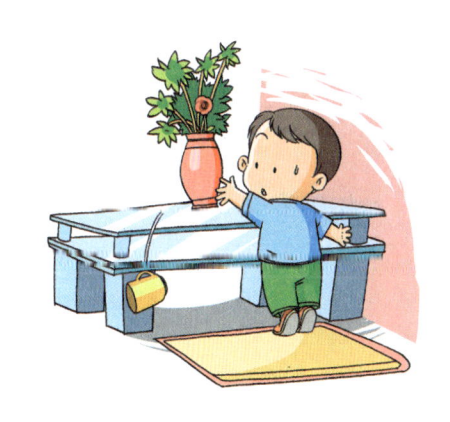

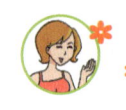

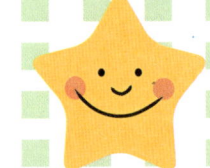

合理安排宝宝饮食

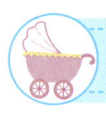

科学搭配，让辅食更有营养

宝宝能吃的辅食种类多了，这就有一个搭配的问题，搭配得好，宝宝能吸收到更多营养，搭配得不好，不但营养吸收成问题，还可能造成宝宝身体不适。

☀ 推荐采用的搭配

通常来说，动物性食物和植物性食物搭配，两者的营养价值都可以得到更充分的发挥，例如以下几种就是好搭配：

猪肉配大蒜：大蒜中的蒜素可提高猪肉中维生素B_1的吸收率。

羊肉配洋葱：洋葱可防止人体过量吸收羊肉中的脂肪。

牛肉配土豆：牛肉对胃刺激较大，土豆保护胃黏膜不受牛肉的过度刺激。

鱼肉配豆腐：鱼肉中的维生素D可促进豆腐中的钙的吸收，鱼肉和大豆中的蛋白质不同，两者搭配可使蛋白质摄入更合理。

大豆配猪肉：大豆蛋白和猪肉蛋白形成互补，使蛋白质摄入更合理。

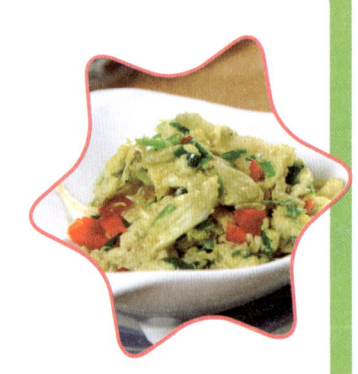

另外还有些植物性食物之间的搭配，也能使蛋白质摄入更均衡，比如大豆配大米、玉米配豌豆，还有些搭配如海鲜搭配蔬菜，两者的酸碱性可得到较好地中和，减少对人体的伤害，此外吃全麦面包的时候，可以抹些花生酱，花生酱中的脂肪可以帮助面包中的维生素E吸收。

搭配中如果有宝宝没吃过的种类，最好先单独吃一次，看是否过敏，没问题然后再搭配着吃。

✹ 忌讳采用的搭配

互相之间存在冲突关系，彼此影响营养吸收的食物种类，妈妈需要死记硬背记住，给宝宝吃辅食的时候，选择了一种就要回避与之相克的另一种，包括以下几种搭配方式都要避开：

❶ 喂了牛奶或配方奶，不要马上吃草莓、苹果等水果，水果中的维生素C和果酸会与牛奶中的蛋白质凝固成块，两种营养素吸收效果都不好，而且会影响胃功能。

❷ 吃黄瓜时不要蘸花生酱，容易引起腹泻。

❸ 吃胡萝卜的时候不要吃任何含有维生素C的蔬菜、水果，胡萝卜中的分解酵素抗坏血酸会破坏维生素。

❹ 吃鸡蛋时，不要喝豆浆，会降低蛋白质的营养价值。

❺ 吃鱼、虾时不要吃酸性水果，会降低蛋白质利用率还会形成钙化物，刺激胃，引起不适。

妈妈如果有时间，不妨给宝宝做做食谱，好好搭配，让宝宝每天的饮食都有翻新和新花样，使他一直保持旺盛的食欲，永远不会吃腻辅食。

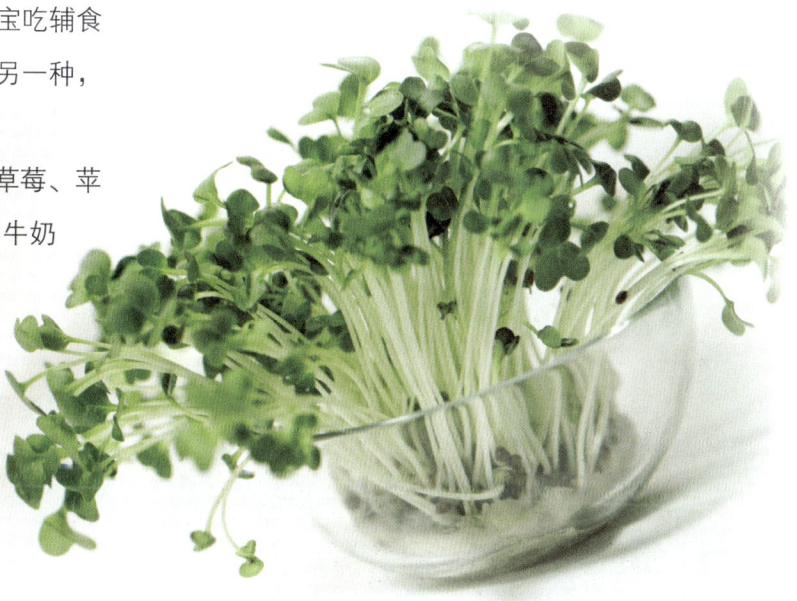

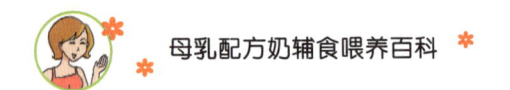

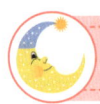

留住蔬菜中的维生素

蔬菜是多种维生素的主要来源，但是很多维生素容易氧化、流失，如果维生素少了，蔬菜的营养价值最少降低一半。所以在购买蔬菜，加工蔬菜辅食和给宝宝食用时，要最大可能地留住蔬菜中的维生素。

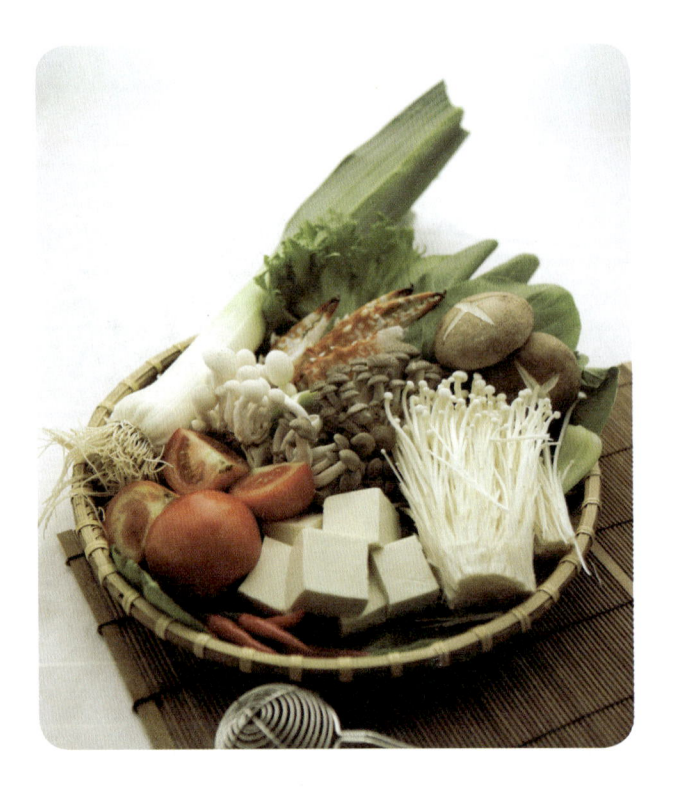

1 尽量购买新鲜蔬菜，少买冷冻、冷藏蔬菜。 冷冻、冷藏后，蔬菜里的维生素会大量流失，因此购买蔬菜最好到传统菜市场里选新鲜的，不要到超市里买冷冻或冷藏菜。其中绿叶蔬菜更要买新鲜、吃新鲜。

2 蔬菜要先洗后切。 清洗蔬菜时要先洗后切，切了之后再洗，也会流失大量维生素，另外洗的时候不要长时间浸泡，切好后尽快烹调。

3 煮好的蔬菜放温后要及时喂食。 煮好的蔬菜辅食只要放温就可以喂了，不要长时间放置不吃。放置时间越久，维生素流失越严重，大约20分钟，就能流失50%以上的维生素。

4 烹调蔬菜辅食，时间不要太久。 蔬菜辅食只要不是很硬，宝宝能吃即可，最好不要长时间炖煮，那样会使大量维生素流失。如果是宝宝能生吃的蔬菜可以生吃。

综上所述，从传统菜市场购买新鲜蔬菜，买回后先洗后切，切后马上烹调，烹调好后尽快喂食是留住蔬菜中维生素最佳的方法。如果同时做了几样辅食，可以把烹调蔬菜放到最后一步。

宝宝吃什么拉什么怎么办

添加固体食物后，宝宝的肠胃不适应，有段时间会出现吃什么拉什么的现象，大便中常有整块的菜叶、整粒的米饭、肉丁等，这是正常现象，大多数宝宝都要经历这样一个阶段。

遇到这种情况，固体食物要继续添加。吃什么拉什么，并不是完全没有消化，只是有少部分消化不彻底而已，营养还是吸收到一部分的，而且这对肠胃功能起到了锻炼作用，过一段时间，肠胃功能提高了，适应了固体食物，大便就会逐渐正常了。

在这段时间里，宝宝的大便还可能有时偏干，有时又偏稀，有时候1天拉2~3次，有时候2~3天才拉1次，有些不规律，但只要是软便，拉着也不费力，宝宝不哭闹，那就不要紧，慢慢会规律。

添加固体食物后，如果宝宝出现了腹泻、便秘、食欲减退的现象，辅食的硬度和粗糙度都要适当降低，做得软烂一些，颗粒再小一些，过一段时间再加相对粗糙、硬的辅食。

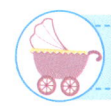

预防宝宝偏食

宝宝偏食是目前比较多见的一种现象，也是妈妈们比较头疼的一个问题，其实预防宝宝偏食，应该从小抓起，从宝宝能吃辅食就应该开始注意了。

宝宝偏食很小一部分是身体因素，比如对某些食物消化不良或者不耐受，因而很少吃导致的，但更多的是环境和心理因素，有些是吃某种食物太多产生了厌恶情绪，有些是总被限制吃某种食物以致后来看到这种食物就会有不愉快的感觉，有些是父母说不好吃，自己也感觉不好吃了，所以可以说宝宝偏食主要是大人导致的。为预防宝宝偏食，妈妈要做到一是不给宝宝择食，二是自己做出不偏食的榜样。

纠正宝宝偏食

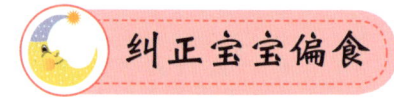

宝宝能吃的东西越来越多，自然就有喜欢吃的和不喜欢吃的，不过此时宝宝偏食并不可怕，只要慢慢纠正即可，不过要同时想办法让宝宝摄入更合理的营养。

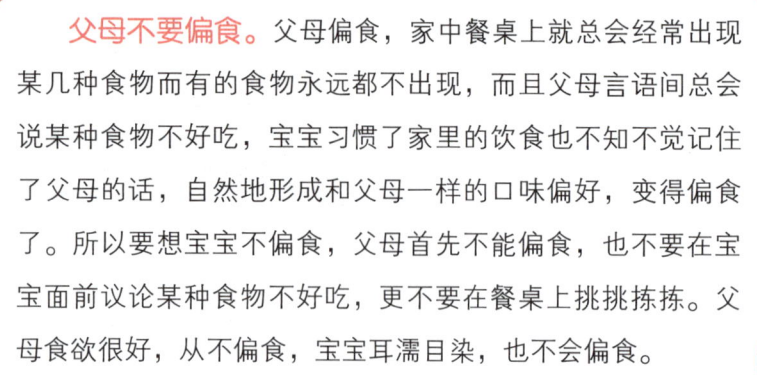

不要给宝宝择食。只要宝宝不过敏，什么都应该给他吃，只要不是不健康的食品，不是不适合宝宝吃的食品，都可以，不能因为自己觉得某种食物不好吃就不给宝宝吃，妈妈觉得不好吃，宝宝不见得也觉得不好吃。过度的择食只会让宝宝养成偏食的毛病。

父母不要偏食。父母偏食，家中餐桌上就总会经常出现某几种食物而有的食物永远都不出现，而且父母言语间总会说某种食物不好吃，宝宝习惯了家里的饮食也不知不觉记住了父母的话，自然地形成和父母一样的口味偏好，变得偏食了。所以要想宝宝不偏食，父母首先不能偏食，也不要在宝宝面前议论某种食物不好吃，更不要在餐桌上挑挑拣拣。父母食欲很好，从不偏食，宝宝耳濡目染，也不会偏食。

预防宝宝偏食很重要，不过现在的宝宝有些偏食不必太担心，他还小，只要认真引导很快就能纠正。

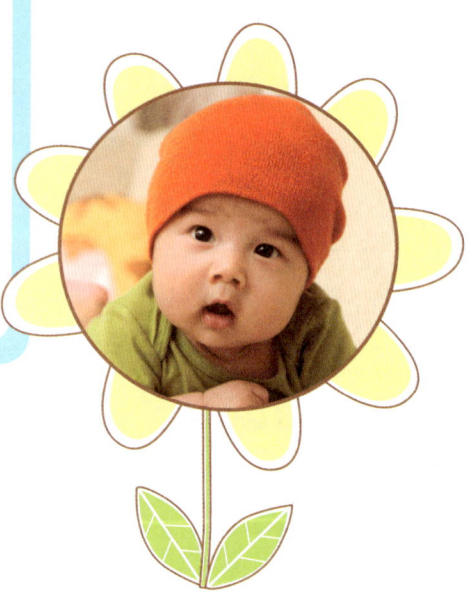

☀ 此阶段偏食不要紧

现在的宝宝偏食还不是真正偏食，可能就是不喜欢一种食物的样子、颜色，下次做的时候做下变化，宝宝可能就接受了，有时候只是感觉某种食物陌生、恐惧，因而不接受，当这种食物出现的次数多了，陌生感消除，也就接受了，偏食问题就都不存在了。

另外，现在辅食还不是宝宝主要的营养来源，所以偏食不会对他的健康产生根本性的影响，更何况每种食物都有营养价值相当的其他食物可以替代，并非非此不可，只要正常吃奶再吃点辅食，基本不会缺营养。

所以，当小宝宝偏食的时候，不要着急，更不要逼迫他接受某种不喜欢的食物，那可能适得其反，反而让宝宝真的不喜欢吃这种食物了。

☀ 纠正宝宝偏食

此阶段宝宝偏食没关系，但不能继续发展下去，要及时纠正，长大后再纠正就不那么容易了。

1 如果宝宝把某种食物吃下去之后又吐了出来，可能是不喜欢它的味道，妈妈可以在烹调上变变花样，做得更细致一些，也可以把这种食物跟其他宝宝喜欢的食物混合在一起，一同吃下去了，慢慢习惯了这种味道就不会挑了，比如宝宝不喜欢吃鸡蛋，可以把鸡蛋跟鱼肉一块做成丸子，宝宝不喜欢吃蔬菜，可以把蔬菜做成馅包饺子等等。

2 有些食物宝宝吃了过敏，可以暂时不再吃，但不能永久不尝试，而是隔一段时间少添加一些，逐渐脱敏，最终让宝宝接受。

3 多给宝宝一些积极的心理暗示，让他接受某些东西很好吃的想法，比如"凉拌黄瓜凉凉脆脆，真好吃。""我最喜欢喝肉汤了，真香。"

4 用玩游戏的方式让宝宝吃下他不喜欢吃的食物，比如"我们来当小白兔吧，小白兔最喜欢吃油菜了。"或者说"让小鱼到我们的肚子里游泳吧。"

5 跟宝宝比赛吃那种他不喜欢吃的食物，看谁先吃完谁就是好宝宝，宝宝也会愿意比赛的。

这样用多种方法坚持引导一段时间，宝宝偏食毛病就纠正过来了。需要注意一点，纠正偏食千万不要用欺蒙哄骗的方式，明明不是甜的，却告诉他是甜的，以免引起宝宝更深的反感。

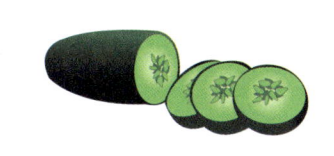

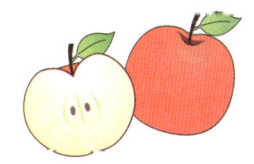

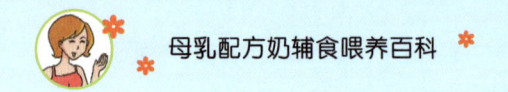

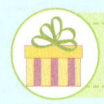

不要依赖偏食奶粉

偏食奶粉指的是可以帮助偏食宝宝平衡营养的奶粉，目前市场上这类产品不少，类似"全营养配方奶""多营养配方奶"等，广告语也很有吸引力，比如"含有55种天然食物的营养成分""帮宝宝均衡补充营养"等，让很多父母以为喝了偏食奶粉就真的可以帮助宝宝平衡营养，从而放弃了在饭桌上纠正宝宝偏食行为的努力。其实偏食奶粉真有那么好的效果吗？答案是否定的。

通过对多个地区的一项综合研究发现，这些特殊配方奶粉的确可帮助宝宝摄入更多营养，但单靠饮用这类奶粉，对改善宝宝偏食效果不大。

首先，偏食奶粉一般都较注重强化宝宝易缺乏的营养素，如各种维生素和钙、铁、锌等矿物质，但不同宝宝偏食造成的营养不均衡是不同的，长期食用这些偏食奶粉就会导致某些宝宝某些营养素摄入过量，而另一些营养素始终缺乏的现象。

其次，偏食奶粉一般都有较高的能量，如果宝宝为了摄入更多的营养始终坚持喝较多奶粉，很容易发胖。

所以宝宝偏食还是要耐心纠正，配以科学的营养指导才能真正改善，偏食奶粉不能盲目依赖。

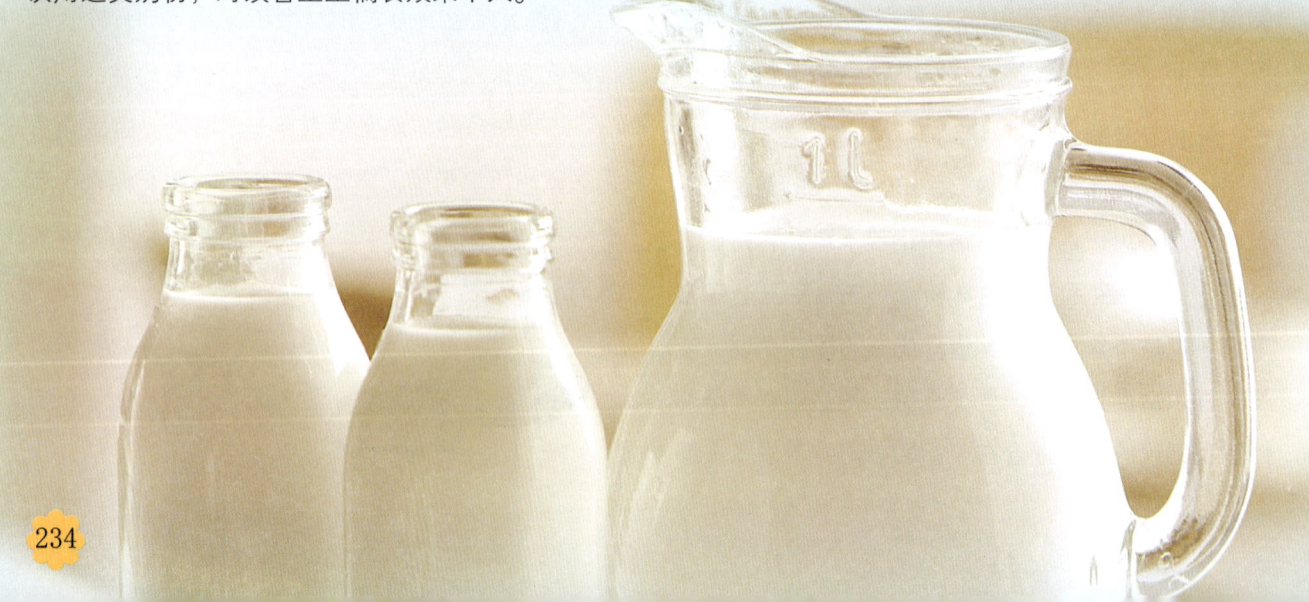

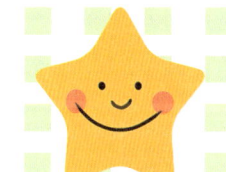

正式开始断奶

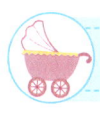

断奶采用自然断奶法

有的宝宝很省事，随着辅食摄入量增加，对母乳就不感兴趣了，只要辅食吃饱就不再要求吃母乳，断奶就自然完成了，过程非常平静。如果宝宝没有这么省事，需要妈妈采取手段来断奶，那么也不用大张旗鼓地进行，最好采用自然断奶法，这样断奶过程也会比较平静，妈妈和宝宝都不会感觉痛苦。

✹ 自然断奶法是最好的断奶方法

自然断奶法讲究的是循序渐进，通过逐渐拉长两次喂奶时间间隔，实现逐渐减少喂奶次数，一天4次减成3次，3次减成2次，2次减成1次，最后1次也不喂了，断奶就完成了。另外还有一种方法，就是把最不胀的那一顿先断掉，用配方奶或辅食代替，接着再断一顿不是特别胀的那一顿，一顿一顿断掉，最后实现完全断奶。

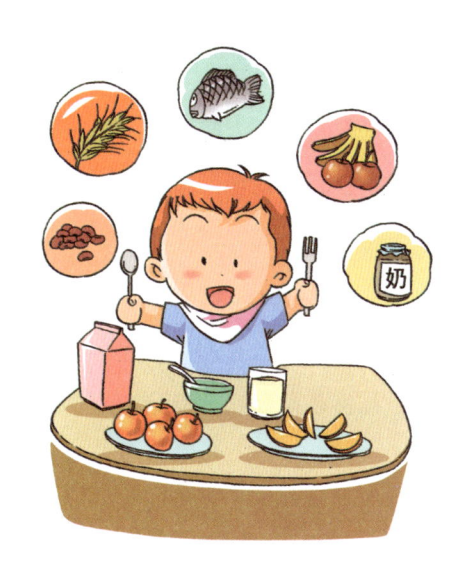

一般来说，最晚断也是最难断的是早上睡醒后、晚上睡觉前的那两顿。

断早上那顿对宝宝来说没那么难，因为宝宝早上都心情好，对母乳以外的其他食物接受度也比较高。难度主要在妈妈，一是因为早上胀奶比较严重，二是宝宝醒来得很早，妈妈来不及做其他准备，喂母乳最方便，就直接喂了。所以断这顿奶，关键在于妈妈努力，不妨早些起床给宝宝做好辅食或冲好配方奶，等宝宝醒来后就喂，早上这一顿很简单就断掉了。断晚上睡前的奶主要难度就在宝宝身上了，可以这样做：晚上的辅食尽量给宝宝一些比较扛饿的食物，也可以喂些奶，确保他睡前不会饿，然后睡觉的时候让别人哄，看不到妈妈可能也就不要求吃奶了，自然就能断掉了。

✺ 避免伤害宝宝身心健康的断奶法

传统上有很多断奶法，比如在乳头上涂抹辣椒、绑线、涂颜色、贴胶布等等，还有让宝宝跟妈妈完全隔离，虽然也能断奶，而且快速彻底，但不提倡。

首先这样做容易伤害宝宝感情。宝宝吃母乳不仅仅是满足身体需求，也是一种感情慰藉，突然断掉容易让他变得很没安全感，以为妈妈不要自己了，陷入深深的焦虑中，反应严重的宝宝会在断母乳的同时，连配方奶、辅食都一同断掉，不肯吃了，即使吃食欲也不太好，对身体造成极大的影响。

有的宝宝还会通过吮手指、被角、妈妈的衣物等来获得安慰，形成癖好，严重影响心理健康。

其次，骤然断奶对妈妈来说也比较痛苦。其实妈妈也需要时间来适应断奶过程，如果骤然断掉，乳汁仍然分泌旺盛，妈妈被胀奶的痛苦困扰也是很严重的。如果还采用了隔离的断奶法，胀奶的同时，妈妈还特别思念宝宝，心理压力也很大。

所以，这些极端的断奶法虽然见效快，还是不要采用，最好用自然断奶法。

自然断奶法，如果妈妈有耐心，时间也允许，可以在2~3个月内完成，慢慢进行，如果不想拖太长时间，可以在2周内完成，但不要低于2周。

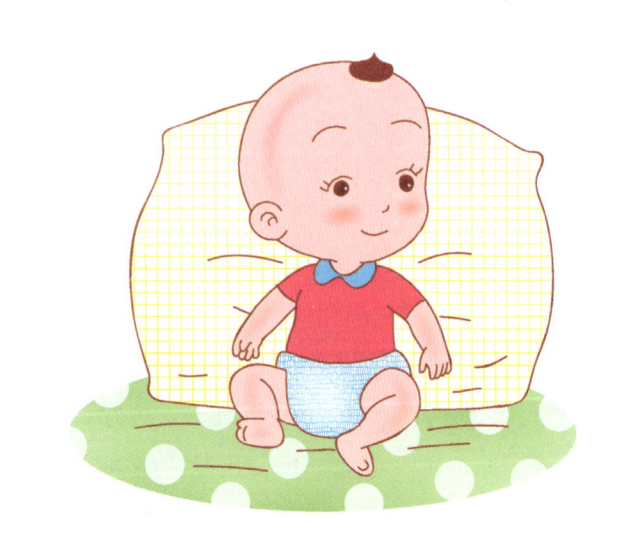

断还是不断要看宝宝情况

世界卫生组织和国际母乳协会都提倡最好将母乳喂到宝宝2岁及2岁以上，但是我们中的大部分人可能都做不到这一点，你可以尽量坚持到你能坚持的时间再断，如果坚持不了更久，最少也要喂满6个月，如果能坚持到在1岁时更好。

1岁宝宝基本做好断奶准备

将近1岁的时候，宝宝咀嚼能力、吞咽能力很好了，所以辅食一般都已经吃得很好、很有规律了，体内消化酶也增加了，消化能力越来越强，能从辅食里摄入相当量的营养，而且宝宝满1岁以后能够喝纯牛奶了，此时断奶，宝宝的营养不会出现严重问题，可以说他的身体已经为断奶做好准备了。另外，也是因为辅食添加，宝宝对母乳已经不那么依赖，可能比起母乳来还更喜欢辅食，可以说宝宝从心理上也做好了断奶的准备。因此，1岁左右，宝宝对断奶是可以接受的。

尽管在将近1岁时，宝宝从身体和心理两方面都做好了断奶的准备，但并非必须在1岁时断掉，有些宝宝需要尽快断掉，有的宝宝则可以再喂一段时间，有的宝宝则必须将断奶时间延后，所以断还是不断还要看具体情况。

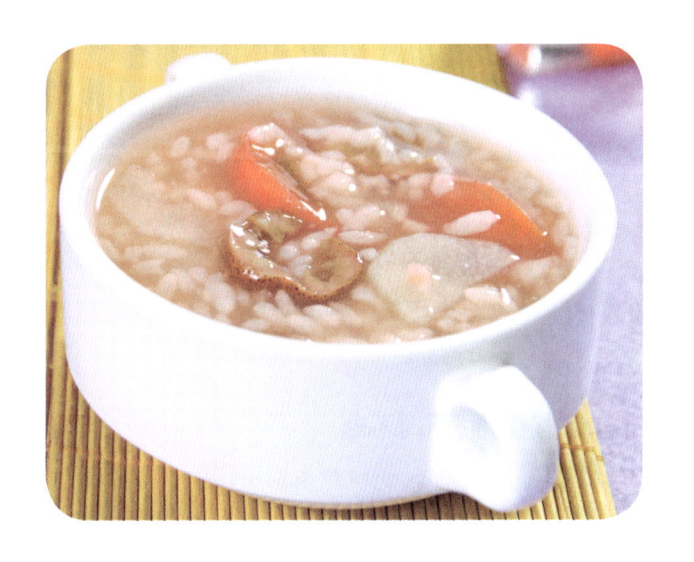

有些宝宝必须尽快断奶

有些宝宝特别依恋母乳，甚至只吃母乳，不吃辅食也不吃其他奶类，这样的宝宝需要尽快断奶，如果不及时断奶，对宝宝的身体和心理都将产生不良影响。

首先，此时母乳的营养已经不能满足宝宝的身体需求了，尽管有的妈妈乳汁特别丰富，宝宝只吃母乳也能吃饱，但只吃母乳不吃辅食或者很少吃辅食，时间长了，也会营养不良。

其次，对母乳依恋特别严重的宝宝如果不及时断奶，还会影响宝宝个性发展，以至于他不愿意承认自己是独立存在的，独立性特别难建立，特别黏人，妈妈和宝宝都会感觉疲累。

因此，特别依恋母乳的宝宝，及时断奶是必要的，在满1岁时可尽快、坚决地断，否则越晚越难断。

❋ 有些宝宝可暂时不断

妈妈乳汁丰沛，还愿意再喂一段时间，那是很好的，但仅限于宝宝对母乳不是很依恋的情况下，要求宝宝母乳和辅食都吃，而且辅食吃得很好。这样的情况下，母乳喂养坚持时间越久越好，最好坚持到2岁以上。

这样的宝宝，到最后断奶的时候其实也几乎不需要采取断奶的手段，只要不喂了就可以，宝宝不会特别要求，不给吃了也不介意，对妈妈来说是最省事的。

如果决定在1岁左右彻底断掉，可以在10个月的时候就开始着手，慢慢进行，可能在将近1岁的时候断奶就完成了。

断奶需选择好时机

有时候妈妈已经计划好断奶的时间了，但并不一定非按照计划进行，遇到某些情况，比如宝宝身体不适、生活环境变了等，仍然坚持断奶，宝宝的健康可能会受影响，所以需适当将断奶时间往后顺延。因此，断奶也有个时机问题，一定要选好时机。

❋ 气候条件要适合断奶

从大的时间范围来讲，春秋气候宜人，宝宝食欲好、情绪也稳定，断奶后出现问题的概率较少，断奶比较适合。但是，从医院的门诊来看，春季是各种细菌、病毒猖獗的时候，是各种疾病的高发期，门诊中患呼吸道疾病的宝宝特别多，而秋季9~10月份是宝宝生病最少的季节，可见秋季宝宝抗病力最强，是最适合断奶的季节。

夏季和冬季，气候条件极端，宝宝本身抗病能力较差，一旦此时断奶，宝宝失去妈妈乳汁中抗体的保护，遇到特别炎热和寒冷的时候，很容易生病，所以不适合断奶。

如果宝宝在春季、冬季或夏季满1岁，断奶时间最好延后几个月，等到秋天的时候再断，如果等不到秋天，那就尽量选择春天。

☀ 生活环境要适合断奶

气候条件适合了，还要看生活环境是否适合，主要看最近生活环境是否有大的变化，如果刚刚搬家或者正在旅行或者刚刚换了看护人，那最好不要着急断奶，要等宝宝适应了新环境、新的看护人，新的看护人也了解宝宝了之后再断，这样宝宝受到的冲击较小。

☀ 宝宝身体要适合断奶

如果宝宝正在生病，最好不要断奶。生病的宝宝食欲差，抵抗力低，如果再断奶，生理、心理压力都会增大，对健康很不利。另外，如果宝宝正在出牙，等同于生病，此时宝宝往往情绪烦躁、食欲很差，心理上需要母乳安慰，生理上也需要母乳提供营养，最好不要断奶。

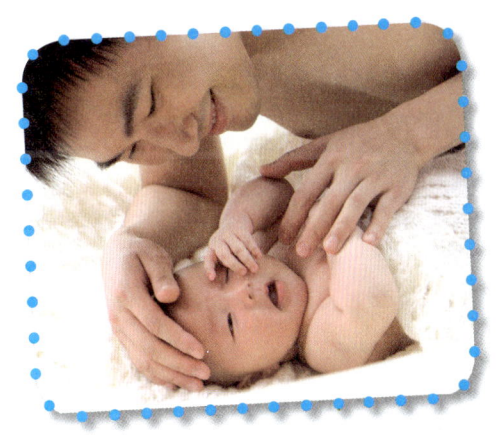

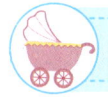

适当的母子分离可促进断奶

我们不赞成采取母子长时间分离从而实现断奶的这种做法，但是适当地、短暂地进行母子分离对断奶是有利的，而且基本不会影响宝宝情绪和母子感情。

1 短暂分离母子。 在通常喂奶的时间段，实行短暂母子分离，让宝宝在该吃奶的时间吃不到奶，从而促进断奶顺利进行。

宝宝吃奶其实也是一种习惯，到了吃奶时间不吃奶就像缺了什么一样不安，把这种习惯改掉，断奶就能顺利些。所以，每到吃奶的时间，妈妈可以暂时消失一段时间，让宝宝跟其他人相处，把这一顿奶错过去，这样意识不到自己没吃奶这个问题，这个吃奶的习惯也就维持不下去了。

239

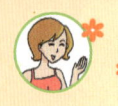

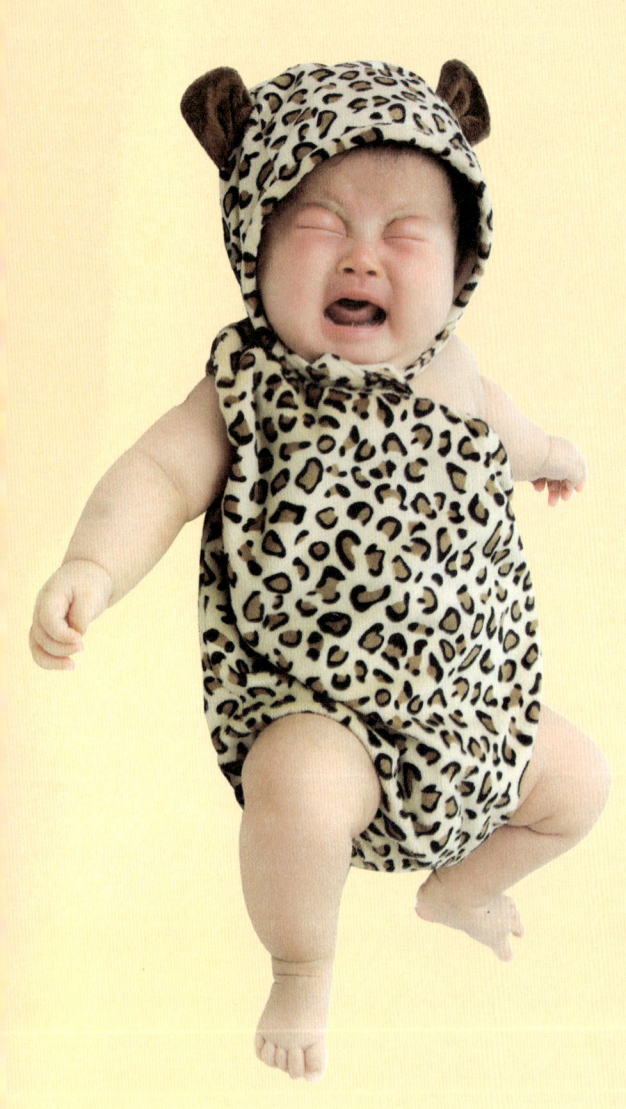

2 **分离母乳和宝宝。** 别让宝宝随意接触到妈妈的乳房，也别让他看到能联想到吃奶的画面和味道等，实行宝宝和母乳的分离。

在这个阶段，妈妈最好穿紧身的衣服，别让宝宝轻易掀开衣服摸到乳房、吃到奶，另外可以在身上喷点香水，掩盖乳汁的味道，还有别让宝宝看到电视里、画册里宝宝吃母乳的情景，以免勾起他吃母乳的念头。

3 **隔断宝宝对母乳的依恋心理。** 让宝宝从妈妈的乳汁以外的人和事处获得心理安慰，从而不再需要吮吸乳汁来安慰自己，分离宝宝对母乳的心理依恋。

在断奶的时间里，让爸爸多带宝宝，妈妈跟宝宝相处，更多的是玩游戏，给宝宝母乳以外更多的关爱，让宝宝从母乳以外的渠道获得心理安慰，对母乳的依恋就会少一些。

4 **让宝宝意识到自己是独立的。** 用言语鼓励宝宝，让宝宝明白自己并非非吃母乳不可，断奶也会顺利些。比如看到别的小宝宝吃母乳，妈妈可以告诉他："宝宝长大了，不再需要吃奶了，小宝宝才吃奶呢。"让他感觉自豪。同时，家人要多夸奖宝宝辅食吃得好，就像大孩子一样，也能使宝宝对母乳不再那么依恋。

总之，断奶不宜粗暴，为了让宝宝在不知不觉中把奶断掉，妈妈和家人要多做些努力和尝试。

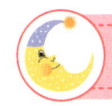

断奶不能反反复复

我们说过，断奶前一定要做好心理准备，下定决心后才断，不要断了之后再喂，喂了没几天又断，让妈妈和宝宝都备受折磨。

断奶期，即使是用自然断奶法，宝宝哭闹几次也是必然的，还有些宝宝即使饿着也坚决不吃奶粉。如果妈妈真的受不了宝宝哭闹或挨饿的煎熬，建议不要断，等到宝宝不吃了，奶就自然断掉了。如果要断，建议在宝宝即将要吃奶前就离开宝宝，躲过宝宝哭闹或挨饿的情景。

其实，相对于宝宝的哭闹和挨饿，妈妈的失落感是导致断后重新喂奶的主要原因。断奶后，妈妈从被需要、被依赖的地位降到可有可无，为了弥补自己的失落感，又重新喂奶的并不乏其人。

事实证明，断奶后又重新喂奶的妈妈往往过不了多久又会再次尝试断奶，而断不了的时候就接着再喂，总要经历几个反复。

反反复复断奶，宝宝在经历过失而复得之后，再断会更困难，哭闹得更厉害。所以断奶不能反反复复，要么不断，要断就一断到底。

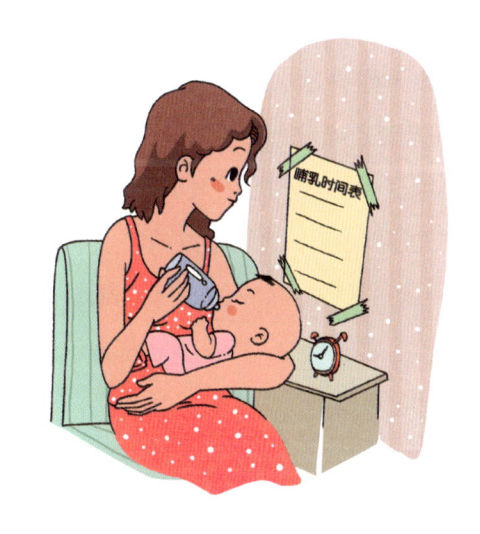

断奶后妈妈怎么回奶

宝宝断奶了，妈妈还有个回奶问题，采用自然断奶法断奶，回奶也比较自然，慢慢减少分泌，到最后就没有了。断奶过程越长，回奶越没有痛苦，一般哺乳达到了10个月或1年的，完全可以自然回奶。如果已经坚持喂奶到宝宝2岁以上，奶水会很自然地减少分泌直到停止，基本不存在回奶的问题。如果断奶过程较短，而乳汁又特别丰富，胀奶引起的痛苦并不小。断奶完成后就要开始回奶了，千万不要因为胀奶难受又开始给宝宝喂奶。

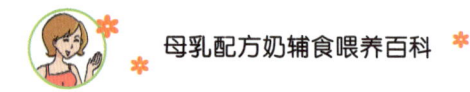

🌟 回奶方法有很多

如果没能自然回奶，很多种药物都有回奶作用，西药如乙烯雌酚口服，苯甲酸雌二醇肌肉注射，连续使用3~5天就可以回奶了，中药如炒麦芽熬汤，连服3~5天，也有很好的回奶效果。

在回奶的时候，妈妈要注意少喝汤水，少吃荤腥等营养丰富的食物，这些食物都是下奶食物，会增加回奶的难度，最好素食几天。

🌟 乳房残留乳汁要不要挤出

断奶后，不管回奶多迅速，乳房里都会有些残留的乳汁，有些妈妈有疑问，这些残留的乳汁该不该挤出来，不挤出来会不会有什么影响。一般来说，就由着乳房胀痛，不去挤出更有利于快速回奶，如果总是挤出相当于宝宝一直在吃，就不容易回奶。不过，如果胀痛非常厉害，就要适当挤出一点，以免乳汁淤积严重造成乳腺炎。只是要注意挤出不能太多，只要能稍微缓解痛苦就可以了。

特别叮嘱：回奶千万不要采用用毛巾勒紧胸部、用胶布封住乳头等这种极端的方法，这样做很容易引起乳房胀痛，严重时可导致乳腺炎。

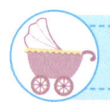

断奶后不能断乳类食品

我们必须明白，断奶仅仅指的是断母乳，而不是断乳类食品，相反，断奶后必须供给足够的乳类食品，可以是配方奶，也可以是纯牛奶。

🌟 配方奶、纯牛奶怎么选

断奶后，到底该给宝宝喝纯牛奶还是配方奶，还要看宝宝的情况，如果宝宝已经满1岁了，当然可以喝配方奶，但也能够直接喝纯牛奶了，一般不会发生过敏，消化也没多大难度；如果还不满1岁，最好喂配方奶。不过，有的宝宝不喜欢配方奶的味道，反而能接受纯牛奶，那就可以喂纯牛奶。

如果选配方奶，1岁前选2段奶粉，1岁以后选3段奶粉，营养更符合宝宝身体需求，如果选择牛奶，不要选甜牛奶、高钙奶、低脂奶等，这些牛奶营养构成比例都做了有针对性的调整，对宝宝身体来说不是很合适。

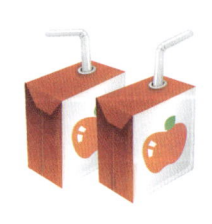

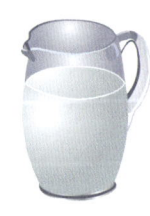

提醒妈妈一点的是，如果订购鲜牛奶，要跟大品牌供应商联系，不要随便购买养牛人家的奶，这样的奶虽然我们能看到很新鲜，但是无法检测其安全性，可能更不安全。

如果给宝宝喝纯牛奶，喝之前一定要滚开两次，充分杀菌并且让牛奶蛋白变性，这样处理过的牛奶更不容易引起过敏也更容易吸收。

❋ 每天喝多少奶

断奶后的供奶量要参照断奶前的喝奶量，如果还不满1岁，大概每天要供应600毫升配方奶或鲜牛奶，分2~3顿喝，平均分配1天的奶量即可。到了1岁以后，每天喝400~500毫升，1天2顿就可以了。

无论是喝配方奶还是喝纯牛奶，都不要随便加量，以免影响辅食的摄入量。奶吃太多，辅食吃太少，宝宝容易营养不良，出现肥胖或者维生素、矿物质缺乏等问题。

特别叮嘱：宝宝断奶后，开始喝配方奶或纯牛奶之后，一定要记得让宝宝多喝水，防止上火。

预防宝宝患上断奶综合征

断奶综合征指的是宝宝在断奶后出现的一系列健康和精神问题，长时间得不到纠正会导致进一步营养不良，最终影响宝宝身体发育。

❋ 断奶综合征的表现

在断奶后，妈妈要不断观察宝宝的表现，监测宝宝的生长发育情况，如果出现以下情况，可能就是患上断奶综合征了：

1 宝宝生长出现停顿，体重不增，身高、胸围也低于同龄宝宝。

2 皮肤常有浮肿，肤色发灰或黄，而且发亮，缺乏弹性，有时可看到皮肤色素沉着和脱屑或裂纹。头发稀疏，干枯无光泽，发色可由黑变棕，由棕变红。

3 食欲不好，无论是对奶还是对辅食都不感兴趣，吃得较少，经常有腹泻或便秘现象。

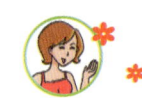

④ 精神不好，常常哭闹，但哭声细弱无力，不响亮，表情淡漠，对周围事物显得漠不关心，对别人的哄或逗都不大响应。

当宝宝出现以上现象，就说明宝宝营养不良，患上了断奶综合征，需要尽快调整，防止进一步发展。

要提醒一点就是患上断奶综合征，虽然营养不良，但脂肪并不少，并不一定表现出消瘦，妈妈要注意不能看着宝宝胖胖的，就忽略其他症状，简单断定宝宝并不缺乏营养。

☀ 对症调整宝宝的断奶综合征

引起断奶综合征的因素主要是两点，一是断奶方式太极端，宝宝在失去母乳的同时失去了感情依恋，因而产生了严重的分离焦虑，也就不喜欢与人交往了，还怕见陌生人，情绪特别低落。二是断奶后宝宝的营养没有及时跟上，主要是蛋白质摄入不足，影响了宝宝正常的生长发育。

找到了断奶综合征的发病原因，预防就容易了，首先就是断奶要采用自然断奶法，让宝宝在获得足够的心理铺垫，如果已经断了，妈妈要拿出更多的时间和宝宝相处，让宝宝重新获得安全感，有助于断奶综合征的痊愈。另外，断奶后要供应足够的蛋白质，坚持给宝宝喝奶，喝配方奶或纯牛奶每天600毫升，同时多给宝宝添加肉、蛋类辅食。宝宝不喝奶可不时供给些豆浆、豆奶、酸奶、奶酪等含蛋白质丰富的食物，同时不断尝试配方奶和纯牛奶，尽量让宝宝接受。

如果宝宝已经出现了断奶综合征，更应积极补充蛋白质，每公斤体重每天要供应1~1.5克蛋白质，体重10公斤的宝宝每天要供应10~15克蛋白质，另外要多吃些新鲜蔬菜和水果，以补充足量的维生素，让宝宝更快痊愈。

特别叮嘱　有些宝宝虽然看上去瘦，但精神很好、很活泼，就不是断奶综合征，不必担心。

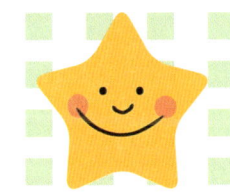

宝宝食品安全

了解无公害、绿色与有机食品

妈妈总想让宝宝吃得更健康、更安全些,因此选择食物的时候特别小心,但哪种才更安全呢,不妨了解一下。

无公害、绿色和有机是我国目前食品安全结构中的3级,是按照添加剂使用、化学物质残留多少来分级的。具体来说无公害食品是任何一种食物都应该达到的基本要求,都必须符合国标要求,符合卫生标准,但是在生产、加工过程中允许使用一些添加剂、化学物质等,只要是食用级别的就可以,食用之后不会发生危害。绿色食品分为两级,A级和AA级,A级食品允许限量使用化学物质,而AA级则要求不使用肥料、农药、饲料添加剂、食品添加剂等化学物质。有机食品要求非常高,要求在生产、加工过程中严禁使用任何农药、化肥、激素等化学物质,也不能应用基因工程技术。

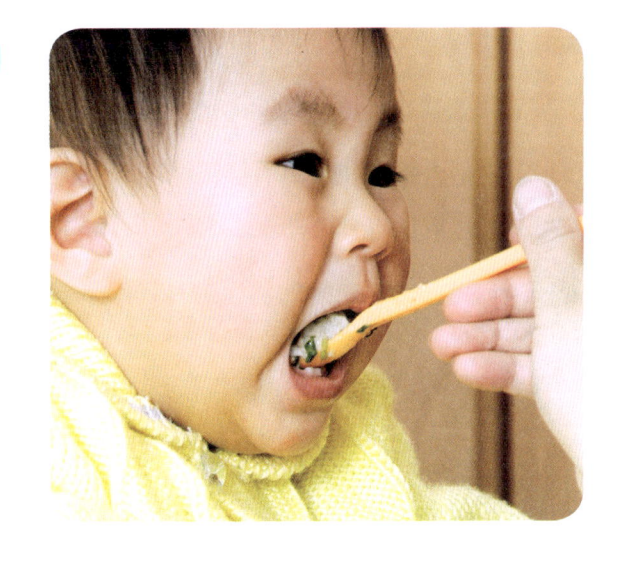

由此可知,有机食品较无公害食品、绿色食品不同的地方就是其不使用任何人工合成物质,通常被认为是更安全、更健康的食品。

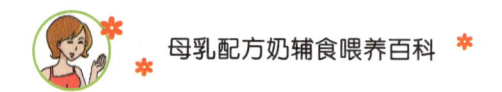

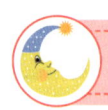

宝宝是否该吃有机食品

既然普遍都认为有机食品更安全、更健康，那妈妈是否应该给宝宝吃有机食品呢？我们的意见是如果有条件可以吃，但没必要刻意追求，有机食品比普通食品价格要高出好几倍，对普通家庭来说经济负担还是比较重，宝宝只吃普通无公害的食品，只要正确烹调、食用也能健健康康的。

☀ 宝宝是否吃有机食品看经济情况

我们一般认为有机食品更健康、更安全，不过科学家对此并不认同。据国外报道，科学家们经过50多年160多次独立试验发现，有机食品和传统食品在营养成分上是一致的，维生素、矿物质含量也没有根本不同，同时还发现两种食物对人体产生的影响没有差别。

所以对有机食品我们可以这样认识，它的确不含有人工合成化学物质，对人体不会造成额外的负担和危害，如果有条件，让宝宝吃有机食品当然好。但是并没有必要非吃不可，普通食品虽然含有人工合成化学物质，但是只要是符合食品卫生标准的，那其中的化学物质就是人体可以承受得了的，没有危害或者其危害能够被化解的，所以也不必对普通食品感到恐惧，可以正常食用。当然如果条件尚可，有机食品、普通食品都给宝宝吃一些也可以。

☀ 选择有机食品注意事项

现在出售有机食品的地方比较有限，一般是专门店，也有的大型超市里有有机食品的专卖区域，网上也有专卖有机食品的。只是，是否有机，我们无法用肉眼分辨，唯一可以依靠的是其包装标识。需要明白的第一点就是并不是有"有机食品"字样的就一定是有机食品，还需要有以下标识：

1 包装上必须有国家统一产品标识"中国有机产品"和"中国有机转换产品"的标志。这两种标识的主要图案都由3部分组成，外围是圆形，中间有种子的图形，种子周围是环形线条。"中国有机产品"标识图案主要颜色是绿色和橘红色，种子为橘红色，环形和圆形为绿色，圆形上写有白色字"中国有机产品"和英文"ORGANIC"，"中国有

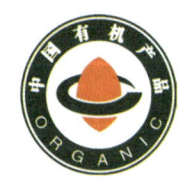

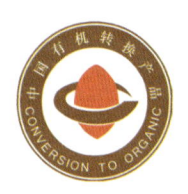

机转换产品"标识把绿色换为了褐黄色，白色字变成了"中国有机转换产品"和"CONVERSION TO ORGANIC"，只有有这两种标识的才是国家认可的认证机构认可的有机食品。

❷ 销售有机食品的场所必须摆放有国家承认的认证机构出具的有机产品认证证书的复印件，认证证书的有效期为3年，产品证书要跟产品的信息相对应。

❸ 虽然都是有机产品，但产品所含有机配料比例不同，在产品包装上也会有所体现，产品包装上标注"有机"，说明其有机配料含量等于或者高于95%，如果标注"有机配料生产"，则有机配料含量低于95%，但高于70%，如果有机配料含量低于70%，则只会标注某种配料为有机，不能整体标注有机。

无论从什么渠道购买，都要看清标识，只有看清标识，才更可能买到自己放心的产品。

❋ 尽力保持有机食品的营养

买有机食品是想让宝宝吃得更健康、更安全，如果营养流失了，就很不划算了，所以妈妈必须尽力保持有机食品中的营养。

❶ 了解有机食品的储存条件和储存时间。在5℃的温度下，有机肉可保存48小时，有机奶可保存2~3天，有机鸡蛋可保存1~2星期，有机禽类可保存24小时，有机鲜鱼可保存12小时。

可以看出，有机食品保存时间都不长，最好现吃现买，如果必须一次性大量购买，那么最好放在-18℃的条件下保存。

❷ 跟我们吃普通食品相反的是，吃有机食品时，水果、蔬菜最好不要长时间在水里浸泡，也最好不要削皮，水果、蔬菜50%的营养都在表皮里，浸泡、削皮都会使水果、蔬菜的营养流失。

❸ 烹调有机食品时，最好用矿泉水，不要用自来水，保持其最有机的状态。宝宝到1岁后可以吃盐了，给他烹调有机食品时，最好用天然海盐，也可以用低钠盐，但都要少量。另外可以用柠檬汁、橘子汁等调味，不用盐。

跟普通食品同样的是，有机食品烹调好后要及时吃，放置越久营养流失越严重。

> **特别叮嘱** 有些产品标注了是纯天然食品，不能等同于有机食品。纯天然目前没有统一的质量控制程序，只是原料来自天然而已，而天然未必就等于无污染、安全。

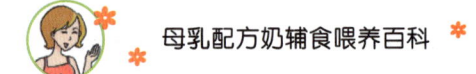

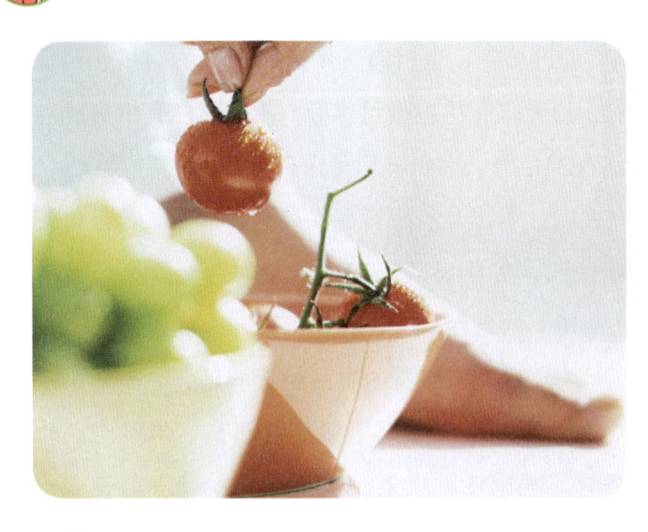

防治食物中毒

宝宝能吃的越来越多，而且他也时不时会自己找东西吃，妈妈要多注意防范宝宝发生食物中毒事故。

☀ 预防宝宝食物中毒

食物中毒一般分为细菌性、化学性、动植物性和真菌性等几种，对宝宝来说比较多发生的是细菌性、动植物性的中毒，也就是吃了含有致病细菌比如大肠杆菌的食物或者吃了本身带毒的食物如扁豆没有煮熟而造成的食物中毒。所以预防宝宝食物中毒主要是从食物的烹调上用心。

1 烹调辅食之前，食材一定要清洗干净，妈妈也要洗净双手，如果宝宝习惯用手抓饭吃，吃饭之前还要给他洗手。

2 辅食都要现做现吃，并且确保食物做熟了，鸡蛋要煮到蛋黄完全凝固变色，瘦肉要煮到中间层不能有粉红色。如果想给宝宝做嫩一点的肉食，最好能在煮熟后用专用温度计测量一下肉的温度，牛肉应达到71℃以上，猪肉应达到82℃以上，鱼肉应达到60℃以上，这样才能保证杀死引起食物中毒的细菌。

3 如果给宝宝吃陈饭一定确保热透，蒸锅热饭最少蒸20分钟，微波炉热饭中间要搅拌一次。

4 生熟一定要分开，不要用装过生肉、生鱼的盘子盛放已经煮熟的食物。

5 每次给宝宝做完辅食，切过肉类、鱼的案板和菜刀都要用热水和洗涤剂好好清洗。

6 肉类和鱼一定要到正规的门店去购买。

7 冷冻的食物烹调前一定要先解冻，除非有说明不需解冻的，可直接烹调。食物解冻，最好放在冰箱冷藏室，不要随便放在水槽或厨房操作台上。

8 要求冷藏条件储存的食物和饮料，从冰箱取出1个小时以上就不要再给宝宝吃了。

9 食用成品食物之前要检查包装，包装已经破损或者真空包装已经漏气的不要吃。如果是罐装食品，罐子已经变形或者盖子已经凸起就不能再吃了。

10 每次给宝宝吃成品食物，都要看保质期，确保不要让他吃到过期食品。另外，食品保质期与储存条件关系很大，如果储存条件不对，即使没过期也可能变质，所以没有过期的食品吃之前也要闻一下气味、看一下外观或者试一下手感，如果不对劲就不要给宝宝吃。

11 河豚、海蜇、青番茄、鲜黄花菜、鲜木耳都含有毒素，给宝宝吃的时候一定要谨慎，最好不吃。另外土豆、红薯本身无毒，但是土豆长芽和红薯长斑后也会产生毒素，不能给宝宝吃。扁豆、生豆浆也有毒素，一定要加工熟后才能吃。

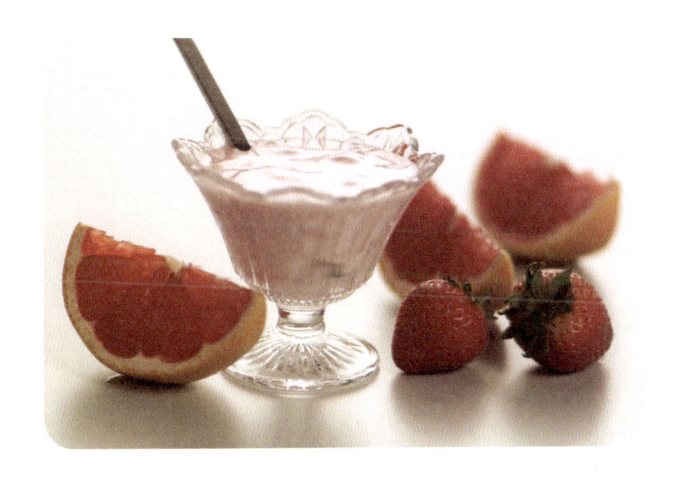

12 山楂、海棠用铁锅煮产生的铁化合物会导致中毒，海鲜和维生素C同吃也会导致中毒，给宝宝准备辅食的时候要避免。

根据中毒症状追溯有毒食物

食物中毒的症状最早出现的往往是腹部不适，腹痛、腹泻很普遍，还有因腹部不适引起的恶心和呕吐，通常都伴有发烧现象，宝宝往往显得很烦躁。

食物中毒的症状一般在进食后2~48小时内出现，这些症状可以帮助分析引起中毒的食物，通过追溯宝宝最近吃过的食物锁定源头。

如果高烧、恶心、呕吐、腹痛、腹泻症状都有，可能是吃的肉、蛋、奶、水产品等被沙门菌感染了，牲畜是病死的也可能致病。

如果发烧不严重，仅有呕吐、腹痛、腹泻症状，可能鱼、蟹没有做熟，也可能是吃的肉、咸蛋、咸菜被副溶血性弧菌污染了。

如果呕吐特别严重，可能吃的奶制品、肉制品或剩饭被葡萄球菌感染了。

如果恶心、呕吐之外还有头晕、头痛、眼睑下

249

垂、睁眼困难、吞咽困难、声音嘶哑等症状，可能是吃的肉、蛋、咸鱼、腊肉、肉罐头、臭豆腐、豆酱、面酱被肉毒杆菌感染了。

疑似引起中毒的食物要马上扔掉，连同和这些食物一起放置的食物也要扔掉，避免污染其他食物。

☀ 食物中毒要及时解毒

食物中毒，如果吐、泻严重，可导致脱水、酸中毒，最终出现休克、昏迷等危险。所以一旦发生食物中毒，必须及时救治，不能大意，一定要尽快消除毒性物质的影响。

估计食物中毒发生在2~4小时之内，首先要做的是催吐，可把宝宝的嘴巴张开，用手指或者筷子刺激宝宝的咽后壁或者用100克鲜生姜捣碎取汁调200毫升温开水喂给宝宝，都可催吐。注意催吐的时候不能让宝宝的头仰着，预防呕吐物反流入气管。

若食物中毒发生在4小时以上了，催吐后要让宝宝多喝淡盐开水，稀释进入血液的食物。

催吐后，不管宝宝症状有无好转，都要送到医院做进一步诊治，并且带着疑似导致中毒的食物和宝宝的粪便到医院，方便医生分析处理。

如果中毒症状严重，医生还会进行导泻、洗胃等处理。

食物中毒症状一般在2~3天后缓解，有的可能需要1个星期时间才能恢复。

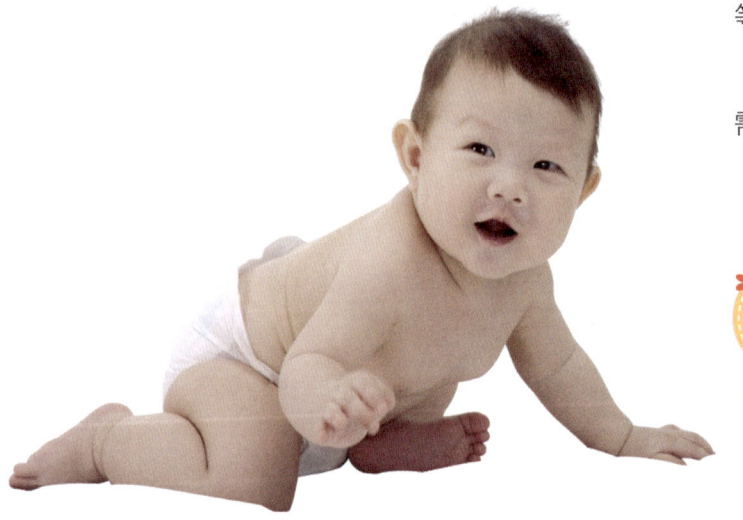

> **特别叮嘱**
>
> 带宝宝出门旅行时，一定要注意饮食安全，食物一定要吃热的、现做的，喝水要喝煮开的，生蔬菜不吃，水果要去皮。

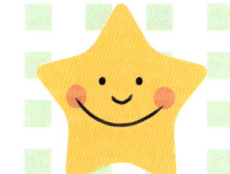

焦点问题

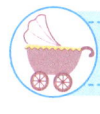

宝宝感冒怎么安排饮食

断奶后的宝宝因为没有了母乳的保护，生病可能会比较频繁，感冒是最常见的。当宝宝感冒时，要让宝宝充分休息，另外在饮食上要精心安排，还可以喝一些食疗汤。

❋ 感冒宝宝饮食要点

感冒的本质是上呼吸道感染，感冒以后的饮食安排着重4点：

1 多给宝宝喝白开水，让宝宝多排尿。 感冒的宝宝多数有发热症状，会消耗体内大量水分，多喝水可帮助降温，预防脱水，多排尿则可帮助抗病毒。

2 多补充含维生素A的食物。 维生素A可增强呼吸道、消化道黏膜的抵抗力，预防感冒进一步引发炎症如气管炎、肺炎等。维生素A含量丰富的食物如胡萝卜、南瓜、菠菜、苋菜、动物肝脏等，在感冒的这几天可多给宝宝吃。

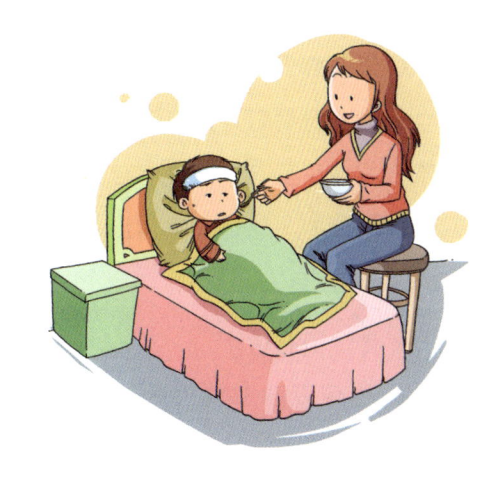

3 多补充含锌食物。 锌是很多病毒的克星，可直接抑制病毒的增殖，适当补充锌有促使感冒尽快痊愈的功效。含锌的食物如肉类、海产品类、家禽类还有豆类、坚果类，只要宝宝之前吃过没有发生过敏的，这段时间都可以吃。

4 **多吃含铁食物。**铁有助于修正抗体抗病能力，加强身体对抗感冒病毒的能力。含铁的食物如动物血、肉类、蛋类、奶类等也都能吃。

5 **感冒宝宝饮食要清淡，并且少量。**感冒后的宝宝不想进食，这是身体自我保护机制，是为了减少其他器官消耗能量，以便集中全部精力对付感冒病毒而导致的，所以妈妈不要总让宝宝吃东西或者总让他吃太油腻、大补的食物。感冒饮食清淡、少量才是正确的。

☀ 感冒宝宝食疗很有效

感冒是一种可以自愈的疾病，不需吃药，但可使用一些食疗方，将身体调整到比较好的状态，感冒会痊愈得快一些。

感冒有风热感冒和风寒感冒之分，食疗方也不同，用错了可能会加重感冒症状。妈妈可看宝宝的感冒症状用食疗方。

如果宝宝感冒后，怕冷、发热较轻、无汗或微汗、流清鼻涕、咳嗽有痰、痰白而清稀、不喜欢喝水，那就是风寒感冒。食疗的重点是疏风散寒，可以用以下几种：

萝卜葱白汤： 萝卜1个切片，葱白6根，生姜15克切片，用3碗水将萝卜片煮熟后放葱白、姜片煮至剩下1碗汤的量即可。

香菜汤： 香菜30克，饴糖30克，大米100克，大米洗净后煮汤取3勺，与香菜、饴糖搅拌后蒸10分钟。

红糖姜枣汤： 红糖30克，鲜姜15克，红枣30克，一起放入锅中加3碗水煎到水剩下一半时即可。

如果宝宝感冒后，发热严重、鼻涕浓浊、痰黄而稠、口渴、喜欢冷饮，说明是风热感冒，需要散热，食疗方可以用以下几种：

绿豆茶叶水： 绿豆15克捣烂，与10克茶叶放入1碗水中煮开后继续煮10分钟即可。

乌梅汤： 乌梅4个，红糖90克，用1碗水煮沸。

鸭梨粥： 3个鸭梨切碎，用水煎半小时后取梨汁，加入适量大米煮粥即可。

宝宝感冒了，饮食调理的同时，注意要多休息，这样才有更多精力对付感冒病毒，一般3~5天感冒就可痊愈。

特别叮嘱 感冒后不要吃抗生素类药物，抗生素类药物对细菌感染有效，对感冒没有任何功效，只有当高烧3天以上怀疑合并了细菌感染经过医生同意才能用。

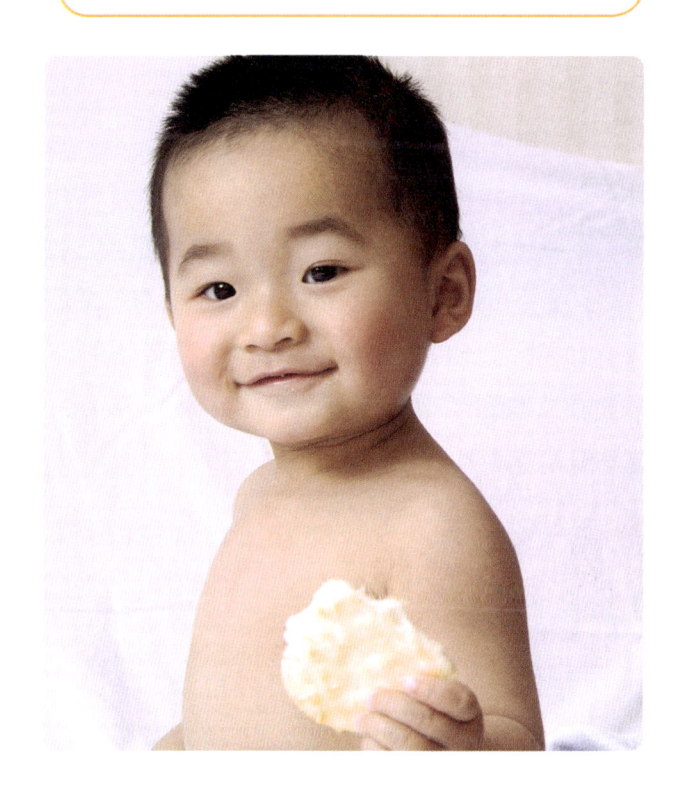

宝宝咳嗽饮食禁忌

宝宝感冒一般伴有咳嗽，但感冒易好，咳嗽往往很难在短时间内痊愈。感冒愈后仍咳嗽，治疗感冒的食疗方可以继续使用，也有治疗咳嗽的功效。此外更要注意的是咳嗽宝宝饮食有很多禁忌，否则会加重咳嗽或使咳嗽迁延不愈。

1 忌寒凉食物。 宝宝咳嗽时不能吃任何寒凉食物，包括一切从冰箱里取出的东西，都要放到室温或者加热以后再吃。

2 忌肥甘厚味的食物。 肥甘厚味的食物往往油腻，而油腻食物吃了之后会加重肠胃负担，滋生痰液，咳嗽更加难以痊愈。

3 忌鱼腥虾蟹。 鱼腥类食物吃了之后会刺激呼吸道，会加重咳嗽，而有些宝宝本身对鱼虾过敏，咳嗽则会更严重。

4 忌甜酸食物。 酸味食物涩滞，使宝宝有痰咳不出，而甜食会使引起咳嗽的症状难以痊愈。

5 忌食用补品。 补品一般都燥热，宝宝咳嗽了还吃补品，很难痊愈。

6 忌食坚果类食物。 坚果类食物含油脂较多，也容易导致痰液增多，加重咳嗽。

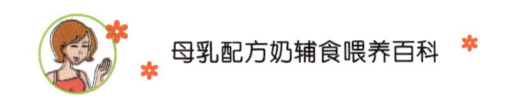

除了这些禁忌，咳嗽宝宝要多喝水，稀释痰液，促使其尽快排出，有助于咳嗽痊愈。

宝宝腹泻时的饮食调理

几乎每个宝宝都有过腹泻的情形，喂养不当、着凉、天气变化等都会导致宝宝腹泻。腹泻宝宝，也要注意饮食调理。

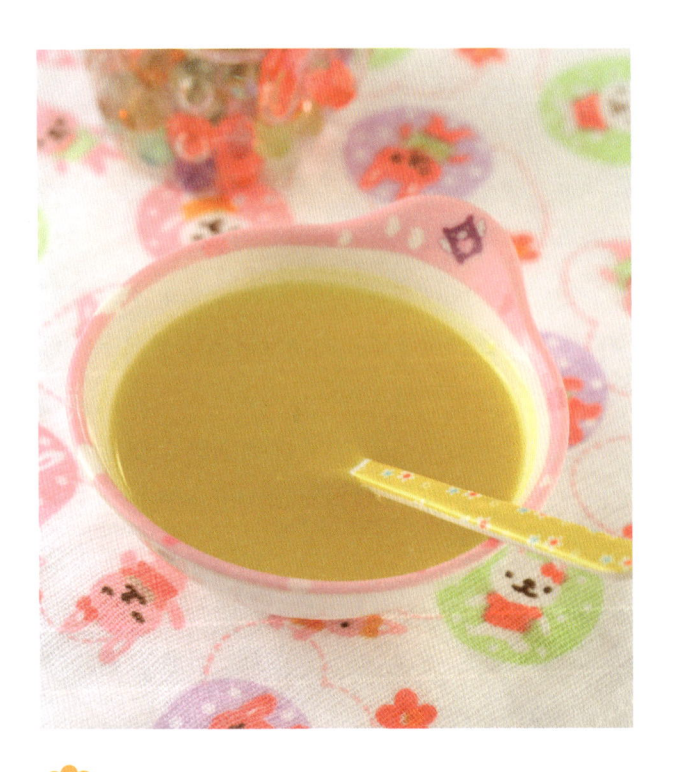

给腹泻宝宝安排饮食，宗旨是清淡饮食。饮食清淡，脂肪摄入会降低，避免脂肪酸刺激肠壁。另外，要适当减少摄入量，减轻肠道负担，这样有利于肠道修复。

在腹泻期间，母乳可以正常吃，配方奶可略作稀释喂2~3天。另外，在宝宝腹泻期间，不要再添加新的辅食，推荐食用的辅食是胡萝卜汤、苹果泥和米汤。胡萝卜和苹果含脂肪量低，偏碱性且含有果酸，能使大便成形，而且可吸附细菌和毒素，对腹泻痊愈有促进作用。

宝宝腹泻水分流失特别严重，尤其是腹泻时间比较长，腹泻次数比较多的时候，一定要注意补液，少量多次给宝宝喝淡盐水，可预防脱水。

只要不出现脱水，宝宝的腹泻就不会有严重后果。如果出现了口唇干燥、眼睛凹陷、面色发灰、尿量减少等现象，就说明宝宝可能脱水了，要尽快送医院治疗。

特别叮嘱　宝宝腹泻，千万不要禁食，禁食后宝宝营养摄入不足，不利于肠道修复，容易陷入腹泻——禁食——营养不良——容易腹泻的恶性循环中。

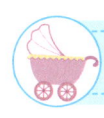

宝宝便秘怎么调整饮食

宝宝便秘多是因为饮食中蛋白质含量过高导致的，所以喜欢吃肉食，不喜欢吃蔬菜、水果的宝宝较容易便秘，缓解便秘主要措施是让宝宝少吃肉，多吃水果、蔬菜。有些水果、蔬菜通便效果很好如火龙果、香蕉、梨、柚子、草莓、桑葚、桃子、杨梅、枣子、西瓜、杏子、竹笋、西葫芦、豆芽、丝瓜、地瓜、萝卜等等都有润肠、通便的作用，只要宝宝不过敏，可经常食用。不过宝宝肠胃弱，像梨这样吃多了会导致腹泻的水果，食用要适量，不能过多。

另外有些通便食疗方可以经常使用：

牛奶红薯泥：将红薯洗净、去皮蒸熟，用勺子碾成泥，将奶粉冲调好倒入红薯泥中，搅拌均匀即可。

芝麻核桃粉：同等量的黑芝麻、核桃仁都炒熟，研成细末，每天取30克加适量蜂蜜和温水调和均匀即可。

香蕉粥：将1根香蕉捣成泥，几颗葡萄干切成碎丁，调入煮好的大米粥里搅拌均匀即可。

胡萝卜山楂汁：山楂2颗，胡萝卜半根，切中等大小的块，放入锅中加少量水煮沸后再煮15分钟，取出捣烂取汁给宝宝饮用。

蜜奶芝麻羹：取20克芝麻研成细末，调制200毫升配方奶，将芝麻粉调入，再调入适量蜂蜜即可。

宝宝便秘不是很严重的时候，尽量饮食调理，少用药，以免肠道功能失调，更加重便秘。如果多日不便，排便困难，可用开塞露、肥皂条等放入宝宝肛门通便，但不能久用，预防产生依赖性。如果长期严重便秘则要就医了。

需要说明一点，宝宝排便不规律也是导致便秘的原因，妈妈可每天在早上宝宝醒来之后，吃完奶或辅食半个小时后把把便，此时肠道蠕动快速，容易有便意，长期坚持可以帮宝宝建立起排便规律，便秘问题容易解决些。

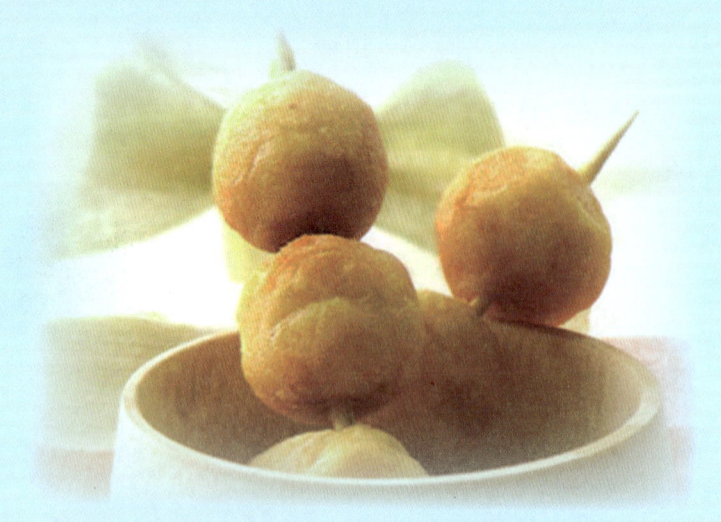

宝宝身体发育4疑问

宝宝的身体发育状况时时牵动妈妈的神经，以下这4个问题比较多见，看看你的宝宝是否也有。

Q 宝宝动作发育不好是缺乏营养吗？

A：宝宝的动作发育有早有晚，跟锻炼有很大的关系，跟缺乏营养关系不大，可以到医院做个神经方面的检查，如果没有问题，可能就是锻炼不足了，要经常加以训练。

Q 食量大但很瘦是消化不好吗？

A：宝宝的体重要经常称一称，只要能够达标就可以了，即使看着瘦也没关系。

随着宝宝长大，活动能力也强了，有些特别好动，每天活动量很大，即使吃得多，大部分能量都消耗在运动上了，看上去就偏瘦。但这并非不正常，这样的宝宝肌肉一般特别瓷实，只是观感有些偏瘦，并非真的瘦，所以不用担心。

宝宝长大后，躯干、四肢都长长了，就显得高高瘦瘦了，并不像更小时候那么胖，是正常现象。

担心是否消化不好，可以看他的大便，只要大便次数正常，大便性状也正常，宝宝没有腹痛、腹泻等问题，精神很好，那就没问题。

宝宝比别的宝宝个子小，是喂养有问题吗？

A：身高与喂养有一定的关系，如果宝宝蛋白质摄入长期不足会出现身材偏矮的问题，如果蛋白质供应没有问题可能是其他原因，比如遗传因素。宝宝的身高受遗传因素影响较大，如果家人个子都偏矮，宝宝个子矮也是可能的。另外，身高生长速度也跟遗传有关系，有的宝宝先长，有的宝宝后长，有的宝宝长得快，呈阶段性，有的宝宝长得慢，但是持续性的，所以不能单看跟别的宝宝相比的结果，还要看其一段时间内的生长成果。另外可以查看宝宝身高生长曲线，只要不在生长曲线3个百分位以下就是正常的。

有的妈妈为了让宝宝长得高些，盲目给他补蛋白粉，这种做法是不妥当的。补充蛋白粉可能会让宝宝短时间内长高一截，但是却会导致早熟，使得宝宝过早停止了发育，反而造成真正矮小。

宝宝O形腿是缺钙吗？

A：开始走路的时候，宝宝腿有些O形，还不是真正的O形腿，只是一种生理现象，不一定是缺钙，如果宝宝一直在补充维生素D就可以不必担心这个问题。要确定是否O形腿，可以到医院做检查，你也可以在家自己检查，让宝宝平躺在床上，然后用双手将宝宝的双腿并拢，膝盖之间没有缝隙就没问题。当宝宝长到2~3岁后，大部分O形腿都会变得自然了。

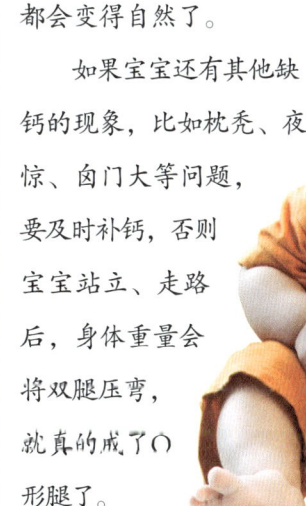

如果宝宝还有其他缺钙的现象，比如枕秃、夜惊、囟门大等问题，要及时补钙，否则宝宝站立、走路后，身体重量会将双腿压弯，就真的成了O形腿了。

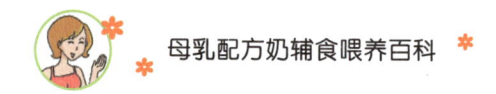

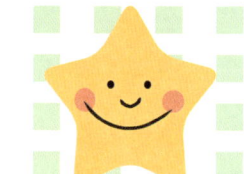

特别关注：宝宝肥胖

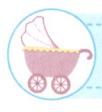

宝宝肥胖危害多多

胖宝宝人见人爱，但却并非好事，不但宝宝小时候比较辛苦，还会给成年后的健康留下隐患。

首先，宝宝肥胖，肺部、心脏压力大，肺部容易通气不良，心脏功能减弱，常常会有疲劳感，用力时还会气短，严重时会发生呼吸困难。因此，肥胖的宝宝不爱运动，运动量明显较少，这对他运动机能的发展有妨碍。成年后还更容易患高脂血症、关节炎、冠心病等疾病。

其次，肥胖宝宝大脑内的脂肪含量比别的宝宝多，容易形成"肥胖脑"。"肥胖脑"思维迟钝，记忆力差。而且，肥胖宝宝血液带氧不足，大脑常常处于缺氧状态，严重影响智力开发。

再次，腿部压力都较重，走路时会腿疼，而且婴儿期骨骼易弯曲，腿部长期负担过重，还会造成

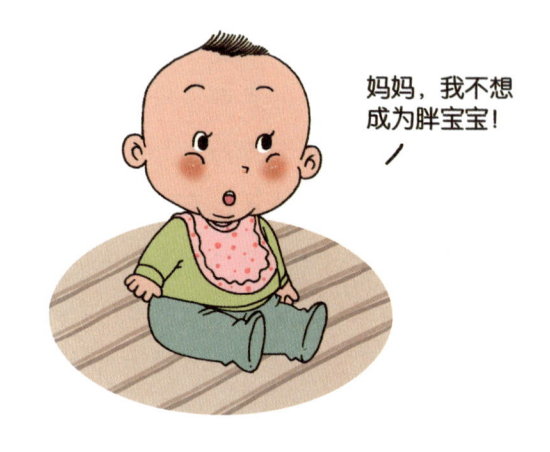

妈妈，我不想成为胖宝宝！

膝外翻和扁平足。

如果肥胖没有得到及时纠正，在宝宝稍大些融入集体生活，还会被其他宝宝取笑，对心理健康影响也较大。

所以，宝宝肥胖一定要预防，如果已经肥胖了，要尽早纠正，婴儿期肥胖比较容易纠正，可以从婴儿期开始着手改善，争取在2~3岁以前回

归到一般宝宝的水平。妈妈可以看一下宝宝的体重，参考本书每章开头的体重数据，如果超过平均值20%就要控制了。另外也可以用以下的方法估算，一般来说宝宝前6个月平均每月增重600~700克，出生3个月时体重为出生时的2倍，6个月以后每个月增重250~300克，1岁时体重是出生时的3倍为正常。还有一个公式可以估算：1~6个月宝宝体重（千克）=出生体重+月龄×0.67，7~12个月婴儿体重（千克）=出生体重+3.6+（月龄−6）×0.25。

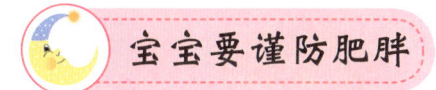

宝宝要谨防肥胖

吃母乳的宝宝肥胖的较少，偶尔有胖的，也不需要担心，当宝宝开始了成人化的一日三餐之后，只要饮食合理，不需要刻意调整，体重就会逐渐回归正常，需要注意的是吃配方奶的宝宝和宝宝吃辅食后发生的肥胖。

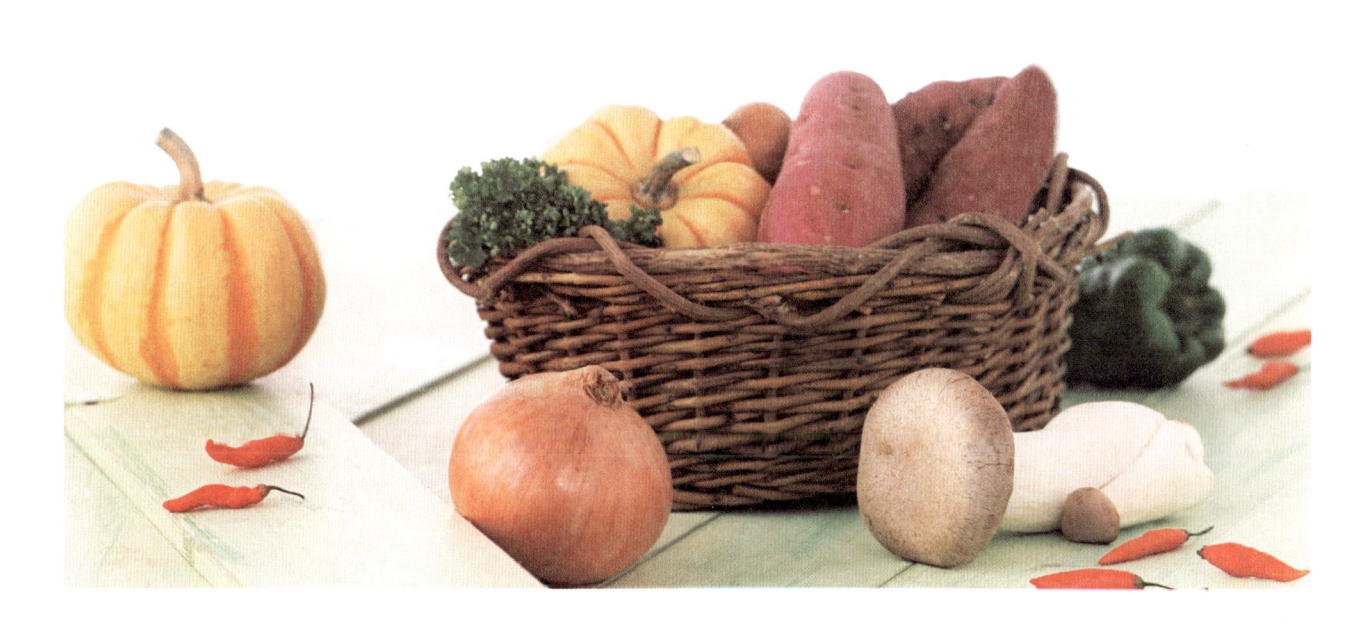

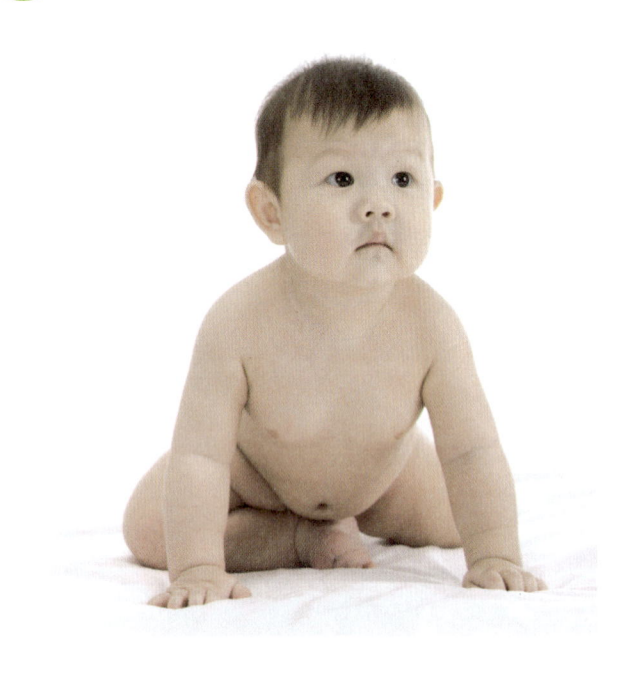

吃配方奶的宝宝谨防肥胖

配方奶宝宝比母乳宝宝更容易肥胖，有其热量比母乳高的原因，但更多的是喂养不当导致的。为预防配方奶宝宝肥胖，在纯奶时期，妈妈注意要避免以下几种做法：

1 不要一哭就喂。小宝宝哭闹，虽然有很大可能是饿了，但也可能是其他原因，所以不要一哭就喂。排除其他因素后，确认是饿了才喂。喂配方奶的宝宝在满月后最好要按时喂养，方便分辨是否因为饿了哭闹。

2 不要在宝宝吐出奶嘴后再塞给他。宝宝吃饱了就会把奶嘴吐出来，但是如果再塞给他，那还能再吃20~30毫升。这20~30毫升就是多余的、长肉的，所以不要再在宝宝吐出奶嘴后反复塞给他。

3 不要随意增加奶量。吃配方奶的宝宝还容易出现的一个问题就是奶越吃越多，因为父母总觉得宝宝长大了，应该再加一些奶了，所以奶量增加比较频繁。其实，宝宝在整个婴儿期奶量增加不是很多，大多数时候都是每天600~800毫升的水平，不需要再加多，如果每天能喂1 000毫升那就太多了，要逐渐减少。

吃辅食后容易肥胖要预防

宝宝吃辅食后，肥胖的可能性也增加，主要是因为饮食结构不合理和过量进食导致的。妈妈主要把握几点：

1 不要过早添加辅食，尤其是固体辅食。有研究表明，过早添加辅食是导致宝宝肥胖的重要原因，随着推迟辅食添加，加长纯乳喂养时间，宝宝肥胖率明显下降。所以，妈妈不要过早给宝宝添加辅食，最好等到6个月时，添加固体辅食则要等到9~10个月以后。

2 **不要过量喂食。**宝宝吃得多自然胖，为避免过量喂食，餐次安排不要太密集，每天5~6餐足够，不要在餐外再给零食；喂辅食时不要总是用各种方式让宝宝多吃，只要宝宝不吃了就可以停喂了。另外也不要用食物安慰或者鼓励宝宝，增加额外的摄入。

3 **不要让宝宝摄入太多精制糖。**宝宝天生喜欢甜食，但甜食发胖是效果最明显的，因为甜食中的精制糖，人体吸收最快，含精制糖的糖果、蛋糕、香蕉、葡萄、荔枝、糖水、果汁等要少给宝宝吃，如果宝宝已经肥胖最好不吃。

宝宝长牙期常常吃磨牙饼干，如果已经有肥胖迹象，建议不能多吃，还是用蔬菜条替代比较好。还有些市售的辅食，里面也加了糖，要少给宝宝购买。

4 **别让宝宝摄入太多动物脂肪。**动物脂肪能量非常高，消耗不完就会发胖，所以宝宝不能吃太多动物脂肪。宝宝摄入动物脂肪的途径一般是各种汤类如鸡汤、骨头汤、肉汤等，好吃有营养，但同时脂肪含量相当高，不能经常给宝宝喝了，也不要用这样的汤炖煮辅食。

5 **别让淀粉类食物占辅食太大比例。**淀粉进入人体可转化为糖分，摄入过多也会导致肥胖，所以不要只吃米粉、面条等辅食，而不吃其他，也不要过多食用土豆、红薯、芋头等含淀粉量高的食物。

只要饮食结构合理了，妈妈也不设法让宝宝多吃了，宝宝就不太可能肥胖。

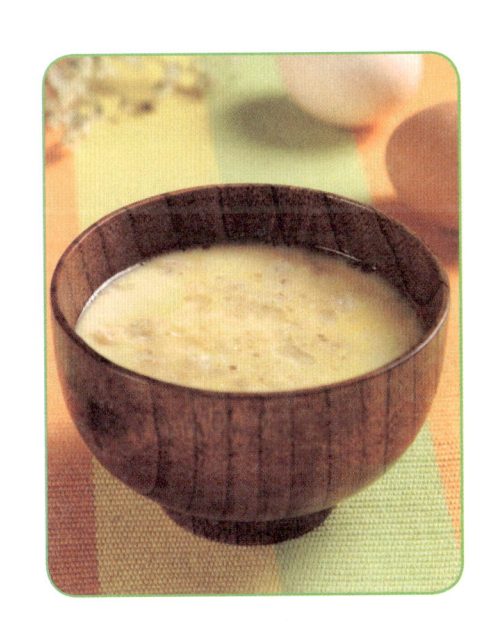

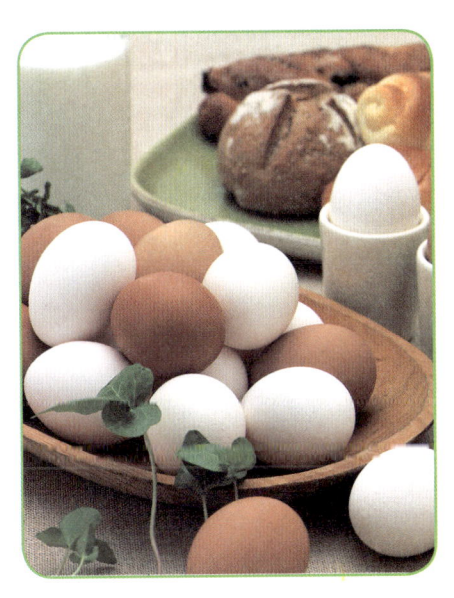

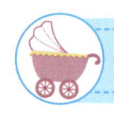

宝宝减肥不能节食

宝宝肥胖要控制饮食，但控制饮食不等于节食。宝宝身体正在快速发育的阶段，对营养需求很大，如果节食减肥，心脑血管系统以及内脏器官、骨骼、肌肉等正常发育都会受到较大影响，最好还是调整饮食结构，降低高脂肪、高碳水化合物的比例，提高蛋白质的比例。

肉类以鸡肉、猪里脊肉等高蛋白质、低脂肪肉类为主，如果宝宝可以吃鱼了，鱼肉是最好的选择。肉类食物最好集中在上午和中午，晚餐最好以清淡的蔬菜主打，避免能量囤积。

如果宝宝食欲旺盛，每餐进食量较大，可在餐前半小时适当喂些水，另外可增加蔬菜在辅食中的比例，以此减少碳水化合物、脂肪的摄入。

此外，在宝宝的辅食中适当添加些粗粮，煮成烂粥、烂饭给他吃，粗粮比精米、精面更能增加饱腹感却不易发胖。

需要说明的是，宝宝肥胖虽然跟摄入脂类食品过多有关系，但并不能因为肥胖就不给宝宝吃脂类食物，因为脂类食物除了会长肉，还为宝宝大脑、身体发育提供必需脂肪酸，而且宝宝吸收利用脂溶性维生素必须借助脂肪的力量，所以不能不摄入。

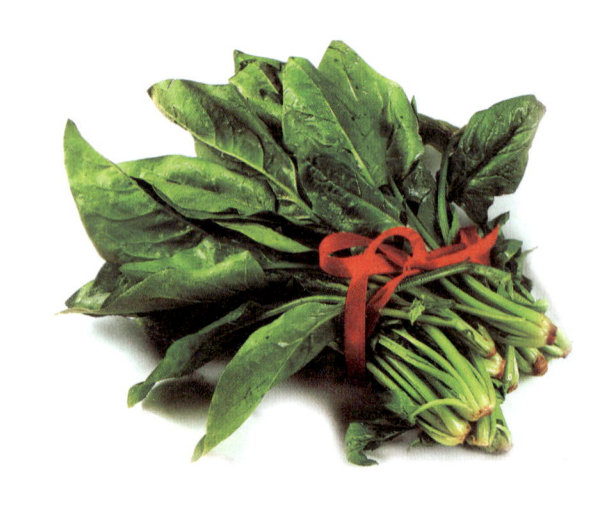

特别叮嘱　宝宝肥胖，千万不要随便购买"减肥食品"给宝宝吃，这些减肥食品在转化体内脂肪的同时，还会把大量的水分和盐分带走，导致脱水，对宝宝健康影响非常大。

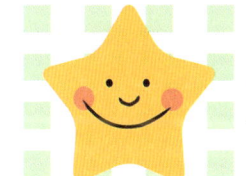

10~12个月：正确断奶才不会影响宝宝健康　第五章

本阶段宝宝辅食精选

1 苹果蛋黄粥

原料：

苹果半个，熟鸡蛋黄1个，玉米粉25克，冷水3大杯。

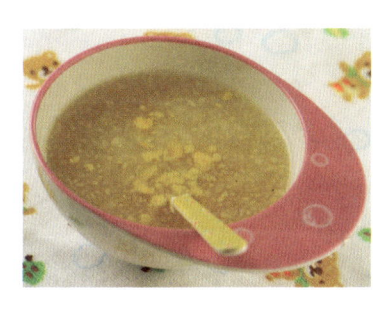

制作方法：

① 置锅于火上加水烧开，玉米粉用凉水调匀，倒入开水中并搅动。

② 开锅后放入切碎的苹果和搅碎的熟鸡蛋黄，改用小火煮5~10分钟。

功效

苹果中的锌能增强儿童的记忆力。鸡蛋黄中所含的卵磷脂是脑细胞的重要原料之一，因此对宝宝智力发育也是大有裨益的。

2 骨汤面

原料： 猪骨头200克，龙须面50克，青菜50克，清水适量，米醋和精盐各少许。

制作方法：

① 将猪骨头砸碎，放入清水中用中火熬煮，煮沸后酌加米醋，继续煮30分钟。

② 将猪骨头捞出，取清汤，将龙须面下入骨头汤中，将洗净、切碎的青菜加入汤中煮至面熟烂，加少许精盐搅匀即成。

功效

此面含钙丰富，能有效预防小儿佝偻病。猪骨头中的脂肪可促进胡萝卜素的吸收。胡萝卜素能促进宝宝生长发育，维持和促进免疫功能。

3 番茄鸡蛋什锦面

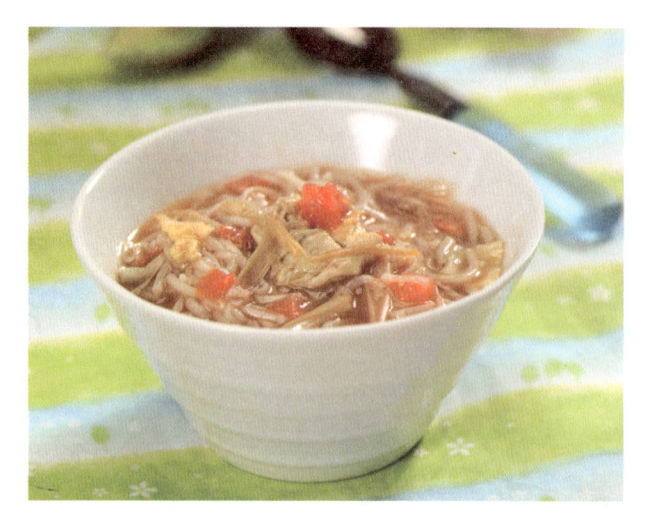

原料：鸡蛋1个，面条50克，番茄半个，干黄花菜5克，盐少许。

制作方法：

① 将干黄花菜用温水泡软，择洗干净，切成小段；番茄洗净，用开水烫一下，去皮、去籽，切成碎末；鸡蛋磕入碗里，搅成蛋液。

② 锅置火上，放油，烧至八成热，放入黄花菜段和盐，稍微炒一下，加入番茄末煸炒几下，再加入适量的清水，煮开。

③ 下入面条煮软，淋入蛋液，煮至蛋液熟即可。

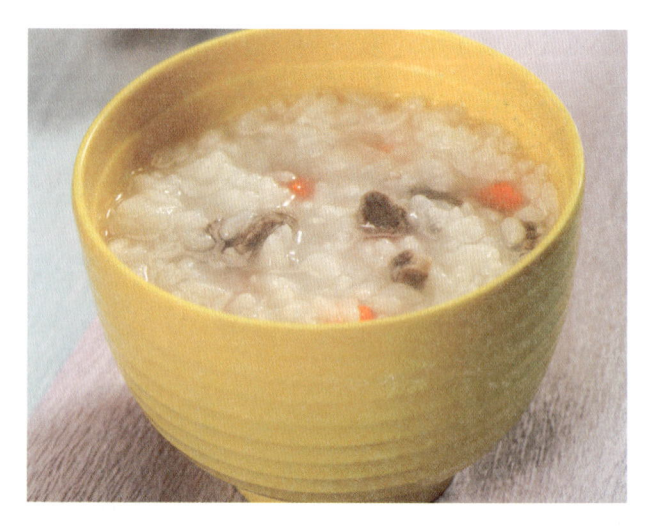

4 鸡肝粥

原料：鸡肝10克，大米20克。

制作方法：

① 将鸡肝去膜、去筋，剁碎成泥状备用；大米淘洗干净，放入锅中。

② 锅置火上，加适量清水，大火煮开后，改用小火，加盖焖煮至烂。

③ 再拌入肝泥，至煮开即可。

功效

肝脏含有丰富的营养物质，具有营养保健功能，是最理想的补血佳品之一。

5 南瓜粥

原料：米饭2大匙，南瓜100克。

制作方法：

① 米饭用等量的水煮成黏稠状。

② 南瓜切成2厘米见方的块状，去皮后熬软（或放入微波炉内加热）。

③ 用叉子等器具仔细搅拌成泥状。

④ 将南瓜泥放在粥碗里，一边搅拌一边喂食。

功效

南瓜富含胡萝卜素和多种矿物质，含有人体必需的8种氨基酸和婴儿必需的组氨酸。

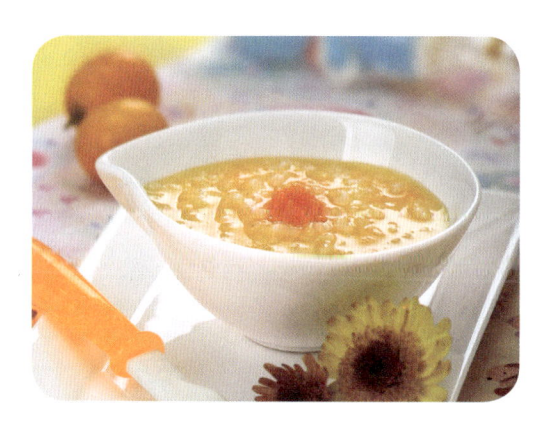

6 三色豆腐虾泥

原料：胡萝卜1根，虾30克，油菜2棵，豆腐50克，盐少许。

制作方法：

① 胡萝卜洗净，去皮切碎；虾去头、皮、泥肠，剁成虾泥；油菜洗净用热水焯过，切成碎末；豆腐冲洗过后压成豆腐泥。

② 在锅内倒油，烧热后下入胡萝卜末煸炒，半熟时，放入虾泥和豆腐泥，继续煸炒至八成熟时再加入碎油菜，待菜烂，加少量盐即可。

功效

这道菜含有丰富的纤维素、蛋白质、脂肪、碳水化合物、铁、钙、碘和多种维生素。

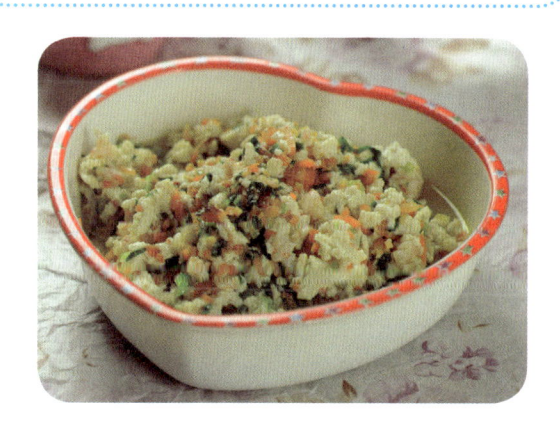

图书在版编目（CIP）数据

母乳配方奶辅食喂养百科 / 艾贝母婴研究中心编著. -- 成都：四川科学技术出版社，2014.7
ISBN 978-7-5364-7908-1

Ⅰ.①母… Ⅱ.①艾… Ⅲ.①婴幼儿－哺育－基本知识 Ⅳ.①R174

中国版本图书馆CIP数据核字(2014)第116584号

书　名：母乳配方奶辅食喂养百科

出 品 人：钱丹凝
编 著 者：艾贝母婴研究中心
责 任 编 辑：刘书含　杨晓黎
封 面 设 计：邵　淳
版 面 设 计：高巧玲
责 任 出 版：欧晓春
出 版 发 行：四川科学技术出版社
　　　　　　地址：成都市三洞桥路12号　邮政编码　610031
　　　　　　官方微博：http://e.weibo.com/sckjcbs
　　　　　　官方微信公众号：sckjcbs
　　　　　　传真：028-87734039
成 品 尺 寸：210mm×195mm
印　　　张：11.5
字　　　数：200千
印　　　刷：北京中印联印务有限公司
版次／印次：2014年7月第1版　2014年7月第1次印刷
定　　　价：29.80元

ISBN 978-7-5364-7908-1
版权所有　翻印必究
本社发行部邮购组地址：四川省成都市三洞桥路12号
电话：028-87734035　邮政编码：610031

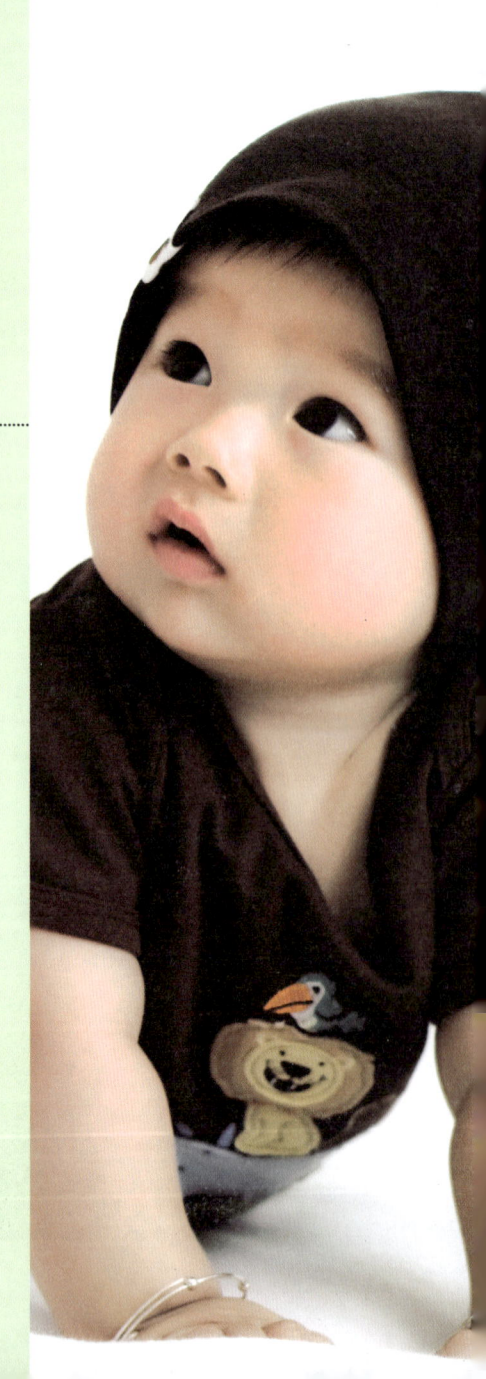